全国高等农业院校教材

全国高等农业院校教学指导委员会审定

# 环境毒理学

花日茂　主编

中国农业出版社

主　　编　花日茂　安徽农业大学
副主编　虞云龙　浙江大学
　　　　朱鲁生　山东农业大学
　　　　张自立　安徽农业大学
　　　　胡荣桂　华中农业大学
　　　　龚道新　湖南农业大学
编写人员（按姓氏笔画排序）
　　　　朱心强　浙江大学
　　　　朱鲁生　山东农业大学
　　　　汤　锋　安徽农业大学
　　　　花日茂　安徽农业大学
　　　　李学德　安徽农业大学
　　　　吴祥为　安徽农业大学
　　　　肖光权　西南农业大学
　　　　张自立　安徽农业大学
　　　　胡荣桂　华中农业大学
　　　　郭掌珍　山西农业大学
　　　　龚道新　湖南农业大学
　　　　虞云龙　浙江大学
　　　　操海群　安徽农业大学
主　　审　樊德方　浙江大学
　　　　岳永德　安徽农业大学

# 前　言

近年来，我国高等教育事业快速发展，尤其是新兴的环境类专业规模不断扩大，全国高等农业院校基本都设有环境科学或环境工程、生态学本科专业。随着环境科学学科的不断发展，环境污染物的环境毒理效应越来越受到关注。为此，各校在教学中急需与之相适应的教材。在中国农业出版社的组织下，我和浙江大学、山东农业大学、华中农业大学等7所高校的13位同行一道，编写了这本《环境毒理学》教材，在此向他们表示衷心的感谢。本教材是全国高等农业院校“十五”规划教材，可供环境类本科专业学生使用。

本教材主要介绍环境毒理学的基础理论、基础知识和基础实验方法。第一至第五章，主要介绍环境毒理学的基础理论，包括污染物在环境中的迁移与转化，环境污染物的生物转运与生物转化，环境污染物的毒作用、影响因素、毒性及其评价等。第六至第八章，阐述环境毒理学的主要分支学科，包括大气环境毒理学、水环境毒理学、土壤环境毒理学的基本内容。第九至第十二章，对环境中主要污染物的行为、毒性作用进行阐述。第十三章，介绍环境化学物的安全性和健康危险度评价。本书实验部分选编环境毒理学实验基本方法，供实验教学之用。

全书共十三章，各章的编写人员为：第一、九章花日茂；第二、三章虞云龙；第四、七章朱鲁生；第五章朱心强；第六章肖光权；第八章胡荣桂；第十章郭掌珍；第十一章张自立；第十二章龚道新；第十三章汤锋、李学德；实验部分操海群、吴祥为。全书由花日茂、虞云龙、朱鲁生修改。花日茂统稿。由浙江大学樊德方教授、安徽农业大学岳永德教授主审。在本教材出版之际，我们向书中所引用其著作的中外作者表示真挚的感谢。

随着环境科学及其相关学科的快速发展，新的技术不断出现。本教材尽可能反映本领域的新进展，但由于编者水平和编写经验有限，书中难免存在疏漏和不足之处，恳请有关专家、老师及同学们提供宝贵意见，以使本教材能够不断完善。

主　编

2005 年 11 月

# 目　　录

# 第一章　绪　　论

## 第一节　概　　论

### 一、毒理学的发展历史

#### (一) 古代人类对毒物和毒性的认识

早在公元前3000年，我们的祖先就曾用毒乌头捣汁涂在箭（矛）上，来进行射猎。大约在公元前1500年，莎草纸的古写本Ebers就有关于多种毒物的记载，包括我国的乌头（aconite）、希腊的毒（茴）芹（hemlock）、鸦片（opium）以及数种金属毒物如铅、铜、锑等。我国古籍书《周礼·天官》中称胆矾、丹砂、雄黄、一石和磁石为五毒。古希腊医生Dioscorrides（公元50—100年）把毒物分成植物毒素、动物毒素和金属毒物三大类。这些都表明古代人类经过实践，已学会通过物质的外观形态和色、味等感官性状来辨别区分毒物。

古代人类对外源性毒物与毒性知识的应用，主要反映在两个方面。一是在实践中逐渐积累了用天然毒物治疗疾病和解救中毒的经验。例如Dioscorrides尝试用催吐药来治疗中毒，用腐蚀剂和杯吸法来治疗毒蛇咬伤。二是被识别和发现的各种自然毒物也被用于狩猎、战争冲突和谋杀。

有关毒物的各种词汇，正是在古人类这些实践过程中，逐渐创造和衍生出来的。英文、拉丁文和西班牙文中表达毒物的词首，均源自于公元前1000年前后出现的希腊文“toxon”（弓箭）和“toxikon”（涂在箭上的毒药）。目前在英文中，毒物有3个对应的词：一是“toxin”，是指由植物、动物和细菌产生的有毒物质；二是“poison”，是指人为制造或实验室合成的有毒物质；三是“toxicant”，是指导致产生各种中毒症状的物质。英语中表示“有毒的”词首“toxic”也源自“箭毒”，并由此派生出“toxicology”（毒理学，首见于1799年）。

#### (二) 近代毒理学的萌生和发展

我国最早的一部药学著作《神农本草经》，把所收录的药物（包括植物、动物和矿物药），按其毒副作用分为上、中、下三品。上品“多服久服不伤人”，中品“无毒有关斟酌为宜”，下品“多毒不可久服”。隋代巢元方著的

《诸病源候论》(公元610年),唐代王焘《外台秘要》(公元752年)等古代医书中均注意了有毒物质的毒性,南宋宋慈在《洗冤集录》(公元1247年)中记载了服毒、解毒和验毒方法,可视为法医毒理学的鼻祖。明李时珍在《本草纲目》(公元1590年)中不仅对许多毒物都有记载,而且对生产性铅中毒的危害作了详尽描述:"铅生山穴石间……其气毒人,若连月不出,则皮肤痿黄,腹胀不能食,多致病而死。"明宋应星的《天工开物》(公元1637年)还记有职业性汞中毒及其预防方法。这些都说明,早在1000多年之前,我们的祖先就对毒物及其产生有毒气体的地点、浓度变化规律、测试方法和预防对策等,就有比较详细的观察和描述。

作为医生和炼金术士,瑞士科学家Paracelsus(1493—1541)对药理学、毒理学、治疗学等生物医学的诸多领域都做出了前所未有的重要贡献。Paracelsus对毒理学理论的主要贡献可归纳为:①提出了毒物是化学物的概念;②检测生物体对化学物的反应需进行实验观察和研究;③应注意区别治疗作用和毒性作用;④治疗作用和毒性作用同是化学物的特性,两者有时难以区分。并提出了"所有物质都是毒物,没有物质不是毒物,唯一的区别是它们的剂量"的至理名言。此外,他还与其他科学家一起,在研究职业性铅中毒、汞中毒、煤烟和烟垢的毒性危害等方面做出了贡献。提出了职业毒理学、法医毒理学和环境毒理学的一些基本概念。显然,Paracelsus的这些革命性思想、观点和方法以及研究范围等,不仅在当时已为近代毒理学的诞生奠定了理论基础,并且至今仍然是现代毒理学理论的主要组成部分。

### (三)现代毒理学的形成与扩展

现代毒理学的形成是19世纪后期和20世纪生命科学、化学和物理学发展的延伸。通常认为始于西班牙医学家Orfila(1787—1853),他提出了毒理学这门科学的定义。第二次世界大战后,由于工业发展,特别是化学工业中的农药工业、化纤、塑料和合成橡胶的飞速发展,不仅使接触化学物的工人人数迅速增多,而且社会上广大人群也与各种新化学物密切接触,于是毒理学呈现飞跃发展,并逐渐形成独立体系,越来越受到普遍的重视。现代毒理学作为一个综合性、边缘性和应用性很强的学科,一方面不断地从这些学科的发展中嫁接和吸收而得以进一步发展,另一方面随着有机合成化学物的不断问世和应用,其毒性及安全问题日益被关注,社会对毒理学发展的要求也随之增加。

自20世纪20年代以来,现代毒理学的发展有以下特点。

1. 研究范围不断扩大,不同研究机构应运而生　现代毒理学的研究已经从经典的天然毒物、药物毒性和法医鉴定,扩展并衍生形成了食品毒理学、工业毒理学、农药毒理学、军事毒理学、放射毒理学、环境毒理学、生态毒理学等分支，且有进一步衍生和扩展之趋势。毒理学研究已不再仅限于学术性机构，政府、工业界和民间团体对毒理学研究的投入不断增加，独立的毒理学研究机构应运而生。例如，美国政府每年立项和支持的毒理学研究项目上千个，由国家提供的毒理学研究经费在 8 亿美元以上（1992）；继 1935 年美国杜邦（DuPont）公司率先建立了毒理学研究所之后，一些著名大型企业先后设立了毒理学研究所（室），对本公司的产品进行毒性鉴定和安全性评价。

2. 研究内容不断深入，并取得了一些突破性进展　例如，20 世纪 20 年代，研究发现了铅、甲醇和三邻甲苯膦酸酯（triorthocresyl phosphate，TOCP）的神经毒性；1934 年，我国药理学家陈克恢提出的用高铁血红蛋白形成剂和硫代硫酸钠来解救氰化物中毒，促进了临床毒理学的发展，成为毒理学发展史上的一个重要事件；Miller 夫妇对化学致癌性的研究，对 DDT 和有机磷农药的系统性研究，以及在金属毒理学、放射毒理学、军事毒理学、农药毒理学和呼吸毒理学等方面的进展，促使和形成了毒理学的又一次飞跃（1940—1946）；1960 年以来，反应停（thalidomide）（1961）事件的发生和《寂静的春天》（1962）的出版，使毒理学发生了一个新的飞跃，发育毒理学（亦称畸胎学）、环境毒理学、分析毒理学和遗传毒理学等，都以前所未有的速度发展，毒理学研究深入至细胞和分子水平，衍生了细胞毒理学和分子毒理学等分支。在一些重要化学物的毒性机理研究和寻求新的生物效应观察终点两方面都取得了令人鼓舞的重要进展。前者如四氯二苯并-对-二噁英（TCDD）毒性研究中芳烃受体的发现和对受体遗传性状的研究；后者如近年以对生殖内分泌的影响作为“效应”观察终点进行的一系列研究。

3. 在宏观管理和立法方面的作用日益重要　危险度评定开始成为现代毒理学研究的主要目的和产物。20 世纪初，美国建立了美国联邦管理和执法机构——食品和药品管理局（FDA），依法全面管理监督食品、药品、化妆品等的安全。1947 年，美国第一部《农药法》——FIFRA 通过实施，在历史上首次要求杀虫剂、杀菌剂、除草剂和灭鼠药都必须安全和有效。1955 年，FDA 制定了食品、药品和化妆品安全的实验评价程序，对毒理学的发展产生了极其深远的影响。

4. 趋于早期参与新产品开发，与经济发展的关系更加密切　20 世纪 90 年代以来，现代毒理学出现的一个新的发展趋势是毒理学研究越来越早地介入新产品的开发，直接为新产品创制及其创新决策提供科学依据。一是用简单、快速、经济的定性筛选方法，淘汰毒性较高的化学物，选出安全性较好的候选化学物；二是通过对化学物毒性机制和“结构—效应”关系的研究，包括利用已有的毒理学资料，指导筛选已有的化学物和合成新的化学物。这类做法在欧美国家，尤其是这些国家的大型跨国企业中已较普遍应用，被称为发现毒理学（discovery toxicology）或毒性筛选（toxicology screening）。

自20世纪20年代起，随着西方医学的传入，我国法医工作者开始用病理学和化学分析方法进行毒性鉴定，在发生中毒事件时，医务人员采用了现场调查和动物实验方法，构成了我国现代毒理学的雏形。在此期间还进行了药物毒理，铅、铬和钡的毒理学研究。新中国成立后，国家在中国医学科学院建立了毒理学研究室，医学院校相继进行了药物毒理学、工业毒理学、环境毒理学和食品毒理学的教学和研究工作，许多地方先后设立了卫生学专业机构。到60年代初，已逐步形成了一支毒理学专业队伍，研究工作从药物安全评价、有机磷农药的毒理和解毒治疗，扩展到石油化工、塑料等行业中的多种工业毒物和环境污染物的毒性研究、安全评价和卫生标准的研究，进入80年代，除医学学科外，相继在环境科学、农业科学等领域，从不同侧面开展了环境毒理学的研究，这些工作为我国经济发展和保护人民健康做出了重要贡献。

## 二、环境毒理学的产生及其在环境科学中的地位

环境毒理学是在毒理学发展过程中，受到环境科学的促进而发展起来的。环境毒理学（Environmental Toxicology）是利用毒理学方法研究环境（空气、水和土壤）中已存在的或即将存在的环境污染物，特别是有毒化学污染物及其在环境中的转化产物在环境中的迁移、转化及对生物有机体，尤其是对人体健康影响及其作用规律的科学。

20世纪60年代以来，《寂静的春天》的出版，使毒理学发生了一个新的飞跃，环境毒理学以前所未有的速度发展。有的学者从医学角度出发，认为环境毒理学是利用毒理学的观点和方法，从预防医学角度研究环境污染物对人体的损害作用及其机理的科学，并把它归属于预防医学的范畴。然而，随着人类文明的发展，人类对自己的保护日臻完善，这是其他生物远不能相比的。环境污染物对人类之外其他生物种类包括动物、植物和微生物等的损害作用更加严重。环境毒理学研究已扩展到环境污染物对各种生物机体及其种群的损害作用规律及防治措施，因此，环境毒理学既属于环境科学的范畴，又是生命科学和毒理学的分支学科。

环境毒理学是毒理学中发展最快的一门学科。随着近代工业的发展，环境污染日趋严重，人类的生活居住环境日益遭到污染，人体健康受到危害。特别是环境污染引起的公害事件的教训，促使人们进行深入的毒理学研究，以阐明环境中某种污染物或某几种污染物对生物体的作用及其机理，以致环境毒理学

迅速发展为一门独立的分支学科，成为环境科学中必不可少的重要组成部分。

## 第二节 环境毒理学的研究对象、主要任务及内容

### 一、环境毒理学的研究对象

环境污染物的种类繁多，包括化学性（如工业化学品、农用化学品、日用化学品及染料污染物等）、生物性（如细菌、病毒及生物毒素污染等）、物理性（如电离辐射、电磁辐射、噪声污染等）等多种污染物。其中，化学污染物是当前最为严重的环境污染物。通常将化学污染物称之为外源化学物（xenobiotics），泛指自然界存在着的或人工合成的各种具有生物活性的物质。它不是环境或人体的组成成分，也非环境或人体所需的营养物质或维持正常生理功能所必需的物质。但它们可由人类活动通过一定环节和途径进入环境或与人体接触并进入人体，且产生一定的生物学作用。

环境毒理学的研究对象是对各种生物，特别是对人体产生危害的各种环境污染物（environmental pollutant），包括物理性、化学性及生物性污染物，其中以化学性污染物为主要研究对象。这些化学性污染物是由人类的生产和生活活动所产生的，人为地进入环境的化学物质。

### 二、环境毒理学的主要任务

环境毒理学的主要研究任务:阐述环境污染物对人体的损害作用及其机理;探索环境污染物对环境生物健康损害的早期监测指标和生物标记物,即用最灵敏的检测手段,找出环境污染物作用于生物体后最初出现的生物化学变化,以便及早发现并加以控制;定量评定环境污染物对生物机体的影响,确定其剂量—效应（反应）关系，从而为制定环境卫生标准和防治环境污染物对环境生物健康的危害提供理论依据和措施。此外，还依据环境污染物质对生物的危害，研究其损害作用及其机理、早期损害指标及防治措施。环境毒理学的最终任务是保护地球生物圈内包括人类在内的各种生物的生存和持续健康的发展。

### 三、环境毒理学研究的主要内容

目前环境毒理学研究的主要内容：①环境污染物在环境介质（土壤、水

体、大气）中的残留、降解代谢、迁移转化等环境行为；②毒物化学结构和毒性及影响致毒作用的各种因素；③环境污染物在人体内的吸收、分布、转化和排泄规律，及对人体的一般毒性作用与机理；④环境污染物及其转化产物对人体的致突变、致癌变、致畸变等特殊毒性作用与机理；⑤环境污染物的毒性评定方法，包括急性、亚急性和慢性毒性试验，代谢试验，蓄积试验，繁殖试验，迟发性神经毒试验，以及各项致突变试验、致癌变试验及致畸变试验等；⑥各种环境污染物对人体损害作用的早期诊断与预警的理论、方法和措施；⑦环境污染物在其他生物（包括动物、植物、微生物）中的吸收、转运、代谢转化以及其毒性作用的规律及其指示生物和预防措施。

## 第三节　环境毒理学的研究方法

环境毒理学的研究方法随研究对象和目的的不同而异。在试验材料上，根据研究目的可选用植物、微生物、非哺乳类动物及哺乳类动物。由于人类在生物圈中的特殊地位，在研究环境污染物对动物，尤其是对人体的生物学作用时，常以哺乳类动物作为重要材料进行体内和体外试验。同时，在环境毒理研究上又常选用水生生物做毒性试验。还有常将收集到的毒理学资料通过数学和计算机科学的方法编制环境毒理模型，以预测未来的环境毒理学现象。总体可以概括为实验室方法、临床观察和现场调查、综合危险度评定三大类。

### 一、实验室方法

实验室方法又可进一步分为化学方法和生物学方法两类。化学方法主要是用分析化学的手段，研究外源性化学物的组成和结构鉴定，以及不同条件下化学物的理化特征，分析测定环境样品（空气、水、土壤和食品等）和生物材料（血、尿、组织等）中化学物及其代谢产物的浓度。生物学方法包括各种体外试验和整体动物实验方法。近年来，随着细胞融合技术、基因重组技术和超微量分析等高新技术的迅速发展，使现代环境毒理学的方法学研究也取得了很大进展。

1. 体外试验（in vitro test）　利用游离器官、培养的细胞、细胞器以及利用微生物学进行毒性研究的方法称为体外试验。此方法多用于观察外源物对生物体特殊毒性的初步筛检及作用机制和代谢转化过程的深入研究。

大量地应用各种体外试验方法，是现代环境毒理学发展的标志之一。尤其是 20 世纪 70 年代末以来，分子生物学与体外试验方法结合，极大地促进了体外试验方法的发展和应用。现在国内外广泛应用的体外试验方法有多种微生物诱变试验、各种器官灌流、不同组织薄片培养、各种细胞包括单个细胞的培养以及数种细胞受体或其他亚细胞结构（细胞器）的培养等。其中许多方法已经规范化，并且列为新化学物上市前申报和批准的必做试验。近年来用于毒理学体外试验的分子生物学新技术和方法有基因引入、应激基因反应、荧光原位杂交（FISH）、单细胞凝胶电泳等。

体外试验方法在环境毒理学中应用的主要优点：①简单、快速、经济，能在一段时间内对大量化学物的潜在毒性进行筛选；②实验条件比较容易控制，可以用来测量生物体的某一特异性毒效，而不受机体多种复杂因素的影响；③根据实验目的和需要，可以选择不同种属动物的器官、组织、细胞株（系）、细胞受体等，用来比较种属差异，确定靶器官、靶细胞甚至靶分子，探讨毒作用机制；④为整体动物实验提供线索和依据，使体内试验（in vivo）的设计和研究更加合理；⑤操作过程比较容易标准化、自动化或仪器化。体外试验方法的主要缺点是各种微生物或细胞的培养都是在离体条件下，缺乏神经一体液调节等因素的控制，不能全面反映整体情况下的生物学效应，难以精确模拟或反映外源物在生物体内的生物转运和生物转化过程。

目前各种体外试验方法主要应用：①各种化学物的初筛，包括环境样本、混合化学物以及化妆品的毒性测试；②研究化学结构—生物活性关系，预测类似结构化学物毒性；③在新产品开发早期用各种体外试验方法比较“候选化学物”的毒性，直接为新产品的研究和开发服务；④研究探讨毒作用机制，特别是细胞和分子水平的毒作用机制。

2. 体内试验（in vivo test） 体内实验法多在整体动物进行，也称整体动物实验。由于绝大多数的毒性试验都不能在人体上进行，而体外试验又是离体条件而不能反映整体情况，因此，整体动物试验即体内试验就显得特别重要。整体动物试验可以用来帮助我们了解外源物的毒性，阐明剂量—反应关系，确定阈剂量或无作用剂量，探讨毒作用机制。一般采用的实验动物有大鼠、小鼠、家兔、豚鼠、仓鼠、狗、猴等哺乳类动物。根据研究目的也可采用鸟类、昆虫、鱼类及其他水生生物等。按环境生物可能接触的剂量和途径使实验动物在一定时间内接触环境污染物，然后观察动物出现的形态和功能的变化。整体动物实验不仅可以反映环境污染物的综合生物学效应，而且可以反映在动物整体状态下环境污染物的各种生物学效应。按照染毒时间的长短可分为急性毒性试验、亚急性（亚慢性）毒性试验和慢性毒性试验；按照实验目的的不同可分为繁殖试验、蓄积试验、代谢试验及“三致试验”（即致癌变、致畸变和致突变试验）。以上试验在毒理学中统称“三性”和“三致”试验。

## 二、临床观察和现场调查

无论是体外试验还是整体动物试验，都不可能取代对环境生物群的观察和调查。化学物对环境生物群的危害的最终依据，仍然只能来源于对环境生物群的直接观察。对环境生物群的观察和调查的方法有人体临床直接观察、环境毒理学现场和人群流行病学调查等。

1. 临床观察　临床观察是指对短期或长期接触环境化学物的人体的直接观察。主要通过药物的临床试验研究和中毒病人的治疗处理来获得观察资料，是临床毒理学研究的重要内容。药物的临床试验包括新药上市前的安全性研究，以及上市药物的毒副反应的观察研究。在许多发达国家，临床试验都已经规范化，即临床研究质量规范（good clinical practice，GCP）。药物的安全性评价是各期临床试验研究或监察的主要内容。处理意外事故，救治中毒病人，是获得人体观察资料的另一条主要途径。这些事故可能是由于短期服用大量药物或是意外接触大量环境化学物引起的急性中毒，也可能是长期职业接触或环境暴露于某些外源性化学物而引起的慢性中毒。

2. 现场调查和人群流行病学调查　环境毒理学的现场调查，是研究外源性化学物对接触环境生物或人群健康影响的主要方法，对确定外源性毒物的有害效应极为重要。这是因为引起毒性危害的原因是多方面的，不仅有毒物本身的因素，而且也有许多的环境因素和个体因素，尤其是实验动物和人之间还存在着许多差异。因此，外源性化学物的环境毒理学评价，就不能仅以动物试验资料为依据，也不应等待临床中毒病例的观察资料，而应尽早地通过现场调查收集资料，调查外源物在环境中的来源和分布、作用于环境生物或人群的方式和条件、对环境生物或人群健康的早期影响和远期效应，为相应的预防和控制措施提供科学依据。现场调查包括卫生学调查和医学调查两个方面。卫生学调查指对外源物的性质、来源和分布，环境生物或人群接触外源物的原因、方式和接触程度等；医学调查是通过对环境生物或人群的体格检查，结合各种实验室的辅助检查，观察毒物对环境生物或人体健康的早期影响。

环境污染物对动物、植物、微生物群体及生态系统的影响，如在环境污染的情况下，一些动物和植物种群的减少和灭绝，森林的破坏，水生生物和农作物生产受害等，均可采用现场调查测试的方法研究环境污染物对不同生物种群的损害作用。

流行病学调查不仅可将动物试验结果在人群中进一步验证，还可从对人群的直接观察中获得动物试验不可能得到的资料。如有些毒性效应不能在动物身上复制，某些远期效应（如化学致癌）需要相当长期的观察，或者需要寻找低接触浓度对人的无作用水平等。在环境毒理学研究中应用流行病学方法，应根据调查的目的来选择调查对象、制定调查项目和观察指标、选用可靠的统计学方法来得出有关结论。常用的流行病学调查方法有回顾调查和前瞻调查等。回顾调查是分析已发生的病变与接触外源物的关系，从已有结果中分析和查找原因；前瞻调查是事前设计观察接触外源物与可能出现的病变的关系，追踪验证这种设想的关系是否正确。近年来，由于分子生物学的发展和渗透，在传统流行病学调查方法中引进了细胞、分子水平的人群检测方法，如生物标记物作为癌症早期判断的信息。

### 三、危险度评定

现代环境毒理学研究的最终目的，是识别、评价和控制外源物的潜在危害。在实践中，一般是在外源物进入市场之前，也就是缺乏足够的人群资料前，进行大量的毒理学实验研究，包括体外试验和整体动物试验研究，并通常用一个以上的种属进行不同毒性效应的测试。这一方面使人们能及早地了解这些外源物的潜在危害，为制定相应的控制预防措施提供依据；另一方面，由于体内与体外，不同动物种属之间，特别是人与实验动物之间，都存在着多重差异，用各种方法所得到的资料可能相互矛盾，因此，如何客观地综合评价和科学地应用这些资料，为制定外源物危害的控制预防措施提供科学依据，就是危险度评定的任务和研究内容。它不仅是现代环境毒理学研究的重要内容，也是现代环境毒理学的主要研究方法。危险度评定是现代环境毒理学研究的热点之一。

## 第四节　环境毒理学的应用

### 一、鉴定新旧化学物的毒理以及对环境生态的影响

随着环境毒理学的发展，目前对化学物质的毒理鉴定，不仅涉及其对人类等生物的直接毒性，还要关注其对人类的潜在危害及对环境和生态的潜在有害影响。对于新开发的化学品，在其进入市场之前，必须提供环境毒理相关的技术评价资料；对于进入市场多年，而目前尚在继续使用的化学物质，也要进行一些相关补充资料，对于呈阳性结果的化学物质进行限期停止生产和使用。

## 二、工业和民用设施的施工和排放许可

世界上许多国家都制定了相关法律或法规，规定工业污染物的排放许可制度和民用设施的污染物允许指标。应用环境毒理学和分析化学方法，在工业污染物排放的监测治理方面，已开始应用一种新的技术方法——毒理降低评价（toxicity reduction evaluation，TRE）和毒性识别评价（toxicity identification evaluation，TIE）。这些方法旨在识别和去除污染物的毒性，为污染物的彻底治理提供科学依据。

近年来，来自家具、地面砖、墙壁、家用电器、卫生间气体的居室环境污染，已引起人们广泛的关注，成为环境毒理学实际应用的一个新方面。

## 三、在新产品开发中的应用

环境毒理学在新产品的开发中，正在发挥着越来越重要的作用。特别是近年来，由于对新产品上市更加严格的管理，环境毒理学在产品创制中的重要作用更加被人们重视。从国外制药行业（人药、兽药、农药）来看，产品的评价、筛选、临床（大田）试验等阶段和过程，都是围绕着“安全”和“有效”两个方面。产品的“安全性评价”无疑涉及到许多环境毒理学内容，如致突变性、急性/亚慢性毒性、生殖和发育毒性、致癌性等。从药政审批的角度，“安全”无疑是各国药政管理监督机构审批新药的首要考虑。

环境毒理学在产品创制中的作用和功能：①按照管理机构的有关规定和要求，包括实施规范和指导原则，实施各种毒理学试验；②按照有关规定，整理或评审产品的有关申报材料，通过危险度评定，根据利权衡的原则，为产品的取舍决策提供科学依据。

利用结构—活性关系，来筛选开发新的安全化学品，这种结构—活性关系的结果可能有助指导化学合成，删除新化学物实验中产生或引起毒性的某些化学结构。

# 第五节　环境毒理学的发展趋势

近 20 年来，由于环境污染出现了新的特点，各国对环境毒理学研究的需求进一步增加，促进了环境毒理学的研究和迅速发展。研究涉及的毒物种类不断增加，包括农用化学品（农药、化肥）、工业与环境污染物、药品（中药、

西药）、食品与食品添加剂（新食品资源、糖精、食用色素、化学防腐剂）、日用化学品（化妆品、洗涤消毒剂）、霉菌毒素、病毒以及其他生物性毒物等；由于环境毒物种类的不断增加，在单一污染研究的基础上，复合污染环境效应受到更多关注和重视；在大量急性毒性试验基础上，研究的重点已经更倾向于对毒物低水平长期暴露的环境效应进行研究；在对生物个体环境毒理效应进行认识基础上，深入开展了有关种群、群落和生态系统水平上环境毒理效应的探索，甚至出现了景观毒理学的研究；随着细胞生物学和分子生物学的迅速发展，分子水平的环境毒理学研究成为可能，尤其在西方发达国家，由于排放到环境中的污染物浓度在逐渐下降，随着环境曝露浓度的降低，寻找新的生物标记成为迫切任务。随着现代生物技术信息和现代分析技术（例如化学物的超痕量分析、高通量筛选、定量结构—活性关系的预测分析以及生物分析培养基等）的超常规发展，环境毒理学的研究领域、评价过程和相关的管理及信息系统正发生着革命性的变化。

## 一、从高度综合到高度分化

1. 根据研究对象和学科领域的不同　环境毒理学又进一步分化为大气环境毒理学、土壤环境毒理学、水环境毒理学等。

2. 按照毒物的不同性质　环境毒理学的分支学科主要划分为农药环境毒理学、重金属环境毒理学、有机溶剂环境毒理学、辐射环境毒理学等。

3. 不断深入研究毒物损伤机体各脏器、系统的过程　靶器官毒理学已成为环境毒理学的重要研究对象。

## 二、从整体动物试验到替代试验

替代法（alternatives）又称“3R”法，即优化（refinement）试验方法和技术，减少（reduction）受试生物的数量和痛苦，取代（replacement）整体动物试验的方法。1980 年以来，体外毒性试验研究全面的快速发展，欧洲及美国、日本等国已经成立了相应的动物试验替代中心或研究机构。

## 三、从阈剂量到基准剂量

在整体动物试验中，不可能获得准确的阈剂量，但可以获得类似的参数“观察到损害作用的最低剂量（LOAEL）”；不可能获得准确的最大无作用剂量，却可以获得“未观察到损害作用的剂量（NOAEL）”。LOAEL 和 NOAEL 是试验中获得的两个具体数量值，是计算参考剂量（RfD）和确定 SP 时的关键参数。但因其常受试验组数、每组样本量大小和剂量组距宽窄等因素的影响，故有一定的局限性。为此，由 Grump（1984）首先提出并由 Kimmel 和 Gaylor（1988）进一步发展的基准剂量法（BMD），被推荐用来替代 NOAEL 或 LOAEL。BMD 是指 $ED_1$、$ED_5$ 或 $ED_{10}$ 的 95％可信限下限值。由 BMD 推导 RfD 的优点是依据剂量—反应关系曲线的所有数据计算获得，大大提高了准确性；计算反应剂量 95％可信限下限值，充分考虑了试验组数，每组动物数以及观察终点参数的离散程度；对于未直接获得 NOAEL 的试验，仍可计算出 BMD。BMD 已成功地用于生殖与发育毒性的危险度评价。

## 四、从结构—活性关系到定量结构—活性关系

进行啮齿类动物的终生致癌试验需要花大量资金和时间，但根据化学物的结构、理化特性和某些生物学活性，即 SARs，则可初步预测其潜在危害性或致癌性。EPA 曾根据化学物对 AhR 的诱导作用，以等毒系数（TEFs）法来评价环境化学混合物中与 TCDD 相关的化合物、氯化和溴化二苯-对-二噁英、多氯氧芴（PCDFs）以及平面联苯的危险度。然而，SARs 法不能用于评价伴有丙戊酸、视黄酸、乙二醇醚等相关结构的化学物的危险度，也不能超越化学物的种类，尤其是避开多个毒性终点，而仅以一种生物学反应来预测化学物的毒性。令人振奋的是，制药公司成功地应用 3D 分子模型方法设计出在空间构型上与目的受体相对应的配体（新药），实施这种战略的基础是需要药效基团图谱和 3D 搜索与分子设计，并要确立 QSARs。这种 QSARs 研究，尤其是包括多个毒性终点以及致突变、致畸和致癌的 QSARs 研究，为开展环境中大量存在的混合化学物（复合暴露）的危险度评价创造了良好的条件。

## 五、从危险度评价到危险度管理

1976 年美国 EPA 首先推荐了危险度评价系统，1983 年美国 NRC 提出了危险度评价程序，目前已进一步细化为四个步骤：①危害性认定，即通过 SARs 或 QSARs 分析、体内和体外试验以及人群流行病学调查，评价特定化学物产生损害作用的可能性；②剂量—反应关系评价，即通过分析接触一定剂量或浓度的化学物与人群中产生有害效应之间的关系，确定危险度的基准值；③接触评定，即要明确人群接触特定化学物的总量，并阐明接触特征，例如接

触类型、水平和持续时间等；④危险度特征分析，即通过综合分析前三个阶段提供的信息，阐明接触人群中产生损害作用的性质，并预测该损害作用在接触人群中的发生率。危险度评价过程中需考虑动物实验资料外推到人时，要注意有无阈值、高剂量向低剂量外推、小样本向大样本外推、内剂量与外剂量（接触剂量）不平行等问题。为有效控制以动物实验资料外推到人的不确定性，在进行整体动物毒性试验过程中，须严格执行良好实验室规范（GLP）和标准操作规程（SOP）。

危险度评价的根本目的是危险度管理。管理环境毒理学使全世界的政府和企业领导逐步认识到环境毒理学科学的重要性，从而使学术界、工业界和政界的科学家与管理学家进行有效的相互交流与协作，共同采取行动以保护公众的身心健康，维护生态平衡，促进经济发展，推动社会文明进步。在整个 20 世纪，特别是近 40 年来，以欧洲及美国、日本为代表的发达国家，先后制定并完善了多种法规条例以加强对有毒物质的管理。例如，美国 1976 年颁布的《有毒物质管理法》和 1979 年的《联邦食品、药品和化妆品法》，20 世纪 80 年代前后出台的联邦杀虫剂、杀真菌剂和灭鼠剂法、资源保护与恢复法、综合环境治理、赔偿与责任法、饮水安全法和空气净化法等。80 年代以来，我国政府陆续颁布了多种法规条例、毒理学评价程序或试验方法。例如，1983 年试行并于 1994 年批准的《食品安全性毒理学评价程序》，1987 年颁布的《化妆品安全性评价程序和方法》，1991 年颁布的《农药安全性毒理学评价程序》和 1995 年颁布的《农药登记毒理学试验方法》，2000 年颁布的《化学品毒性鉴定管理规范》等。

# 第二章　污染物在环境中的迁移和转化

## 第一节　概　　述

污染物进入环境以后，在生物因子、环境因子、气候因子的共同作用下，受污染物自身理化性质的决定，会在空间分布及其形态特征等方面发生一系列复杂的变化。污染物在环境中发生的各种变化过程称为污染物的迁移和转化（transport and transformation of pollutants），或称为污染物的环境行为（environmental behavior）或环境转归（environmental fate）。

污染物在水、大气、土壤及生物相发生迁移过程中，化学结果不发生变化，主要的影响因子是溶解度、分配系数、吸附特性、挥发性等污染物自身的理化性质以及环境因子和生物因子。在迁移的同时，会发生化学反应、光化学反应、生物反应等转化过程。污染物在环境中的迁移和转化过程往往是相互依赖和伴随进行的一个复杂的连续过程。迁移为转化提供了环境条件，而转化又为迁移提供了新的理化特征等物质基础，两者既相互区别，又相互联系。

污染物在环境中迁移和转化过程、机制及其规律的研究，可以阐明污染物的来源、分布、形态、迁移、转化、影响及归宿等，从而揭示生物体在环境中所接触污染物的形态，接触的浓度、时间、途径、方式和条件，是评价污染物环境行为及其生物效应的基础，具有十分重要的毒理学意义。环境毒理学的许多基本问题在一定程度上也取决于人们对污染物在环境中迁移和转化规律的认识。例如，污染物的物质形态、联合作用、毒作用的影响因素、剂量—效应关系等，都涉及到确定接触污染物的真实状况。

## 第二节　环境污染物的迁移

污染物在环境中所发生的空间位移及其所引起的富集、分散和消失的过程称为污染物的迁移。迁移的结果是导致污染物在各环境介质中的重新分布，从而影响生物体接触污染物的形态、途径、时间和方式。各种污染物在环境中的迁移方式可以归纳为机械性迁移、物理—化学性迁移和生物性迁移三种类型。

## 一、机械性迁移

在人类生产、生活活动以及各种气候现象的作用下，机械性迁移是污染物在环境中发生的非常普遍的迁移机制。如废气、废水和废渣的排放、丢弃、搬运；农药在农田环境中挥发、渗漏、地表径流等，均可使污染物发生不同程度的迁移运动。

根据污染物机械性迁移的驱动力不同，可以将其分为大气、水和重力机械性迁移。

### （一）大气中污染物的机械性迁移

污染物在大气中的迁移是指由污染源排放出来的污染物由于空气的运动使其传输和分散的过程。根据大气温度垂直变化的特点，大气可以分为对流层、平流层、中间层、热层和逸散层。其中，与人类活动和大气污染关系量为密切的是对流层和平流层。不同层次对污染物的扩散作用不同。

对流层是大气圈的最底层。对流层的厚度因纬度和季节不同，在低纬度地区平均厚度为 8～17km，中纬度为 10～12km，高纬度为 8～9km。对流层非常薄，不及整个大气厚度的 1%，但它集中了整个大气圈 3/4 的质量和几乎全部的水汽。对流层内气温随高度增加而降低。通常情况下，平均上升 100m，气温降低 0.65℃。对流层内空气对流运动显著，因受地面的不均匀加热，导致对流层空气的垂直对流运动。这种对流运动的强度因纬度和季节而异。低纬度较强，高纬度较弱；夏季较强，冬季较弱。由于空气的对流运动，近地面的热量、水汽和杂质通过对流向上空输送，从而导致一系列天气现象的形成。对流层是大气圈中与一切生物关系最为密切的一个层次。它对人类的生产、生活的影响亦最大。通常所发生的大气污染现象，实际上主要发生在这一层，特别是靠近地面的 1～2km 范围内。

平流层位于对流层之上，其高度在 17～55km 之间。该层内气体状态稳定。在 25km 以下的低层，随高度的增加气温保持不变。从 25km 开始，气温随高度的增加而升高。到平流层顶时，温度可接近 0℃。在 15～35km 高度范围内存在一臭氧层，其浓度在 25km 处达到最大。臭氧分子能够吸收来自太阳的紫外辐射而分解为氧原子和氧分子，当它们又重新化合臭氧分子时，便可释放出大量的热能，这就是平流层温度升高的原因。平流层内由于上热下冷，空气垂直对流运动很小，只能随地球自转而产生平流运动。污染物进入平流层后，它会由此而形成一薄层，使污染物遍布全球。

污染物在大气中的迁移过程受到各种因素的影响，包括空气的机械运动，如风和湍流，由于天气形势和地理地势造成的逆温现象以及污染源本身的特性等。

1. 风和大气湍流的影响　污染物在大气中的扩散取决于三个因素。风可使污染物向下风向扩散，湍流可使污染物向各方向扩散，浓度梯度可使污染物发生质量扩散，其中风和湍流起主导作用。大气中任一气块，它既可作规则运动，也可作无规则运动，而且两种不同性质的运动往往同时发生。气块作有规则运动时，其速度在水平方向的分量称为风，铅直方向上的分量则称为铅直速度。在大尺度有规则运动中的铅直速度在每秒几厘米以下，称为系统性铅直运动；在小尺度有规则运动中的铅直速度可达每秒几米以上，就称为对流。具有乱流特征的气层称为摩擦层，因而摩擦层又称为乱流混合层。摩擦层的底部与地面相接触，厚 1 000～1 500m。由于地形、树木、湖泊、河流和山脉等使得地面粗糙不平，而且受热不均匀，这就使摩擦层具有乱流混合特征的原因。在摩擦层中大气稳定度较低。污染物可自排放源往下风向迁移，也可随空气的铅直对流运动使得污染物升到高空而扩散。摩擦层顶以上的气层称为自由大气。在自由大气中的乱流及其效应通常极微弱，污染物很少到达。

2. 天气形势和地理地势的影响　天气形势是指大范围气压分布的状况，局部地区的气象条件受天气形势的影响。因此，局部地区的扩散条件与大型的天气形势互相联系。某些大气系统与区域性大气污染有密切联系。不利的天气形势和地形特征结合在一起常可使某一地区的污染程度大大加重。例如，由于大气压分布不均，在高压区里存在着下沉气流，使气温绝热上升，形成上热下冷的逆温现象，这种逆温叫做下沉逆温。从污染源排放出来的污染物长时间的积累在逆温层中而不能扩散，世界上一些较大的污染事件大多在这种天气形势下发生的。

由于不同地形地面之间的物理性质存在着很大差异，从而引起热状况在水平方向上分布不均匀。这种热力差异在弱的天气系统条件下就有可能产生局地环流。诸如海陆风、城郊风和山谷风等。

海陆风对空气污染的影响主要是循环作用和往返作用。如果污染源处在局地环流之中，污染物就可能循环积累达到较高的浓度。直接排入上层反向气流的污染物，有一部分也会随环流重新带回地面，提高了下层上风向的浓度。在海陆风转换期间，原来随陆风输向海洋的污染物又会被发展起来的海风带回陆地，这是往返作用。

在城市中，工厂企业和居民要燃烧大量的燃料，燃烧过程中大量热能排放到大气中，于是便造成了市区的温度比郊区高，这个现象称为城市热岛效应。

这样，城市热岛上暖而轻的空气上升，四周郊区的冷空气向城市流动，于是形成城郊环流。在这种环流作用下，城市本身排放的烟尘等污染物聚集在城市上空，形成烟幕，导致市区大气污染加剧。

山区地形复杂，局地环流也很复杂。最常见的局地环流是山谷风。它是山坡和谷地受热不均而产生的一种局地环流。白天受热的山坡把热量传递给其上面的空气，这部分空气比同高度的谷中空气温度高，比重轻，于是就产生上升气流。同时，谷底中的冷空气沿坡爬升补充，形成由谷底流向山坡的气流称为谷风。夜间山坡上的空气温度下降较谷底快，其比重也比谷底大。在重力作用下，山坡上的冷空气沿坡下滑形成山风。山谷风转换时往往造成严重空气污染。

山区辐射逆温因地形作用而增强。夜间冷空气沿坡下滑，在谷底聚积，逆温发展的速度比平原快，逆温层更厚，强度更大。并且因地形阻挡，河谷和凹地的风速很小，更有利于逆温的形成。因此，山区全年逆温天数多，逆温层较厚，逆温强度大，持续时间也较长。

**（二）水的机械性迁移作用**

主要指污染物在水体中的扩散和水流迁移作用。例如，降水是空气净化的主要途径，工业生产排放的烟尘、废气，经直接降落或被雨水淋洗而流入江河；污染物随降雨由大气进入土壤和地表水；工业生产排放的废水、城市生活污水随水流进入江、河、湖泊、地下水；农业上喷洒农药、施用化肥被雨水冲刷随地表径流进入水体或随水流向下淋溶进入土壤下层甚至地下水；固体废弃物中有毒物质经水溶解流进入水体。

污染物进入水体后，随水体一起运动，在水体中迁移运行的主要方式有分子扩散、紊动扩散、随流输移、离散及对流扩散等。一般规律是污染物在水体中的浓度与污染源的排放量成正比，与平均流速和距污染源的距离成反比。

**（三）重力的机械迁移作用**

指污染物在重力作用下的迁移运动。干、湿沉降是污染物由大气向土壤转移的主要途径。同时，也是气/土和气/水界面物质传输的重要过程之一。在相对静置的水环境中，水中的污染物因重力作用而沉降到水底。在社会生产、生活活动中，各种人为的机械搬运污染物的行为已成为污染物迁移的重要方式之一。许多自然产生的本来并无严重危害的污染物，能够由于人为的生产和生活活动而造成严重危害。一些污染物以原材料、成品或包装材料等形式被人们用现代化的交通工具进行远距离输送。

## 二、物理—化学性迁移

污染物在环境中发生机械性迁移的同时，通常伴随着物理化学迁移。无机污染物通常以离子或分子态的形式发生溶解—沉淀、吸附—解析等过程，有机污染物则发生化学和生物降解过程。

### （一）风化淋溶作用

风化淋溶作用是指环境中的水在重力作用下运动时通过水解作用使岩石、矿物中的化学元素溶入水中的过程。风化淋溶过程伴生着淋溶液酸碱度的变化，而变化着的 pH 又反馈于淋溶作用。在淋溶过程中酸碱度的变化，与黄铁矿有关的氧化还原作用、碳酸盐的中和作用等以及风化作用的程度具有直接影响。风化淋溶作用的结果是产生游离态的元素离子。这些游离态离子具有较大的生物活性，容易进入生物体内并发挥各种作用。在许多地方病病区进行的调查证实，环境中风化淋溶所引起的某种元素过多或大量流失所引起的缺乏与疾病的发病率密切相关。例如，在我国克山病病因研究中发现，地表元素的风化淋溶程度与该病的死亡率存在密切关系。

### （二）溶解挥发作用

溶解作用是一切可溶性污染物污染环境的基本方式之一。在环境中影响各种污染物的迁移和归宿的因素中，水溶解度是重要的因素之一。具有较高溶解度的物质迅速为水循环所分散，水生生物对这些物质的生物富集因子也相对较小，土壤和沉积物对这些物质的吸附系数也较低。同时，也比较容易被土壤、地表水、污水处理厂中的微生物所降解，其他的降解途径（如光解、水解、氧化）和特殊的迁移途径（如从溶液中挥发、通过雨水从大气中清洗）也受溶解度的影响。研究表明，污染物在水中的溶解度是评价有机物在环境中迁移转化和毒性的主要参数。有机物在水中的溶解度和生物富集系数、土壤分配系数、辛醇水分配系数及药物的毒性有良好的相关性。

挥发过程是指一种物质从一定的环境蒸发到大气中的过程。它是化学物质从土壤转移到大气中的一个重要途径。许多因素影响污染物挥发的速率，如土壤的性质、污染物本身的理化性质、环境条件等。

### （三）酸碱作用

环境 pH 的变化会加速环境中岩石、矿物风化淋溶的速度。酸性降水还可促使土壤中铝的活化。大量的三价铝进入土壤溶液或河流湖泊等水体，便成为杀伤树木或水生生物的毒物。例如，20 世纪 80 年代早期波兰、捷克及德国东部边界森林的大规模死亡，其原因主要是有较强承受能力的土壤由于 200 年左右的工业化而使酸性物质过度积累，导致土壤 pH 突然下降，土壤 pH 低于 4.2，因而土壤中的铝被活化，森林植被铝中毒而死亡。

环境 pH 的变化对有机污染物同样具有重要的作用。磺酰脲类除草剂随着 pH 上升，水溶度增加。由于其在土壤中主要通过水解作用而消失，土壤 pH 是控制水解作用速度的主要因素，pH＜7 时，在土壤中呈未解离态（中性态），当 pH 增至 7 以上时，分子呈负电荷，不能与负电荷土壤粒子结合，呈易被植物吸收的游离态，而水解作用缓慢，故残留期延长。

### （四）配合作用

污染物特别是重金属，常以配合物形态存在于水体，其迁移、转化及毒性等均与配合作用有密切相关。例如，迁移过程中，在水体中大部分可溶态重金属是配合物，随环境条件改变而变化。天然水体中有许多阳离子，其中某些阳离子是良好的配合物中心体，某些阴离子则可作为配位体。环境中的 $OH^-$、$Cl^-$、$HCO_3^-$、$CO_3^{2-}$ 及含有 $-NH_2$ 、 $-OH$ 、 $-COOH$ 、 $-SH$ 等官能团的有机物都可作为配位体与金属离子络合。

### （五）吸附作用

吸附是污染物在环境中发生的一种常见的普遍现象。主要是指在气—固或液—固两相界面，在液相中浓度降低，而在固相中浓度升高的过程，包括一切使溶质从气相或液相转入固相的反应。如静电吸附、化学吸附、分配、沉淀、配合及共沉淀等反应。吸附包括分配和吸持两个过程。分配是指土壤等固相介质中的有机质对污染物的溶解作用；吸持是指污染物在固相介质上的表面吸附现象。污染物在环境中的浓度通常较低，它们往往与其他物质发生物理吸附或化学吸附作用，然后随之迁移。污染物在土壤或沉积物中的吸附常受到土壤中有机碳含量、土壤颗粒大小、黏土矿物质成分、pH、阳离子交换能力等土壤理化性质的影响。在适宜的 pH 条件下，许多重金属能牢固地吸附到黏土物质上；芳香族化合物能与土壤中的腐殖酸形成牢固的共价结合。

### （六）氧化—还原作用

氧化—还原反应是污染物在自然环境中的一种重要反应过程。在氧化—还原反应过程中始终伴随着电子得失现象，电子受体为氧化剂，电子供体为还原剂。许多有机污染物在好氧环境中被逐渐氧化分解成二氧化碳和水，而在厌氧条件下则形成一系列还原产物，如硫化氢、甲烷和氢气等。金属等在好氧条件下常氧化形成易溶于水的化合物，如铬酸盐、钒酸盐、硫酸盐、硒酸盐等，具有较强的迁移能力。在还原环境中，这些元素变成难溶的化合物，从水体中沉积下来，难以迁移。

## 三、生物性迁移

污染物通过生物体的吸附、吸收、代谢、死亡等过程而发生的迁移叫做生物性迁移（biotransport）。生物迁移包括两个方面：一是污染物通过生物传带，污染物在空间位置上发生迁移；二是污染物在各营养水平生物之间的传输，从低营养水平生物向高营养水平生物的迁移。这是污染物在环境中迁移的最复杂而又最具有重要意义的迁移方式。其表现形式可分为生物浓缩、生物积累和生物放大三种类型。

**（一）生物浓缩**（bioconcentration）

又称生物富集，是指生物体从周围环境中吸收某种污染物并逐渐积累，使生物体内该污染物浓度超过环境中浓度的作用过程。生物浓缩的程度用生物浓缩系数（bioconcentration factor，BCF）表示：

$$BCF=\frac{\text{生物体内污染物浓度（mg/kg）}}{\text{环境中该污染物浓度（mg/kg）}}$$

生物浓缩系数与污染物自身的理化性质直接相关。也与环境中该污染物的浓度、生物的生理生化特性及环境因素等有关。

生物体吸收环境中污染物的情况有三种：一是藻类植物、原生动物和多种微生物等，它们主要靠体表直接吸收；二是高等植物，它们主要靠根系吸收；三是大多数动物，它们主要靠吞食进行吸收。在上述三种情况中，前两种属于直接从环境中摄取，后一种则需要通过食物链进行摄取。环境中的各种物质进入生物体后，立即参加到新陈代谢的各项活动中。其中，一部分生命必需的物质参加到生物体的组成中，多余的以及非生命必需的物质则很快地分解，并且排出体外，只有少数不容易分解的物质（如 DDT）长期残留在生物体内。生物富集作用的研究，在阐明物质在生态系统内的迁移和转化规律、评价和预测污染物进入生物体后可能造成的危害，以及利用生物体对环境进行监测和净化等方面具有重要的意义。

**（二）生物积累**（bioaccumulation）

生物积累是指生物体在生长发育过程中，直接通过环境和食物蓄积污染物的过程。生物积累使污染物的蓄积随该生物体的生长发育而不断增多。生物积累的程度可用生物积累系数（bioaccumulation factor，BAF）表示：

$$BAF=\frac{\text{某一生物个体生长发育较后阶段体内蓄积污染物的浓度（mg/kg）}}{\text{同一生物个体生长发育较前阶段体内蓄积该污染物的浓度（mg/kg）}}$$

生物体内某种污染物的浓度水平取决于摄取和消除两个相反的过程速率。

当摄取量大于消除量时，就会发生生物积累。例如，牡蛎能够不断地从海水中蓄积铜，使这些牡蛎的肉呈现绿色，叫做牡蛎绿色病。有关生物积累的研究，对于阐明污染物在生态系统中的迁移和转化规律，以及利用生物体对环境进行监测和净化等，具有重要的意义。某些生物具有特别强的生物积累能力，可以作为重金属污染和有毒化学药品污染的生物学处理手段，超积累植物修复重金属污染物土壤就是基于这一基本现象。

**（三）生物放大**（biomagnification）

生物放大是指在同一个食物链上，高位营养级生物体内来自环境的污染物浓度，高于低位营养级生物的现象。生物放大一词是专指具有食物链关系的生物，如果生物之间不存在食物链关系，则用生物浓缩或生物积累来解释。

生物放大的程度可用生物放大系数（biomagnification factor，BMF）表示：

$$\text{BMF}=\frac{\text{较高营养级生物体内污染物的浓度（mg/kg）}}{\text{较低营养级生物体内污染物的浓度（mg/kg）}}$$

由于生物放大作用，在环境中即使是某些极微量的污染物，也会使处于高位营养级的生物受到毒害，甚至严重威胁人类健康。深入研究生物放大作用，特别是鉴别哪些食物链对哪些污染物具有生物放大的潜力，这对于探讨污染物在环境中的迁移规律，以及确定环境中有关污染物的安全浓度，都具有理论和现实意义。

## 第三节　环境污染物的转化

污染物在环境中可以通过物理的、化学的或生物的作用发生形态的改变或者代谢转化为另一种化合物，这些过程叫做污染物的转化（transformation of pollutants）。污染物在环境和生物体中的转化机制、转化速率和转化程度取决于本身的理化性质和所处的环境条件。

### 一、物理转化作用

通常指污染物通过蒸发、渗透、凝聚、吸附以及放射性核素的蜕变等过程。例如，挥发性和半挥发性有机污染物通过蒸发作用由液态或固态转化为气态，逸散入空气中。土壤组分的吸附作用使污染物由游离态转为吸附态，在土壤中的移动性降低，同时，也降低其生物有效性。因此，污染物的物理转化与空间迁移和生物有效性等密切相关。

## 二、化学转化作用

化学转化是污染物在环境转化的重要过程。化学转化主要包括水解反应、氧化—还原反应、光化学反应等。

1. 水解反应　水解作用是有机污染物与水之间最重要的反应，可用以下反应式表示：

$$RX + H_2O \longrightarrow ROH + HX$$

通过水解反应污染物母体结构发生改变，通过水解，大多数污染物转化为毒性较低的化合物。对许多有机污染物，水解作用是其在环境中消失的重要途径。在环境条件下，可能发生水解的官能团类有烷基卤、酰胺、胺、氨基甲酸酯、羧酸酯、环氧化物、腈、膦酸酯、磷酸酯、磺酸酯、硫酸酯等。

2. 光化学分解　光化学分解是大气、水体和土壤表面污染物重要的分解过程。它不可逆地改变污染物分子结构，并强烈影响某些污染物在环境中的归宿。污染物光化学分解的产物可能还是有毒的。污染物的光解速率与许多化学和环境因素有关。光的吸收性质和化合物的反应性，天然水的光迁移特征以及阳光辐射强度均是影响环境光解作用的一些重要因素。光解过程可分为三类：第一类称为直接光解，这是化合物本身直接吸收了太阳能而进行的分解反应；第二类称为敏化光解（或称间接光解），水体中存在的天然物质（如腐殖质等）吸收，将能量传递给化合物而导致的分解反应；第三类是氧化反应，天然物质被辐照而产生自由基或纯态氧（又称单一氧）等中间体，这些中间体又与化合物作用而生成转化的产物。

3. 氧化—还原反应　氧化还原反应是污染物在环境中常见的化学转化过程。例如，在土壤中，萎锈灵能转化成它的亚砜、对硫磷能氧化成对氧磷、有机氯农药 DDT 转化为 DDD、艾氏剂经环氧化作用形成狄氏剂。需要注意的是部分氧化产物的毒性比母体化合物更强。

## 三、生物转化和生物降解作用

环境中污染物的生物转化多指水体、土壤等环境介质内的微生物降解作用。环境中微生物数量和种群丰富，是引起环境中污染物生物降解最重要生物。虽然一些高级的生物，如植物和动物也能代谢某些化学物，但微生物却能将许多高级生物所不能代谢的复杂有机化合物分子转化成无机物质。所谓生物降解是指有机污染物在生物所分泌的各种酶的催化作用下，通过氧化、还原、水解、脱氢、脱卤、芳烃羟基化和异构化等一系列的生物化学反应，使复杂的有机污染物转化为简单的化合物或无机化学物（如二氧化碳、水和氨等）的过程。影响生物降解的因素除了与生物本身的种类有关外，主要是由化合物的化学结构、毒性和所处的环境条件决定的。

环境中微生物对污染物的作用方式可分为两大类：一类是微生物直接作用于污染物，大多由酶促反应引起，一般所说的微生物降解多属于此类；另一类是微生物的活动改变了化学和物理的环境而间接作用于农药。常见的作用方式：

1. 矿化作用　矿化是有机污染物在环境中完全分解为无机产物，也就是彻底降解。由于矿化作用能使有机污染物彻底分解，避免产生对环境有潜在威胁的中间产物，因而是生物降解最理想的方式。

2. 共代谢作用　共代谢是微生物以某种基质为能源生长时，同时代谢某些污染物，但这种微生物不能以这些污染物为能源，它对这类污染物的代谢只是部分地改变了它们的结构，产生与母体相近似的中间产物，结果是结构的转化，并未完全降解。自然条件下，共代谢产生的中间产物往往可被其他微生物种群或物理、化学因子所降解，而且共代谢在有机污染物的微生物代谢过程中十分常见，因而是微生物作用于污染物的重要方式。

3. 生物浓缩或累积作用　这是指微生物菌体细胞通过吸附和吸收的过程积聚环境中的污染物，主要发生在水环境中，一般可用生物浓缩系数作为指标。它是微生物菌体内污染物的浓度与培养液中（或生长的水环境中）该污染物浓度之比。由于微生物种类，污染物种类以及培养环境的差异，在已经报道的微生物累积污染物的实例中，浓缩系数的大小可由几百到几万不等。

4. 微生物对污染物的间接作用　由于微生物的作用改变了微环境中的pH，降低土壤的氧化还原电势，造成还原的环境，从而引起次生的化学降解。

# 第三章　环境污染物的生物转运和生物转化

## 第一节　生物转运

### 一、生物转运过程的基本原理

#### （一）生物膜的结构与功能

生物膜是一种可塑的由磷脂双分子层与蛋白镶嵌而成的流动性复杂体，厚度7.5～10nm。具有以下共同特征：磷脂双分子层和蛋白质或其复合体按二维排成相互交替的镶嵌面；膜内在性蛋白质与磷脂以疏水键结合形成稳定的膜结构；分布于膜两侧表面的蛋白质、脂质和糖类等组分和性质各异，脂质双分子层的各“半”层可以彼此单独运动；膜结构具有相对流动性，随环境条件的变化，脂质分子的晶态和液晶态是互变的，表现出相变和分相现象；膜中的各种组分在细胞中经常处于不断更新的状态，且各组分的排列是不对称的（图3-1）。

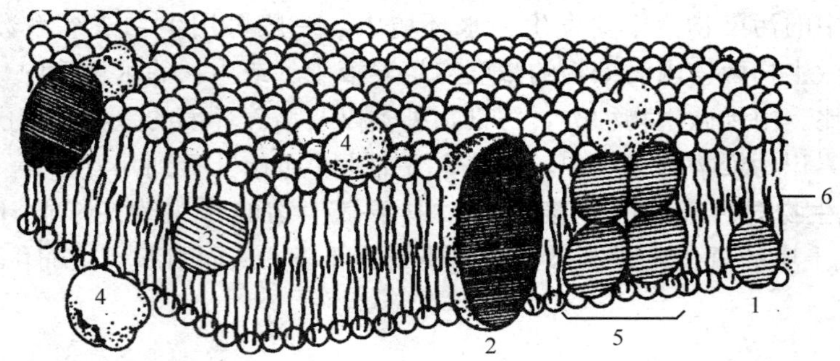


图3-1　膜蛋白在生物膜中的分布与种类

1. 内在性蛋白（不对称分布在膜的一边）　2. 内在性蛋白（穿过全膜），或称嵌入蛋白　3. 内在性蛋白（埋藏在脂质双分子层内）　4. 外在性蛋白（分布在膜的内外表面上）　5. 多酶复合体（由内在性蛋白亚基和外在性蛋白亚基组成，穿过全膜）　6. 磷脂（或脂类）双分子层

（郑国昌，1980）

生物膜的脂质成分溶点低于正常体温，正常情况下生物膜维持在可流动的液体状态。这种脂类成分对水溶性化合物具有屏障作用，脂溶性物质可以溶解并穿透。镶嵌在脂质中的蛋白成分起到载体和特殊通道的作用，使某些水溶性

化合物得以通过生物膜。在生物膜上分布有很多直径为 0.2～0.4nm 的微孔，它们是某些水溶性小分子化合物的主要通道。这些过程决定了化合物通过膜的转运方式和穿透能力。

**（二）污染物通过生物膜的方式**

1. 简单扩散　简单扩散是指在膜两侧即细胞内外存在浓度差，脂溶性化合物顺着浓度梯度由高浓度一侧向低浓度一侧扩散的过程。在被动扩散过程中，不需载体参与，化合物与膜不起反应，不消耗能量。被动扩散的速率与膜两侧的浓度梯度（$c_1-c_2$）和膜面积成正比，与膜的厚度成反比：

$$\frac{\mathrm{d}\theta}{\mathrm{d}t}=-KA\frac{\Delta c}{\Delta x}$$

式中：$\frac{\mathrm{d}\theta}{\mathrm{d}t}$——膜扩散速率，即 $dt$ 时间内垂直扩散通过膜的物质的量；

$\Delta x$——膜厚度；

$\Delta c$——膜两侧物质的浓度梯度；

$A$——扩散面积（膜面积）；

$K$——扩散系数。

扩散系数 $K$ 的大小取决于化合物和膜的性质。一般，脂分配系数越大，分子越小，或在体液 pH 条件下解离越少的物质，扩散系数大，容易扩散通过生物膜。由于化合物在体内的扩散不仅通过脂质相，还要通过水相进行，因此，一些兼具脂溶性和水溶性的化合物容易通过扩散方式为机体吸收。

2. 滤过　直径小于膜孔的水溶性物质，可借助膜两侧流体静压或渗透压差经膜孔顺压差透过细胞膜，这一过程称为滤过。化合物的滤过速率主要与膜孔大小有关，大多数细胞膜孔较小，仅允许相对分子质量 100～200 的化合物滤过。

3. 主动转运　这是一种逆浓度梯度转运过程，即化合物在低浓度一侧与膜特异性蛋白载体结合，透过生物膜，在高浓度一侧重新释放出原化合物。细胞膜为主动转运提供载体，即需要膜上的蛋白参与，载体对不同结构的化合物具有特异的选择作用。此外，一些结构相近的物质可竞争通过此种方式转运，因而出现竞争性抑制作用。机体所需要的某些重要营养成分，如氨基酸等即通过此种方式吸收，因此，与这些成分结构类似的外源性化合物也可通过此种方式吸收。另一方面，这种转运方式也是某些毒物经肝脏、肾脏排泄的一种重要途径。例如，铅、锰、隔、砷等化合物依靠肝细胞的主动转运系统将其送入胆汁内，使胆汁内上述物质的浓度远远高于血浆中浓度，有利胆道排泄。

4. 易化扩散　有些化合物在高浓度一侧与膜上特异性蛋白质载体结合，

通过生物膜至低浓度一侧并重新解离出原化合物，这一转运称为被动易化扩散。它受到膜特异性载体蛋白及其数量的影响，具有特异选择性，表现出类似物质竞争性抑制和饱和现象。易化扩散也具有主动转运的性质，需要蛋白参与，即贯穿于脂质双层膜表面的蛋白可能通过其极性基团与水分子或其他水溶性分子以氢键相连，组成一个可以通过膜的极性通道，因此，某些小分子水溶性化合物即可通过。同时，易化扩散也具有立体专一性，例如 D-葡萄糖被易化扩散进入脑内的速度比其旋光异构体 L-葡萄糖快，但与主动转运也有不同之处在于不能逆浓度梯度转运，因而不消耗能量。

5. 膜的特殊过程　生物膜具有可塑性和流动性。一些固态颗粒状化合物或液滴与膜上某种蛋白质有特殊亲和力。当其与膜接触后，可改变这部分膜的表面张力，引起膜的外包或内陷而被包围进入膜内。固态化合物的这一转运称为吞噬作用，而液态化合物的这一转运称为胞饮作用。吞噬和胞饮不是化合物的主要转运方式，但是，在机体的某些特殊部位，某些种类的化合物能通过这两种过程进入细胞内。如肺的巨噬细胞及肝脏的网状内皮系统可以通过这种方式将某些毒物从血液中排出。消化道黏膜上皮细胞对于铅、镉、汞等金属亦具有此种作用。

## 二、污染物的吸收

污染物的吸收是污染物通过各种途径透过体膜进入血液循环的过程。化合物主要通过呼吸道、消化道和皮肤三种途径吸收进入体内。

**（一）呼吸道吸收**

呼吸道是吸收大气污染物的主要途径。呼吸道的各个部位，由于组织结构的不同，对污染物的吸收也不相同。主要吸收部位是肺泡。污染物在肺脏吸收的总面积可高达 50～100$m^2$，相当于皮肤吸收面积的 50 倍。肺脏的血循环十分丰富，便于污染物的吸收入血和转运。由肺泡上皮细胞和毛细血管内皮细胞所组成的呼吸膜很薄，肺泡内的毒物经呼吸膜进入血液的距离仅为 1.5$\mu$m 左右，而消化道为 30$\mu$m 左右，皮肤则在 100$\mu$m 以上。毒物能否随空气进入肺泡，与其颗粒大小及水溶性有关。直径不超过 3$\mu$m 的颗粒物质能到达肺泡，而直径大于 10$\mu$m 的颗粒物质大部分被黏附在上呼吸道，直径 5～10$\mu$m 的微粒大部分阻留在气管和支气管黏膜上；1～5$\mu$m 的微粒可随气流到达呼吸道深部，部分到达肺泡；小于 1$\mu$m 的微粒可在肺泡内扩散而沉积下来。与空气一起被吸入的外来物质并非都能在肺部被吸收，较大的颗粒被阻留在通透性较小的呼吸道表面，最后随痰咳出或咽入消化道。到达肺泡的固态毒物可通过以下途径消除：①直接从肺泡进入血流；②从气管转运至胃肠道；③游离的或被吞噬的颗粒可透过肺的间质进入淋巴系统。有些颗粒可长期留在肺泡内，并形成结节。

**（二）消化道吸收**

消化道是吸收污染物质主要的途径。从口腔摄入的食物和饮水中的污染物质，主要通过消化道吸收进入体内。消化道的主要吸收部位在小肠，其次是胃。

小肠最内层是黏膜。黏膜向肠腔内形成许多突起，称为小肠绒毛，黏膜内布满毛细血管。进入小肠的污染物大多以被动扩散的形式通过肠黏膜再进入血液。污染物被小肠吸收的速率与污染物的脂溶性及其在小肠内浓度直接相关。也与血液流速有关。血流速度越大，则膜两侧污染物质的浓度梯度越大，机体对污染物质的吸收速率也越大。脂溶性污染物经膜通透性好，被小肠吸收的速率受到血流速度的限制。相反，对于极性污染物，脂溶性小，被小肠吸收时经膜扩散成为限速因子，对血流流速影响不敏感。

胃肠各部位 pH 的变化大。许多具有酸性或碱性基团的污染物，由于在不同 pH 溶液中的解离程度不同，因而在消化道不同部位的吸收率差别也很大。胃液呈酸性，可减少酸性毒物的解离，使其呈中性分子状态，容易通过细胞膜扩散而被吸收；肠液呈碱性，弱酸性毒物在肠液中由于解离增加，因而吸收率随之减弱；相反，弱碱性毒物在胃内呈解离状态，不易吸收，而在肠中则呈分子状态，易经扩散方式吸收。

**（三）皮肤吸收**

皮肤限制体内外物质交流的主要屏障作用来自角质层的紧密结构。体外物质透过角质层的速度也是经皮吸收的主要限制因素。某些物质在一定条件下也可以有选择地透过角质层。一般而言，分子质量小于 300u，兼具脂溶性和水溶性的化合物则易渗透。如有机磷农药、四氯化碳等可通过皮肤吸收而引起中毒。

污染物经皮吸收要经历两个不同的时相和过程。第一步是穿透相，即化合物通过简单扩散透过角质层以及整个表皮层的过程。污染物通过穿透相的能力和速度主要与其脂溶性有关。第二步是吸收相，即污染物通过表皮达到其皮层透过毛细血管壁吸收入血的过程。由于血液的主要成分是水，因此，水溶性大小，对于毒物在这一阶段的扩散速度有重要影响。总的说来，对经皮吸收而言，毒物必须具有脂溶性，同时又要有一定的水溶性。

污染物经皮吸收的速度受多种因子的影响。主要有化合物本身的理化性质、皮肤与化合物的接触条件、化合物与皮肤接触的面积及持续时间、皮肤的成熟度等。

皮肤的一些附属腺，如汗腺、毛囊和皮脂腺，由于所占皮肤有效面积很小，故对化合物经皮吸收的意义不大。

## 三、污染物的分布与蓄积

分布是指污染物经吸收进入血液和体液后或其代谢产物形成后，由血液和淋巴的流动分散到机体各组织器官的过程。在污染物的分布过程中，污染物质的转运以简单扩散为主。污染物在体内分布规律及其积累的研究有助于认清污染物的毒作用机制和靶器官，在毒理学研究中具有重要意义。

### （一）污染物在体内的运输

进入血液的污染物仅少数呈游离状态，大部分与血浆蛋白，特别是白蛋白（少数与球蛋白）结合而运输。血浆蛋白可与各种酸性、碱性和中性化合物结合，但其结合量不同。与蛋白结合紧密的污染物，不易透过细胞膜进入靶器官对组织产生毒性作用，也影响其储存、生物转化及排泄过程。这种结合，一般是可逆的，血浆中结合的污染物与游离的污染物保持着动态平衡。不同污染物与血浆蛋白的结合具有竞争性，即已结合的污染物可被结合力更强的污染物所取代而游离出来，使毒性增强。此外，毒物与内源性代谢产物之间也可互相竞争或置换。影响污染物在体内各组织、器官中分布的另一重要因素在于体内特定部位对外源化合物转运具有阻碍作用的体内屏障，其中主要是血脑屏障和胎盘屏障。

血脑屏障位于脑部，由毛细血管壁和它外面的神经胶质细胞所组成。毛细血管周围被神经胶质细胞紧密包围，毛细血管内皮细胞互相相连非常紧密，几乎无孔隙。这样毒物不仅必须通过毛细血管的内皮本身，而且还要通过神经胶质细胞的膜才能到达细胞间质。此外，脑部细胞间液中蛋白质浓度很低，不能以与蛋白结合的方式将污染物从血液运输到脑。由于这些原因，污染物进入脑部的量主要取决于污染物的脂溶性，如甲基汞脂溶性强，容易进入脑部，其毒性主要作用于中枢神经系统；无机汞脂溶性差，难以进入脑部，其主要毒性作用部位不是脑而是肾脏。新生儿的血脑屏障尚未发育完全，许多污染物对婴儿的毒性高于成人。

胎盘屏障是胎儿与母体进行物质交换、吸收营养、排除废物的通道和场所，也可以阻碍污染物由母体血液进入胎儿血液，保护胎儿生长发育。能通过胎盘屏障的化合物大多与营养物质结构相似，以被动扩散方式通过。胎盘屏障的解剖学结构是位于母体血液循环系统和胚胎间的数层细胞构成，细胞层数随动物种属和不同妊娠阶段而异。如猪、马有6层；牛、羊有5层；狗、猫4层；人、猴3层；大白鼠、豚鼠1层。家兔在妊娠初期有6层；终期只剩下一层。胎盘细胞层越多，其通透性越小，脂溶性的化合物易通过胎盘，如有机汞可以从母体进入胎儿。

**(二) 排泄**

排泄是污染物及其代谢产物向机体外转运过程。排泄器官有肾、肝胆、肠、肺、外分泌腺等。其中以肾和肝胆为主。挥发性化合物还可经呼吸道随呼出气排出。

1. 经尿排泄 肾脏排泄毒物及其代谢产物的主要器官，主要有以下几种途径：

(1) 肾小球过滤 肾小球毛细血管内皮细胞膜上有许多较大的膜孔，除了与大分子蛋白结合的毒物外，大部分污染物（分子质量小于70 000u）都能从肾小球滤过进入肾小管。

(2) 肾小管分泌 肾的近曲小管具有有机酸及有机碱的主动转运系统，能分别分泌有机酸和有机碱。通过这种转运系统，污染物进入肾管腔从尿中排出。

(3) 肾小管重吸收 肾的远曲小管对滤过肾小球溶液中的脂溶性污染物可经被动扩散进行重吸收，返回血液。肾小管液的pH对重吸收影响较大，肾小管液呈酸性时，有机弱酸解离少，易被重吸收，而有机弱碱解离多，难被重吸收。肾小管液呈碱性时，恰好与前相反。

经肾随尿排泄污染物的效率是肾小球滤过、近曲小管主动分泌和远曲小管被动重吸收的综合结果。一般来说，肾排泄是污染物的一个主要排泄途径。

2. 胆汁排泄 肝胆系统胆汁排泄也是污染物向体外排出的重要途径。通常，小分子污染物经肾随尿排泄，大分子污染物经胆排泄胆汁排泄。因此，肝胆系统是化合物的结合产物的主要排泄途径，并可以作为肾脏的补偿性排泄途径。

污染物在肝脏的分泌主要是主动转运，被动扩散较少。其中，少数是母体化合物，多数是经肝脏代谢转化的产物。所以，胆汁排泄是母体化合物排出体外的一个次要途径，是代谢物的主要排出途径。但是，有些化合物由胆汁排泄，在肠道运行中又重新被吸收，这种现象称为肠肝循环。能进行肠肝循环的污染物，通常在体内停留时间较长。如高脂溶性六六六、DDT、甲基汞化合物主要通过胆汁从肠道排出。由于肠肝循环，排除甚慢。

3. 其他排泄途径 在体内未分解的气态毒物及挥发性液态化合物可经呼吸道排出。排出的方式为被动扩散，其速度取决于肺泡壁两侧化合物的分压差；有些可以被动扩散方式经乳腺随乳汁排出，虽不是主要的排出途径，却有重要的卫生学意义，化合物可以经母乳传给乳儿而影响第二代；有些化合物还可经由唾液腺、汗腺排出，但其量甚微，意义不大。

### （三）污染物在体内的蓄积

生物机体接触某种污染物质过程中，若吸收超过排泄及其代谢转化，则会出现该污染物质在体内逐渐增加的现象，称为生物蓄积。蓄积程度与吸收、分布、代谢转化和排泄等过程密切相关。其中污染物对生物膜的通透力及其与各组织亲和力的差异是影响污染物在体内分布的主要因素。某种污染物往往在相对集中的某些部位累积，机体的主要蓄积部位（或称贮存库）是血浆蛋白、肝和肾、脂肪组织和骨骼。

1. 血浆蛋白　血浆中的某些蛋白特别是白蛋白能够结合某些外来化合物，与蛋白结合的毒物不能通过毛细血管壁，只能分布于血液。但是，这种结合是可逆的，毒物可重新解离出来，然后穿过毛细血管的内皮细胞转运到作用靶位。在血浆中，毒物的结合部分与游离部分呈动态平衡。当游离部分分布到其他组织或排泄，血液中毒物浓度降低时，与血浆蛋白结合部分就逐渐解离出来。

2. 肝和肾　毒物可以通过血窦进入肝脏。血窦是一高度多孔性膜，大多数小于蛋白分子的离子或分子都能从血液循环进入肝细胞外液，而肝实质细胞的胞膜是一类脂质孔膜，虽然它的孔比血窦稍小，但其通透性大于其他组织的细胞膜。这一特点使得肝脏具有清除血液中大量毒物的能力。肾脏中肾小球膜也是多孔性膜，也有从血液中清除毒物的能力。肝和肾细胞内具有一些特殊结合蛋白，能与毒物结合，对毒物的转运和富集具有重要意义。如，含巯基氨基酸的蛋白能与锌、镉、汞、铅等重金属结合，形成的复合物称金属巯蛋白。金属巯蛋白对体内的锌、镉、汞、铅具有调节或解毒作用。锌巯蛋白主要贮存在肝脏中，而镉、汞、铅巯蛋白主要贮存在近曲肾小管细胞内。当肾中有足够巯蛋白时，可与外来的这些重金属结合，从而可保护肾小管不受损害。因此，肝脏和肾中这些毒物的浓度可远远超过血浆中的浓度 100～700 倍。这种强大的蓄积能力，可能与主动转运及细胞内蛋白质有强大的结合能力有关。

3. 脂肪组织　许多有机毒物及其脂溶性代谢产物，如 DDT、多氯联苯等脂溶性物质，易分布并贮存于脂肪组织。贮存于脂肪中的毒物通常不具有活性，对脂肪代谢无影响。但，机体脂肪的多少会影响生物体对毒物的耐受力，肥胖者脂肪多，贮存能力强，对毒物的耐受力相对较强。

4. 骨骼　骨骼是代谢活性相对较低的组织。铅、钡、锶、镭等金属，甚至一些有机毒物都能贮存于骨骼中。贮存于骨骼中的毒物，可通过离子交换和骨骼结晶溶解而释放出来，引致慢性中毒。但它们从骨骼中释放的速度非常缓慢，如铅的生物半衰期约 10 年。

# 第二节　污染物的生物转化

## 一、生物转化的反应类型

污染物进入机体后，在机体内发生化学或生物化学的一系列变化过程称为生物转化或称代谢转化。一般情况下，污染物通过生物转化后，极性或水溶性增强，容易排出体外，或通过生物转化，转化为无毒或低毒的代谢产物，这种转化叫生物解毒或生物失活。但有的污染物通过生物转化后，转变为毒性更大的代谢产物，这种转化过程称为增毒作用。

同时，污染物结构的多样性在生物体内转化的部位也不尽相同。大多数污染物的生物转化主要在肝脏中进行。代谢外源性物质的酶系统，主要存在于肝细胞的内质网中，尤其是滑面内质网中进行，肺、肾、脑、肠黏膜、血浆、胎盘、皮肤等对各种毒物亦具有不同程度的转化功能。

污染物的生物转化过程是多样的。一般分为两大类：Ⅰ相反应，包括氧化，还原和水解；Ⅱ相反应，包括污染或其代谢产物与内源性代谢产物经生物合成作用而形成结合物。

$$\text{污染物}\xrightarrow[\text{氧化、还原、水解}]{\text{Ⅰ相反应}}\text{初级代谢产物}\xrightarrow[\text{结合（半胱氨酸、氨基酸、葡萄糖、谷胱甘肽等）}]{\text{Ⅱ相反应}}\text{结合产物}$$

### （一）Ⅰ相反应

1. 氧化反应　氧化作用可以分为微粒体酶（混合功能氧化酶）催化的氧化作用和线粒体及胞液中的非微粒体酶催化的氧化作用。

（1）微粒体氧化　污染物进入组织后，几乎都被微粒体的氧化酶所催化，产生各种代谢产物。参与污染物代谢的微粒体酶的特异性较低，通常称为混合功能氧化酶（Mixed Function Oxidase，MFO），其所催化的反应都是向污染物分子中加入一个氧原子，故称单氧加氧酶。微粒体酶促使外源化合物进行代谢所起的催化作用，需要烟酰胺腺嘌呤双核苷酸磷酸酯（NADP）、烟酰胺腺嘌呤双核苷酸（NAD）和分子氧。该酶系有多种类型，分别促进某一类反应，其中最重要的是促使外源化合物发生羟化作用的 P-450 酶系。所谓 P-450 是一种细胞色素，该细胞色素的还原型与一氧化碳结合后即失去活性，且生成的化合物在 450nm 波长呈现强烈吸收，由此命名为 P-450。在酶促反应过程中，氧化型 P450（$Fe^{3+}$）结合底物（S），再接受从混合功能氧化酶中 NADPH＋

$H^+$传来的一个电子，成为底物—还原型 P450 复合物。后者与被激活的分子氧形成底物—还原型 P450—氧三体复合物。该三体复合物接受 NADPH＋$H^+$传来的第二个电子，使所结合的分子氧中一个氧原子得到电子成为 $O^{2-}$，与辅酶Ⅱ游离出来的 $H^+$结合成水，并使另一氧原子转于底物形成含氧底物。在水和含氧底物相继析出之后，三体结合物又恢复为氧化型 P450（$Fe^{3+}$），重新催化新来底物的氧化（图 3－2）。

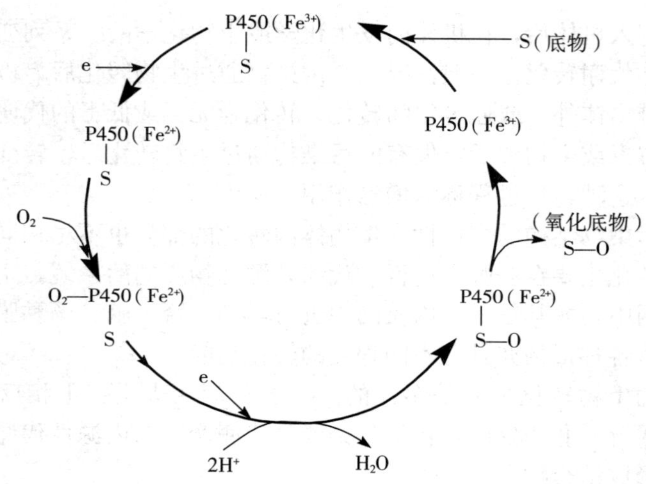


图 3－2　P－450 对底物的催化氧化作用

微粒体催化氧化作用包括：

①羟基化。包括脂肪烃和芳香烃羟基化。

1）脂肪烃羟基化。

$$R—CH_3 \xrightarrow{[O]} R—CH_2OH$$

2）芳香烃羟基化。

$$C_6H_5—NH_2 \xrightarrow{O_2} o\text{-}HO—C_6H_4—NH_2 + HO—C_6H_4—NH_2\ (p)$$

②脱烷基。包括 N-脱烷基、O-脱烷基和 S-脱烷基

$$R—N(CH_3)_2 \xrightarrow{O_2} R—NH(CH_3) + HCHO$$

$$R—O—CH_3 \xrightarrow{O_2} R—OH + HCHO$$

$$R—S—CH_3 \xrightarrow{[O]} R—S—CH_2—OH \longrightarrow R—SH$$

③脱氨基。

$$C_6H_5—CH_2CH(NH_2)—CH_3 \xrightarrow{O_2} C_6H_5—CH_2—C(=O)—CH_3 + NH_3$$

④硫氧化。

$$\text{氯丙嗪（2-氯-10-[3-(二甲氨基)丙基]吩噻嗪）} \xrightarrow{O_2} \text{氯丙嗪亚砜（S=O）}$$

⑤硫醚氧化。

$$R—S—R' \xrightarrow{[O]} R—S(=O)—R' \xrightarrow{[O]} R—S(=O)_2—R'$$

硫醚　　亚砜　　砜

⑥脱硫氧化。

$$(RO)_2P(=S)—OX \xrightarrow{[O]} (RO)_2P(=O)—OX$$

有机磷杀虫剂对硫磷通过该途径转化为毒性更大的对氧磷：

$$(CH_3CH_2O)_2P(=S)—O—C_6H_4—NO_2 \xrightarrow{[O]} (CH_3CH_2O)_2P(=O)—O—C_6H_4—NO_2$$

⑦N-氧化和羟基化。

$$R—NH_2 \xrightarrow{[O]} R—NH—OH$$

$$C_6H_5NH_2 \xrightarrow{[O]} C_6H_5NHOH$$

⑧氧化脱卤。

$$R—CH_2X \xrightarrow{[O]} RCH(X)OH \longrightarrow RCHO + HX$$

如，DDT 可经氧化脱卤转化为 DDE 和 DDA

⑨环氧化。

$$ClCH{=}CH_2 \xrightarrow{[O]} Cl—CH(—O—)CH_2 \xrightarrow{[O]} Cl—CH_2—CHO$$

（2）非微粒体氧化　非微粒体氧化主要包括醇、醛、酮等官能基团的氧化，涉及的酶有醇脱氢酶、醛脱氢酶及胺氧化酶等。

①醇脱氢酶。可催化伯醇化合物氧化为醛，催化仲醇氧化为酮。

$$CH_3CH_2OH + NAD \xrightarrow{\text{醇脱氢酶}} CH_3CHO + NADH + H^+$$

②醛脱氢酶。催化氧化醛成为酸。

$$CH_3CHO + NAD + H_2O \xrightarrow{\text{醛脱氢酶}} CH_3COOH + NADH + H^+$$

（3）胺氧化酶

$$RCH_2NH_2 + H_2O \xrightarrow{[O]} RCHO + NH_2 + H_2O$$

2. 还原反应

（1）微粒体还原　外源化合物可通过微粒体酶的作用而被还原。这些反应在肠和细胞内细菌中比较活跃，而在哺乳动物组织内却较弱。

①硝基还原。

$$C_6H_5NO_2 \xrightarrow{2H} C_6H_5NO \xrightarrow{2H} C_6H_5NHOH \xrightarrow{2H} C_6H_5NH_2$$

②偶氮还原。

$$C_6H_5—N{=}N—C_6H_5 \xrightarrow{2H} C_6H_5—NH—NH—C_6H_5 \xrightarrow{2H} 2\,C_6H_5—NH_2$$

③还原性脱卤。如三氯甲烷、二氯甲烷等卤代物可在微粒体酶的作用下发生还原脱卤。

（2）非微粒体还原　醛、酮、硫和氮氧化物等发生的还原反应，如，三氯乙醛还原转化为三氯乙醇。

$$Cl_3CCHO \rightarrow Cl_3CH_2OH$$

3. 水解反应　污染物在体内在水解酶的催化下与水反应，生成无毒或有毒的化合物。微粒体或细胞内均含有酯酶、酰胺酶等水解酶，能水解各种酯类或胺类等污染物而消除其毒性。许多有机磷农药，主要依靠这类酶的水解作用而消除其毒性。

（1）酯类水解　酯类化合物在酯酶的作用下水解成酸和醇两部分，

$$R—\overset{\overset{O}{\|}}{C}—O—R' \longrightarrow R—\overset{\overset{O}{\|}}{C}—O—H + HO—R'$$

如磷酸酯酶使磷酸酯和硫代磷脂等杀虫剂水解，生成酸而失去活性。

$$(CH_3CH_2O)_2P(=S)—O—C_6H_4—NO_2$$

对硫磷

$$\downarrow [O]$$

$$(CH_3CH_2O)_2P(=O)—O—C_6H_4—NO_2 \xrightarrow[H_2O]{磷酸酯酶} (CH_3CH_2O)_2P(=O(S))—OH + HO—C_6H_4—NO_2$$

对氧磷

（2）酰胺类水解　酰胺酶特异性作用于酰胺键，使酰胺类化合物发生水解。如杀虫剂乐果的水解。

$$(CH_3O)_2P(=O)—SCH_2CONHCH_3 \xrightarrow[H_2O]{酰胺酶} (CH_3O)_2P(=O)—SCH_2COOH + H_2NCH_3$$

（3）糖苷酶水解　糖苷酶能特异性水解糖苷。硫代葡萄糖毒苷的水解：

$$R—C\begin{cases}—S—C_6H_{11}O_5\\—N—O \quad SO_3—\end{cases} \xrightarrow[H_2O]{硫代糖苷酶} \left[R—C\begin{cases}—S\\=N\end{cases}\right] + C_6H_{12}O_6 + H_2SO_4$$

$$\downarrow$$

$$R—N=C—S \qquad R—C=N—S \qquad R—S—C=S$$

总的来说，污染物经水解后，毒性降低或转化为无毒化合物。但也有部分化合物水解后转化为毒性更强的化合物。如氟乙酰胺经酰胺酶转化后，形成毒性更大的氟乙酸。

$$FCH_2CONH_2 \xrightarrow[H_2O]{\text{酰胺酶}} FCH_2COOH + NH_3$$

### （二）Ⅱ相反应

经过Ⅰ相反应转化，污染物在机体内形成一些极性基团，如 —COOH 、—SH 、—OH 、$—NH_2$ 等。这些产物可与机体内的某些成分（葡萄糖醛酸、硫酸、氨基酸等）经Ⅱ相反应即结合反应形成水溶性大，极性强，药理惰性的化合物，易排出体外。结合反应是一种解毒过程。

结合反应过程分为两个阶段：活化中间体的形成，一般需要 ATP；由多种转移酶将活化中间体的一个化学基团作为供体转移到另一个化合物，形成结合物。污染物及其代谢中间产物为受体，内源结合基团为供体。

常见的结合反应如下：

1. 葡萄糖醛酸结合　这是哺乳类动物最重要的结合反应，是最常见也是最重要的结合反应。葡萄糖醛酸是体内糖类代谢的正常产物，含有羟基、氨基、羧基和巯基的化合物都能在肝脏与葡萄糖醛酸结合，形成O—、N—、S—葡萄糖醛酸苷，该反应也能在肾脏、肠胃道黏膜和皮肤中进行。葡糖醛酸具有羧基（$pK_a=3.2$）和多个羟基，因此，结合产物有较高的水溶性。

HOOC, O, OH, OH, HO, OH
葡糖醛酸
\+ R—OH / $R—NH_2$ / R—SN / R—COOH →
HOOC, O, X—R, OH, HO, OH
葡糖醛酸苷
（X=O、N、S）

2. 硫酸结合　在硫酸转移酶的催化下，可将 3′-磷酸- 5′-磷硫酸腺苷中硫酸基转移到酚或醇的羟基上，形成硫酸酯结合物。N-羟基芳香胺或 N-羟基芳香酰胺中的羟基，以及芳香胺中的氮原子，都可形成硫酸酯结合物。

$$C_6H_5—OH \xrightarrow{\text{硫酸转移酶}} C_6H_5—O—SO_3H$$

$$C_6H_5—NH_2 \xrightarrow{\text{硫酸转移酶}} C_6H_5—NH—SO_3H$$

形成硫酸酯后的结合物极性增加，而容易排出体外，起到解毒作用。但是有些 N-羟基芳胺与硫酸结合后毒性增加，如下列结合物可与核酸结合而具有致癌性。

$$C_6H_5-N=N-C_6H_4-N(CH_3)-O-SO_2-OH$$

3. 乙酰化　各种芳香胺类和酰肼类化合物（如苯胺、异烟肼等）与乙酰辅酶A作用，形成乙酰衍生物。乙酰辅酶A由糖、脂肪或蛋白分解产生，经N-乙酰转移酶催化，即可完成。N-乙酰转移酶多见于肝及胃肠道组织黏膜细胞中，在遗传上具有多型性，有快、慢乙酰化之分。动物在不同发育阶段有不同型式的乙酰转移酶。

$$C_6H_5-NH_2 + CH_3CO-SCoA \xrightarrow{\text{N-乙酰基转移　酶}} C_6H_5-NHCOCH_3$$

苯胺　　乙酰辅酶A　　苯乙酰胺

乙酰化常掩盖胺类毒物中具有重要生物活性的氨基的作用，降低其毒性。但在一些情况下，毒物乙酰化后其水溶性降低，往往引起较复杂的情况，如磺胺甲基嘧啶的副作用结晶尿。

4. 氨基酸　各种具有羧基的毒物与乙酰辅酶在乙酰辅酶A合成酶的作用下，形成酰基辅酶A衍生物作为供体，随后在N-乙酰转移酶的作用下，与甘氨酸等氨基酸受体结合。如甲苯在体内转化为苯甲酸后，可与甘氨酸结合而成马尿酸排出而解毒。

$$C_6H_5-COOH \xrightarrow{ATP} C_6H_5-CoAMP \xrightarrow{COASH} C_6H_5-CO-SCoA \xrightarrow[\text{甘氨酸 N-酰化酶}]{H_2NCH_2COOH} C_6H_5-CONHCH_2COOH + CoASH$$

苯甲酰辅酶A　　马尿酸

5. 谷胱甘肽结合　该反应是由谷胱甘肽S-转移酶和其辅因子谷胱甘肽所催化的。还原型谷胱甘肽（GSH）中的对巯基可与毒物中的碳原子结合，是体内重要的解毒物质。谷胱甘肽S-转移酶存在胞浆中。在肝、肾等组织的谷胱甘肽S-转移酶的作用下，GSH与卤代有机物、环氧化物及芳香族的非取代性碳氢化合物结合，结合后的产物在$\gamma$-谷胺酰转肽酶和甘氨酰氨基转移酶的作用下，进一步脱去谷胱甘肽中的谷酰胺和甘氨酸，然后在乙酰转移酶的作用下，经N-乙酰化而生成硫醚氨酸衍生物快速排出体外。

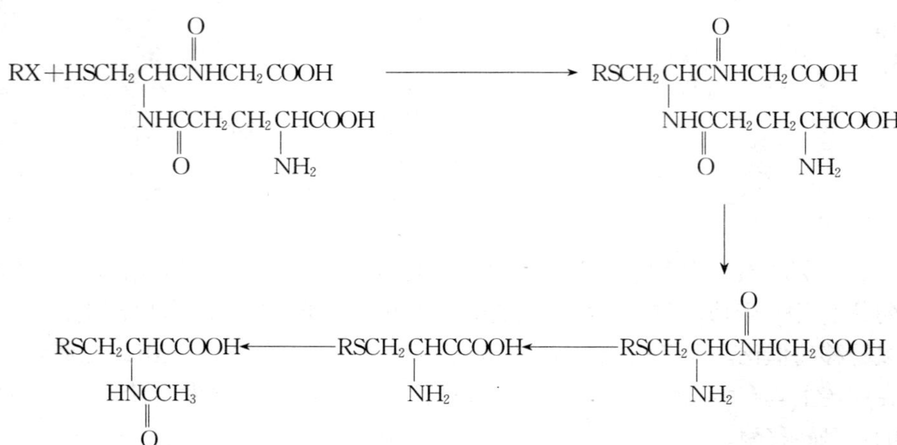

还原型谷胱甘肽能与有机磷的O-甲基结合，成为甲基有机磷杀虫剂的重要解毒方式之一。例如，GSH可与农药杀螟松的O-甲基结合。

在毒物进行生物转化的过程中，形成了一些具有高度反应性的亲电化合物，其中一些可与细胞成分起反应，并引起细胞死亡或诱发肿瘤。谷胱甘肽的作用是与亲电化合物起反应，从而防止了对细胞的有害作用。然而，接触大量的这种具有高度反应性的化合物会使谷胱甘肽耗竭，从而出现严重的毒性反应。

6. **甲基化** 此反应由甲基转移酶所催化，其辅酶为S-腺苷蛋氨酸（SAM）。甲基化不是毒物进行生物转化的主要途径，一般甲基化产物的水溶性也不增加，各种酚类（特别是多羟基酚）、硫醇类、胺类及氮杂环化合物都可以进行甲基化反应。某些金属和类金属如铅、汞、砷和硒，在某些情况下也可进行甲基化。一般认为甲基化是一种解毒反应。

根据甲基化位置的不同，甲基化反应可以分为O-甲基化、N-甲基化、S-甲基化、金属生物甲基化：

（1）O-甲基化

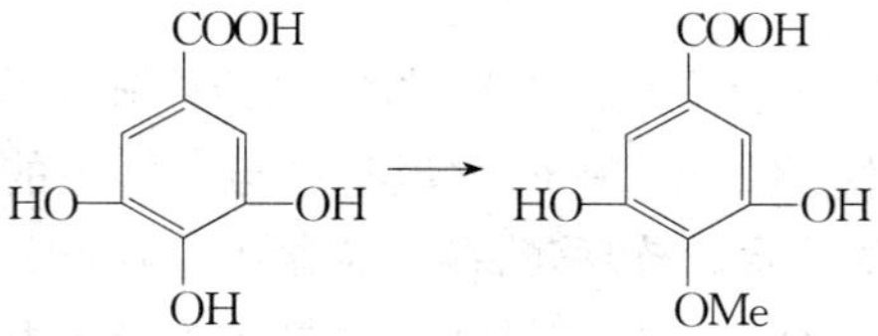

（2）S-甲基化

$$C_2H_5SH \longrightarrow C_2H_5S—CH_3$$

（3）N-甲基化

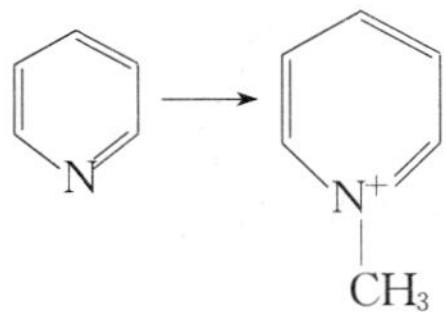

N-甲基吡啶阳离子

## 二、生物转化的复杂性和连续性

### （一）生物转化的多样性

污染物在机体内可以发生多种形式的生物转化，形成多种代谢产物和结合物。如呋喃丹在动物体内的代谢（图 3-3），可以形成十多种中间产物和多种结合物。呋喃丹饲喂母牛，从尿液中排出呋喃丹酚硫酸酯和葡糖苷，也有少量 3-羟呋喃丹等。母鸡饲喂呋喃丹后，在肝脏中检测到自由态和结合态的Ⅱ、Ⅲ、Ⅳ；在粪便中除了上述代谢物外还有Ⅵ、Ⅶ、Ⅷ、Ⅸ和五种未知物。

### （二）生物转化的连续性

绝大部分物质进入体内的代谢转化不是单一反应，往往是多个反应连续进行的。例如乙醇在正常情况下先产生中间代谢产物乙醛，可迅速地进一步代谢而变为乙酸盐，然后再变为二氧化碳和水。然而在醛脱氢酶受抑制的情况下，体内醛的含量增高，而引起严重的症状如恶心、呕吐、头痛和心悸。

毒物生物转化的重要性取决于不同的宿主、环境和化学的因素以及毒物的剂量。由于不同代谢产物的作用往往极不相同，因而化学物质的毒性可在很大程度上受到这些因素的影响。有机化合物大多含 C 和 H，但不是都能最后全部转化为 $CO_2$ 和 $H_2O$，即使乙醇这种转化较为彻底的物质，其转化率也不过 90%左右。

总之，任何一种物质进入机体后，有的不经任何转化可直接排出体外，有的在体内发生转化反应后排出体外，在体内转化的反应有多种方式：通过氧化，还原或水解后排出体外；通过氧化还原或水解，再进一步结合后排出体外；直接通过各种结合作用后排出体外；有部分与营养物结构相似的毒物，可参与到营养物的代谢过程中去。

## 三、影响生物转化的因素

影响污染物生物转化的因素多种多样，可以分为生物机体和污染物本身两方面的因素，生物机体方面的因素有：

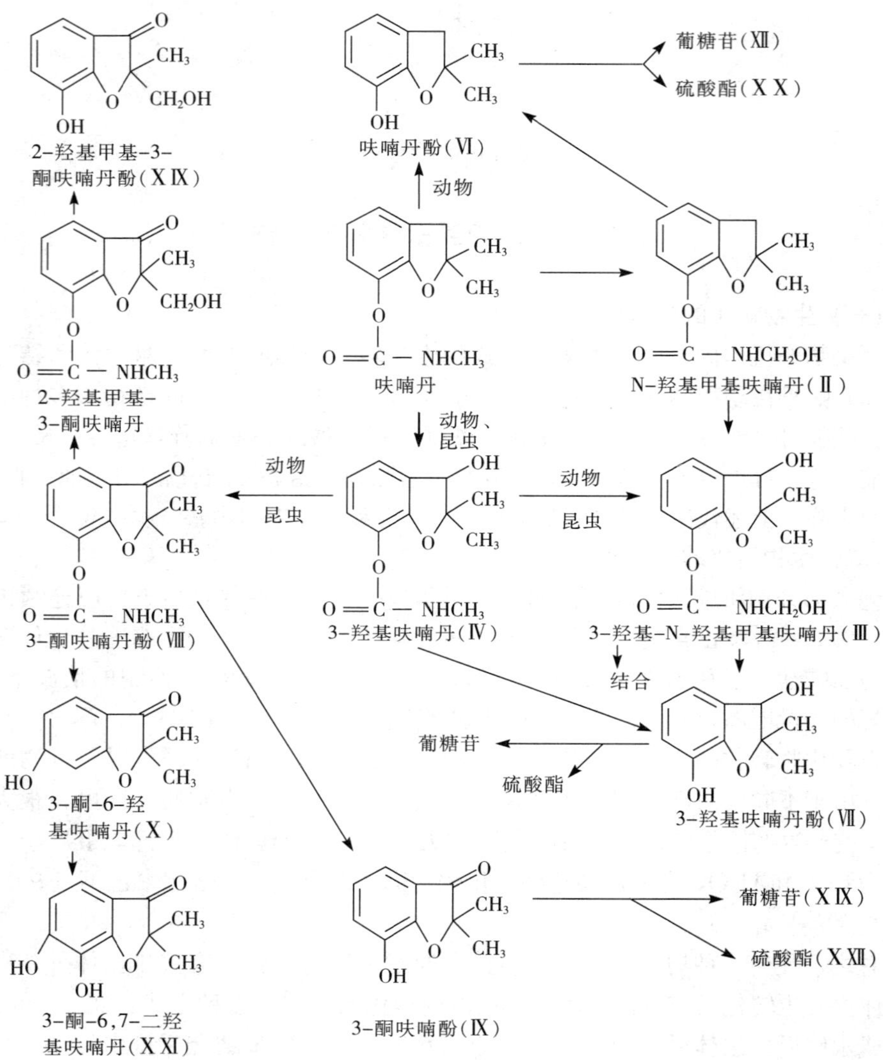


图 3-3 呋喃丹在动物体内的代谢途径

1. 机体种类和品种的差异　不同机体对污染物吸收与排泄、血浆蛋白与污染物结合、作用靶标部位对污染物亲和力等方面的差异，都会导致生物对污染物的不同反应。由于污染物在机体内代谢过程大多是在特定酶催化作用下完成的，机体内生物转化酶的活性和量的不同，是导致不同生物对污染物反应差异的重要因素。如猫由于缺乏葡萄糖醛酸转移酶，污染物与葡萄糖醛酸结合率低，因而猫对酚和苯甲酸较敏感；兔体内抗阿托品酶的浓度较高，因而能耐受引起其他动物阿托品中毒的剂量；与牛相比，马血浆中分解琥珀酰胆碱的酯酶含量较高；豚鼠及大鼠对乐果的水解作用强，故乐果对它们的毒性较小；鸡及乳牛对乐果的水解作用较弱，因而乐果对这两种动物的毒性较大；氰化物对草食动物的毒性低于其他动物，这是因为植物中氰化物的含量较多，草食动物长期食用植物，所以其体内硫氰生成酶的数量较多，适应性也较强，故草食动物对氰化物的解毒能力比狗等杂食动物强。

同种动物对毒物的解毒能力存在遗传和品种的差异。如荷兰兔对苯丙胺的代谢能力较其他品种的兔高，但对3,4-苯丙芘的代谢能力却较其他品种的兔低。

2. 个体差异　毒物在同种生物体内的生物转化存在个体差异。例如，在急性毒理实验中，一组动物在给予相同剂量的某种毒物后，有的存活，有的死亡，明显地反映出个体差异。对毒物反应的个体差异是生物体基本特征之一，即使是同一窝的或同卵孪生动物也是如此。

3. 年龄差异　年龄因素对毒物在生物体内生物转化的影响主要表现在以下几个方面：出生后1～2个月内的新生动物缺乏毒物代谢酶，老年动物由于蛋白质的合成受抑制同样也缺乏代谢酶；新生动物生物膜（特别是血脑屏障）的通透性较强；成年与新生动物的肝和肾对毒物清除率也有差异。不同化学物质对成年动物与新生动物 $LD_{50}$ 的比值波动于0.002～16之间；由于新生动物中枢神经系统发育不全，故对中枢神经系统兴奋剂敏感性较差，而对中枢神经系统抑制剂则较敏感；不同年龄的动物还受到激素的干扰。

毒理学实验一般采用成年动物，毒物的剂量常根据体重来推算，以减少动物年龄的差异。

4. 性别　性别差异主要见于达到初情期后的动物。它与体内的性激素有关，也与代谢功能的差异有关，同时也随毒物的特性而异。一般说来，雌性动物对毒物较敏感，如巴比妥、士的宁、尼古丁、苯、二硝基酚等对雌性动物的毒性均较强。但也有一些毒物对雄性动物的毒性较强，如乙醇、麦角、铅等对雄性大鼠的毒性较强。这主要是由于性激素影响毒物的生物转化所致。

一般雄鼠的肝脏对毒物生物转化的能力大于雌鼠，因而某些代谢后才显示毒性的毒物对雄鼠的毒性反而较大。但也有例外，如农药对硫磷对雌鼠、犬和猫的毒性比对雄性的大。雄鼠去势后，毒物代谢延缓，在注射睾丸酮后，则促进了体内蛋白质的合成，肝微粒体的氧化作用也显著增强，但这种差异尚未在豚鼠、家兔、犬及人体中发现。

孕酮能抑制肝微粒体的氧化过程，从而影响毒物在体内的生物转化。怀孕可以影响某些药物的代谢。

5. 健康状况　毒物主要在肝脏代谢。一般来说，肝脏疾病会影响肝脏的解毒功能，从而使一些在肝脏中进行生物转化的毒物的毒性增强。例如华法令（一种杀鼠剂）对患有肝脏疾病的动物的毒性显著增大。这是因为华法令转化成毒性较弱的代谢物的过程变慢了。动物的其他疾病如肾脏疾病等亦会影响动物对毒物的毒性反应。

6. 营养状况　动物的营养状况也可引起体内代谢水平和酶活性的变化，从而改变毒物在体内吸收、转化和排泄速度，影响动物对毒物的毒性反应。体内缺乏蛋白质、辅酶或其他有关物质，如蛋氨酸、ATP 等，能影响酶的合成并降低肝微粒体中各种酶的活性，此时毒物在体内生物转化过程变慢，机体对一般毒物的解毒能力降低，从而使毒物的作用时间延长，毒性随之增强。例如，在体内缺少蛋白质时，六六六、DDT、马拉硫磷、苯胺、苯并芘等对机体的作用时间延长，毒性增强。但少数在正常条件下经生物转化后产生更毒物质的毒物，则表现毒性减弱。例如，低蛋白饲料却可降低四氯化碳、八甲磷、二甲基亚硝胺对大鼠肝脏的毒性和致死作用。

此外，饲料中的其他成分如维生素与代谢酶或辅酶的相互作用，也影响毒物的生物转化。维生素 C 能促进亚硝酸盐的还原，因而阻断亚硝酸盐和仲胺在胃内合成亚硝胺，防止癌变的发生。维生素 C 的缺乏可减弱苯和苯环上的氨基、硝基化合物在体内的生物转化过程，随之发生上述化学物质中毒时，临床上可用维生素 C 进行对症治疗。维生素 $B_2$ 是黄素酶（还原酶）辅酶的主要成分，能增加还原酶的活性。当维生素 $B_2$ 缺乏时，肝脏及肠道细菌中偶氮还原酶的活性下降，此时若给予维生素 $B_2$ 即可恢复。因此，可用维生素 $B_2$ 来促进一些借偶氮还原酶进行生物转化的毒物的体内解毒过程。

7. 体温　体温降低会减慢酶参与的各种化学反应的速率。

除了机体内在因素外，外界各种因素也会影响酶系统，进而影响生物转化过程的进行，例如运输、气候变化、厩舍拥挤程度等应激因素。

## 第三节　污染物代谢动力学

### 一、基本概念

1. 室　代谢动力学中的室模型是人为设立的一种抽象的概念。外源化合物药物进入体内后要经过许多复杂过程，出于计算上的方便，尽可能的找出一条近似于体内情况的条件，而提出建立房室模型的这种抽象的概念，以便于取得各种计算参数。

单室模型指污染物进入机体后，在各种组织、器官的分布基本一致的情况，把整个机体看成是一个单一的室。此时血浆的浓度将可代表全身各处的浓度。二室模型、三室模型、多室模型指多种毒物进入机体后，在体内的分布不一，尤其在把器官与血浆浓度不一致。此时血浆浓度不能代表全身情况，把整个机体看成二个，三个或多个室。

2. 一级动力学　污染物在体内的代谢速率其浓度的一次方成正比时，称为一级动力学过程。一级动力学污染物代谢中常见的过程，其表达式如下：

$$\frac{\mathrm{d}c}{\mathrm{d}t}=-kc$$

式中：$\frac{\mathrm{d}c}{\mathrm{d}t}$——污染物浓度随时间变化的速率；

$k$——速率常数；

$c$——机体内污染物的浓度。

3. 几个主要的参数

（1）消除速度常数　污染物从体内（或室）的消除速率与污染物量的比例常数称为消除速度常数，以 $k$ 表示，其单位为时间的倒数。$k$ 的大小代表污染物在体内消除的快慢。

（2）半减期　指污染物在体内减少一半所需的时间，常用 $t_{1/2}$ 表示。一种污染物的半减期与消除速度常数是同一问题的两种衡量尺度：

$$t_{1/2}=\frac{0.693}{k}$$

## 二、一室（单室）模型

单室开放模型把机体看作由一个室，污染物进入机体后随血液循环均匀分布到所有机体组织，达到平衡时，血浆内浓度的变化可反映全身组织内污染物浓度的变化，则此时污染物在体内分布的动力学符合一室模型，如下图所示：

污染物⟶［室］⟶消除

污染物按一级动力学从体内消除，则体内污染物消除速率可用下式表示：

$$c=c_0^{-kt}$$

式中：$c$——污染物浓度；

$t$——时间；

$c_0$——污染物的初始浓度。

上式取自然对数，转化为：

$$\ln c=\ln c_0-kt$$

$\ln c$ 对时间 $t$ 作图可得一直线，其截距为 $c_0$，直线的斜率为 $k$。

## 三、二室模型

机体是由不同组织组成的，化合物进入机体后对各组织的亲和力不同，在各组织器官间逐步分配，平衡速率不一致，将机体分为多室，即用多室模型来描述代谢动力学，若将机体按双室（中心室与周边室）处理的模型叫双室模型，如下图所示：

$k_a$ → 中心室 $\underset{k_{21}}{\overset{k_{12}}{\rightleftharpoons}}$ 周边室
↓ $k_{10}$

$k_a$. 化合物进入中心室　$k_{12}$. 化合物从中心室向周边室的转运速率常数
$k_{21}$. 周边室向中心室的转运速率常数　$k_{10}$. 中心室的消除速率常数

若所有过程均按一级动力学过程进行，中心室中化合物浓度变化速率可用下式表示：

$$\frac{\mathrm{d}c_1}{\mathrm{d}t} = -k_{10}c_1 - k_{12}c_1 - k_{21}c_2$$

式中：$c_1$、$c_2$ 分别为中心室和周边室中化合物的浓度。

经数学转换，上式可转换为：

$$c = Ae^{-\alpha t} + Be^{-\beta t}$$

$$\alpha = \frac{1}{2}\left[(k_{12} + k_{21} + k_{10}) + \sqrt{(k_{12} + k_{21} + k_{10})^2 - 4k_{21}k_{10}}\right]$$

$$\beta = \frac{1}{2}\left[(k_{12} + k_{21} + k_{10}) - \sqrt{(k_{12} + k_{21} + k_{10})^2 - 4k_{21}k_{10}}\right]$$

随着计算技术的发展和程序化，无论一室模型或二室模型的数据处理变得非常简单，采用 Microsoft Excel、SPSS 等软件均可以进行处理计算。

# 第四章　环境污染物的致毒作用及其影响因素

## 第一节　环境污染物的致毒作用

### 一、基本概念

**（一）概念**

1. 毒性（toxicity）　指化学的、生物性的物质或物理因素，对生物机体损伤的能力，即引起有的生物学变化的能力。毒性的大小可以用对生物体的损害性质和程度来表示，可以通过动物实验或其他检测方法检测。

2. 靶标（target）　污染物所作用于生物的部位，可以是器官、组织、细胞或细胞器、个体、种群、群落和生态系统。

3. 暴露（expose）　靶标所接触的特定的化学和物理因子的总和。

4. 剂量（dose）　污染物在生物机体作用点上的总量。这在实际中是难以定量的，因此，一般用生物机体单位体重（kg）所承受的污染物的量来表示。如 mg/kg，μg/kg。

5. 效应（effect or graded response）　暴露所致的生物化学（生物学效应）。一般对效应来说，其强度是可以测定，而且可用等级来表示的。

6. 剂量—效应关系（dose-effect relationship）　指某一污染物的不同水平的剂量可使某一个体产生不同程度的生物学效应。

7. 反应（response）　暴露所引起某一生物群体中呈现特殊效应的个体在群体中所占的比例（百分数）。

8. 剂量—反应关系（dose-response relationship）　指污染物的不同水平的剂量，可以使某一生物群体中产生一定标准效应的个体在群体中所占的比例数发生变化。

由上可见，效应仅涉及个体，即一个动物或一个人；而反应则涉及群体，如若干单位酶的活力等；反应的强度则以百分率或比值表示，如死亡率、发病率、反应率等。

**（二）毒性的类型**

污染物的毒性可根据不同的分类依据分为不同类型。

1. 根据污染物接触机体后引起中毒的速度分为

（1）急性中毒（acute toxicity） 指污染物一次或 24h 内多次作用于生物机体所引起的损伤能力。

（2）亚急性中毒（subacute toxicity） 指污染物在生物寿命的 1/10 左右的时间内，每日或反复多次作用于生物机体所引起的损伤能力。

（3）慢性中毒（chromic toxicity） 指污染物在生物生命的大部分时间内或整个生命周期内持续作用于生物机体所引起的损伤能力。

2. 局部毒作用和全身毒作用 某些污染物可在最初接触机体的部位造成损害，称为局部毒作用（local toxic effect）。例如，腐蚀性物质对胃肠道和皮肤的作用，以及刺激性蒸汽对呼吸道的作用。

全身毒作用（systemic toxic effect）是指污染物被吸收和分布在身体的其他部位后才起损害作用。许多污染物主要作用于一个或多数器官（靶子），但污染物在靶子的浓度不一定最高。例如，甲基汞的靶器官是中枢神经系统，但其在肝和肾中的浓度却更高。

3. 可逆和不可逆毒作用 可逆毒作用（reversible toxic effect）是指污染物在停止与生物体接触后，损害作用即行消失。不可逆毒作用（irreversible toxic effect）是指污染物停止与生物体接触后，损害作用继续存在，甚至有所发展。如癌症、突变、神经元损伤等为不可逆的毒作用。

有些毒作用在停止接触后经过较长时间才消失，也被认为是不可逆的。如杀虫剂对胆碱酯酶的抑制。

4. 即发和迟发毒作用 有些污染物在一次接触生物体后的短时间内即可引起的毒性作用，称为即发毒作用（immediate toxic effect）。最典型的例子是氰化物中毒。迟发性毒作用（delayed toxic effect）是指污染物与生物体接触后，要经过一段时间后才表现出的毒性作用。例如，通常在人第一次接触致癌物后 10～20 年才表现出其致癌作用。要研究污染物的迟发性毒作用，需要进行长期试验。

**（三）表示毒性常用的参数**

1. 绝对致死量（absolute lethal dose，$LD_{100}$）或绝对致死浓度（$LC_{100}$） 指污染物能引起一群实验动物全部死亡的最低剂量或浓度。

2. 半致死量（half lethal dose，$LD_{50}$）或半致死浓度（$LC_{50}$） 指污染物能引起一群实验动物 50％个体死亡所需的剂量或浓度。

3. 最小致死量（minimum lethal dose，MLD）或最小致死浓度（MLC） 是指污染物仅能引起个别个体死亡的最小剂量或浓度，低于此剂量，不会引起任何实验动物发生死亡。

4. 最大耐受量（maximum tolerance dose，MTD 或 $LD_0$）或最大耐受浓度

($LC_0$)　指污染物在动物实验中不引起实验动物死亡的最高剂量或浓度。

一般说来，$LD_{50}$或（$LC_{50}$）受试验动物个体差异影响相对较小，剂量反应关系较敏锐，重现性较好。

以上指标主要是对动物来讲的，如果该用其他生物为实验材料，其表述往往发生相应的变化。

5. 半数效应剂量（median effective dose，$ED_{50}$）　污染物引起生物体某项生物效应发生50%变化所需要的剂量。例如，污染物使植物种子的萌发受到抑制、酶活性受到抑制等。

6. 最小有作用剂量（minimum effect dose，MEL）或毒性阈剂量或阈浓度（toxic threshold dose or concentration）　指污染物在动物实验中，按照一定的方式与生物体接触，在一定时间内，使少数个别动物的某项生理、生化或其他观察指标出现最轻微效应的剂量或浓度。

根据污染物与生物体接触的方式毒性阈剂量又可以分为急性毒性阈剂量或阈浓度和慢性毒性阈剂量或阈浓度。

7. 最大无作用剂量或浓度（maximum no－effect level，MNEL）　指污染物在一定时间内，按一定方式与机体接触，按一定的检测方法或观察指标，不能观察到任何损害作用的最高剂量，即不引起机体任何生物学变化的最大剂量或浓度。

污染物对有机体的损害作用表现为引起机体发生某种生物学变化。一般来说，此种生物学变化随剂量的递减而减弱。当污染物的剂量减到一定量，但尚未到零时，生物学变化已达到零，即不能再观察到污染物所引起的生物学变化，这个剂量即为最大无作用剂量。

最大无作用剂量是评定污染物毒性的重要依据，是制定污染物的人体每日允许摄入量（acceptable daily intake，ADI）和最高容许浓度（maximum allowable concentration，MAC）的基础，具有十分重要的毒理学意义。

8. 每日允许摄入量（ADI）　是指人体每天通过各种途径（饮食、呼吸、饮水、皮肤接触等）摄入某种物质（化合物、生物物质等），不致引起任何损害作用的最大剂量。单位为mg/kg，或按成人平均体重，将ADI换算成每人每日由各种途径分别容许摄入的量，以mg表示。

9. 最高容许浓度（MAC）　是指环境中的污染物短期或终生直接或间地人体而不致引起身体上或精神上的疾患的最大限量。

**（四）危害性指标及分级**

毒作用带是阐明污染物毒性和毒作用特点的参数之一。它以污染物的致死量和阈剂量以及急性、慢性阈剂量的比值来表示，为其他毒性参数做进一步的补充。

1. 急性毒作用带（Zac）

$$Zac=\frac{LD_{50}\text{（半数致死量）}}{Limac\text{（急性阈剂量）}}$$

Zac 的大小反映了急性阈剂量值距离 $LD_{50}$ 的宽窄。Zac 值愈大，从急性阈剂量到引起死亡的剂量距离愈宽，污染物质引起死亡的危险性愈小。Zac 愈小则引起死亡的危险性愈大。

2. 慢性毒作用带（Zch） 为急性阈剂量（阈浓度）与慢性阈剂量（浓度）之比值。

$$\text{慢性毒作用带 }ZCH=\frac{Limac\text{（急性阈剂量）}}{Limch\text{（慢性阈剂量）}}$$

Zch 值越大，表明从慢性阈剂量至急性阈剂量之间的距离较宽，引起慢性或慢性中毒的剂量范围较大，慢性中毒机会较多；反之 Zch 较小，则表明引起急性毒性的可能性较大。

3. 吸入中毒的危险性指数（Iac） 是用在 20℃毒物的饱和蒸汽浓度（$C_{20}$）与 $LC_{50}$ 比值来表示。

$$Iac=\frac{C_{20}}{LC_{50}}$$

吸入中毒的危险性指数越大，表示引起急性吸入中毒的危险性愈大。利用上述指数可按危险性大小分为极度危害、高度危害、中度危害和轻度危害四级。见表 4-1：

**表 4-1 毒物的危险性分级**

| 危害性分级 | 急性毒作用带 | 慢性毒作用带 | 吸入中毒的危险性指数 |
|---|---|---|---|
| 一级，极度危害 | <6 | >10 | >300 |
| 二级，高度危害 | 6～13 | 10～5 | 300～30 |
| 三级，中度危害 | 13～54 | 5～2.5 | 30～3 |
| 四级，轻度危害 | >54 | <2.5 | <3 |

## 二、致毒作用的机理

### （一）概述

研究污染物对机体作用的机理是毒理学的重要理论基础，称之为机理毒理学。它涉及许多基础学科和生理学、生化学、药理学、免疫学、病理学和分子生物科学等多方面的知识。

研究毒作用的机理对阐明污染物的毒作用部位、毒作用过程和发展新的检测技术等都有重大的理论和实际意义。

毒作用机理都不是单独存在的，不同毒作用间存在着相互联系或相互影响。对某一污染物来说，并非仅存在一种中毒机理，往往在其毒作用发展过程中，先后或同时有几种中毒机理存在，它们之间可能互相无关，也可能相互联系或影响，还可能在本质上相同。

生物是一个完整、统一的整体，污染物的毒作用，也必会在分子水平、亚细胞水平、细胞水平、器官水平以及整体水平出现多种效应。根据所观察指标的水平不同，需要在不同水平上解释毒作用的机理。

**（二）毒性作用的机理**

**1. 对生物膜系统结构和功能的损害（影响）**　细胞生物膜容易受到污染物的损害。它对许多化学活性物质，如毒物、药物和激素来说都可作为受体部位（靶子）。污染物可以和生物膜上的蛋白质或脂质反应，从而改变膜的转运动能，影响膜的完整性。这种作用干扰了多种与运转和细胞通透性有关的生理生化功能，从而导致中毒后果。

例如，与转运有关的酶复合物，$K^+$、$Na^+$—ATP 酶，$Ca^{2+}$—ATP 酶，以及线粒体 ATP 酶等，都是生物膜的重要组成成分，它们参与的生物学过程包括 ATP 的合成、氧化磷酸化、阳离子的膜通透和转运等。所以，这些酶系统的稳定性对维持机体的生理、生化机能都是必不可少的。

许多污染物如重金属、有机氯杀虫剂、酚氧乙酸、除草剂、抗生素、脂肪酸、生物毒素等均可对生物膜的酶系统产生影响，从而对机体造成损害。

其次，污染物在体内所形成的自由基，对生物膜的脂质成分造成打击，引起脂质过氧化而带来对机体的危害。自由基是由于热分解或电离辐射使稳定分子的一个或多个单键断裂而产生的活性部分，其中含有不配对电子。许多污染物在体内被转化为自由基，体内营养物质和内源性代谢物在代谢过程中亦产生自由基。细胞内常见的自由基有超氧离子自由基（$O_2^{\cdot-}$）、氢过氧基(HOO・)、羟自由基（HO・）、有机自由基（R・）、烷氧基（RO・）、有机过氧基(ROO・)等。

自由基可诱发体内多方面的损害，包括使生物膜上脂质过氧化所造成的损害和与 DNA、RNA 共价结合所造成的损害，以及使蛋白质、氨基酸发生交联所造成的危害等。

例如，四氯化碳中毒被认为是由于氯碳键断裂，产生三氯甲基自由基(・$CCl_3$)引起的。这种断裂发生在内质网上，所产生的三氯甲基自由基能引发脂质过氧化过程。这一氧化过程又可引起一系列变化。如内质网形态发生变化、混合多功能氧化酶对外来化合物的代谢活性丧失、蛋白质合成受影响等，最终造成细胞死亡，对机体造成损害。

2. 对细胞大分子的影响　生物体所表现的各种生命现象都取决于蛋白质，而各类蛋白质的合成又决定于核酸的复制、转录和翻译。污染对机体的毒作用包括对核酸、蛋白质等细胞大分子的损害作用。污染物作用于细胞遗传物质核酸时，可改变基因的复制、遗传信息的转录和翻译，可影响基因的表达等，最终会影响蛋白质的合成，抑制一些基本的生命现象，造成细胞死亡。各种具有致突变、致癌和致畸作用的毒物，往往具有对细胞大分子的损害作用。

有关这方面的内容在后边的“三致”作用概述中详细介绍。

3. 对酶系统的影响　我们知道，生命过程是与机体内的生化过程分不开的，即生化过程是构成整个生命活动的基础。酶在生化过程中起着重要作用，几乎所有的生化过程都要酶的参与。

体内各种酶及与之相关的一些微量元素、维生素、激素等辅酶都是维持正常代谢所必需的调节物质。为了促进体内各种氧化、还原、水解、结合等一系列复杂的物质和能量代谢转化，需要有上百万种酶参与。因此，污染物引起的机体中毒反应都必然涉及正常酶活性的变化，包括对酶的数量和活性的影响。

（1）诱导作用　酶的诱导作用是一种常见的中毒机理。酶活性的诱导增强具有双重意义：一方面由于增强代谢酶的活力，加速另一种化学物的代谢，排泄和解毒；另一方面有些化学物经代谢转化后，其代谢物毒性反而较原来化学物毒性高，无论一般有毒物质和致癌物质都有此现象。例如，大鼠摄入六氯苯后，使联苯 $\alpha$-羟化酶活力增高，促进多胺类代谢产物氨基酚的形成而有致癌作用。氯仿和四氯化碳也都是由于诱导效应增强了其一般毒性。

（2）抑制作用　污染物对酶活性的抑制作用是另一种常见的中毒机理。例如，有机磷农药抑制胆碱酯酶的活性；铅抑制 $\delta$-氨基酮戊酸脱水酶活性；有机氯抑制 $K^+$、$Na^+$—ATP 酶活性等。

污染物对酶活性的抑制方式有多种。有的是一般性抑制，不具有特异性。因为生物转化酶系统不具有高度专一性，许多化学物可受到同工酶系统的催化，即许多化学物都是同一酶系统的底物。因此，一种化学物的出现或增多，可影响到对另一种化学物的作用。另外，对某些需要特殊金属作为活化剂的酶，则任何能置换该金属或使金属失活的物质，都可使该酶失去活性。

另一种使酶丧失活性的机理是污染物与酶蛋白活性中心的功能基团，如巯基、羟基、羧基等相结合。如铅、砷、汞等能与巯基相结合。

臭氧、二氰化氮、碘、氟等的作用机理是其能够氧化酶的某些功能基因。如酶的一些特异功能基团如“—SH”和“—S—S—”都由于氧化而转变为非功能基团。

酶活性受到破坏的另一重要机理是污染物与酶活性所必需的辅助因子竞争酶的作用部位。污染物的结构和酶所需要的成分越相似，竞争越有效。当污染物取代了酶的活性部位时，就阻断酶的正常功能，使大量正常物质代谢受阻。

总之，污染物可通过竞争性抑制和非竞争性抑制作用于酶的辅助因子，取代酶的活动中心，或作用于酶的激活物等多种方式，使酶的活性受到破坏或抑制，从而发挥其毒作用。

4. 对机体物质代谢和能量代谢的影响　体内的物质代谢和能量代谢是机体的基本生理功能。污染物可影响机体的代谢过程、破坏其平衡，从而对机体造成危害。

（1）污染物对糖代谢的影响　污染物可以干扰糖原的合成和分解。例如，肝糖原在肝细胞合成过程中，当四氯化碳等造成肝细胞损害时，糖原合成受阻，导致糖原量减少。

又例如，氰化物、硫化氢、一氧化碳等引起组织缺氧而导致糖的无氧代谢；硝基酚则可加速糖原的分解；金属有机化合物则阻碍脑组织的葡萄糖的氧化。

（2）脂质代谢的影响　污染物对脂质代谢的影响有两种类型：一是污染物引起肝脏中脂肪沉积和血管硬化。如四氯化碳可造成肝脏脂肪沉积，二硫化碳可引起血管的硬化。二是妨碍组织呼吸的污染物，如一氧化碳和氰化物等可引起肝脏和其他组织中磷脂合成的障碍。

（3）对蛋白质和核酸代谢的影响　许多污染物可损害细胞器，影响细胞大分子的代谢，造成 DNA、RNA、核蛋白、单核苷酸等结构和功能的改变。

（4）对能量代谢的影响　在细胞的线粒体中有许多与生物氧化、能量有关的酶。营养素氧化所获得的能量在线粒体中形成 ATP，以高能磷酸键的形式存储。线粒体的氧化磷酸化是基本过程，通过这个过程可使 ADP 碱酸化形成 ATP。污染物可干扰 ATP 的产生和利用，对机体造成严重后果。污染物中氰化物、一氧化碳、二硝基苯酚类农药等均属此类型。

5. 其他影响

（1）直接物理性刺激和化学损伤　包括各种酸、强碱、刺激性气体、有机溶剂等的溶解性、腐蚀性、化学性烧灼及直接刺激等多方面作用。

（2）破坏组织供氧和对氧的利用　一些化合物可通过直接或间接的作用影响组织对氧的利用。如大量惰性气体（$N_2$、$CO_2$ 等）可降低肺泡中的氧分压而造成窒息。一氧化碳与血红蛋白的结合，破坏血红蛋白输送氧而造成窒息等。

（3）改变神经元的传递作用　许多外来化合物可干扰神经的传导。包括：阻断正常神经递质的释放，使其不能作用于突触后膜递质受体部位；起假递质的作用；影响递质的合成、贮存、释放等过程及有关的酶。例如，农药、肉毒杆菌毒素等。

## 第二节　影响致毒作用的因素

由于生物个体的遗传素质、生理状况、生活环境等有极大差别，因而决定了一种污染物对个体和群体的毒性危害的差异性。从毒理学角度，则是尽可能控制多因素的影响，而突出受试污染物的毒作用的本质和特征。下面就从某个单独因素的角度分析影响污染物的毒性和毒效应的条件。从试验毒理学角度看决定和影响污染物毒性与毒效应的因素。

### 一、污染物的结构和性质

物质的化学结构决定了物质的物理、化学性质，其理化性质又决定了物质的生物活性。其间的相互关系如图 4-1。

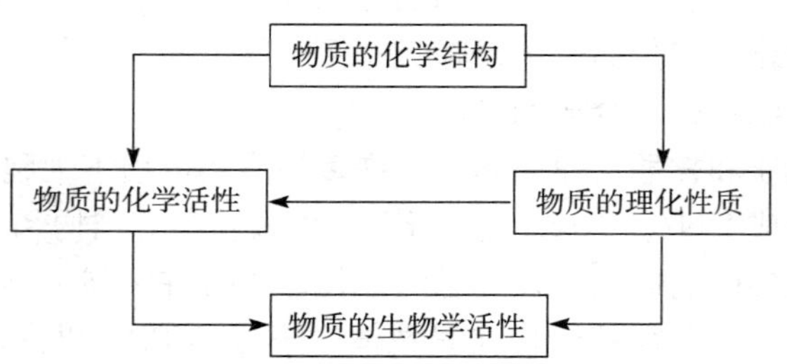


图 4-1　污染物结构与生物活性关系

1. 化学物质的结构和毒效应　研究污染物的化学结构和毒效应之间的关系，找出其一般规律，在毒理学研究中具有重要意义：可以通过比较，预测新外来化合物同系物的生物活性；推测新化合物的毒性作用机理；预先估计新化合物的安全限量标准范围。

（1）脂肪族烃类　该类化合物是非电解质化合物，其毒性多是具有麻醉性作用。一般该类化合物随着碳原子增多，毒性增强，但达到 9 个碳原子以后，却又随着碳原子数增多，毒性作用反而减弱。例如，戊烷的致死浓度 >300mg/L，己烷为 200～150mg/L，庚烷为 75mg/L。

之所以如此，是由于这类非电离化合物，伴随着原子数增加其脂溶性增大，水溶性则相应减弱，即脂/水分配系数增大。而脂溶性增大有利其在机体内代谢失活，即生物活性减弱。

此外，脂肪族烃类的一些基团或被其他基团取代，则其毒性或毒效应也会发生改变。直链烃变成侧链烃或变成环状结构时，毒性也发生改变。例如，环己烷毒性大于正己烷。甲烷中的烃原子被氯原子取代时，毒性增大，并且随着氯原子取代氢原子增多，对肝脏的毒效应增强，依次为：甲烷＜一氯甲烷＜二氯甲烷＜三氯甲烷＜四氯化碳。

（2）化学结构中的功能团与毒性关系

①烃类化合物大部分溶于脂肪而难溶于水。一种化合物凡具有烃其结构者可增高其脂溶性，因而溶透性增高，毒性也相应增强。烃基结构还可增加污染物分子的空间位阻，从而影响其性质。如乙酰胆碱在体内易被水解，作用时间较短，但乙酰甲基胆碱水解缓慢，作用时间也较持久。

$$CH_3\overset{\overset{\displaystyle O}{\|}}{C}—OCH_2CH_2N^+(CH_3)_3OH$$

乙酰胆碱

$$CH_3\overset{\overset{\displaystyle O}{\|}}{C}—O\underset{\underset{\displaystyle CH_3}{|}}{CH}—CH_2N^+(CH_3)_3OH$$

乙酰甲基胆碱

烃基的变更可导致具有拮抗作用的化合物的产生，如蛋氨酸（甲硫氨酸）变成乙硫氨酸时，就成为蛋氨酸的拮抗物。

$$CH_3—S—CH_2CH_2—\overset{\overset{\displaystyle NH_2}{|}}{CH}—COOH \rightarrow C_2H_5—S—CH_2CH_2—\overset{\overset{\displaystyle NH_2}{|}}{CH}—COOH$$

蛋氨酸（甲硫氨酸）　　　　　　　　乙硫氨酸

②卤素原子具有强烈的亲电子效应。结构中增加卤素就会使分子的极化强度增加，更易与酶结合，使毒性升高。例如，拟除虫菊酯类杀虫剂中引入 F 原子及 Cl 原子后活性提高。其毒性顺序为：例 F＞Cl＞Br＞I。又例：$CCl_4$＞$CHCl_3$＞$CH_2Cl_2$＞$CH_3Cl$＞$CH_4$。

③芳香族化合物中引入羟基后由于极性增强而毒性升高。如苯中引入羟基而成苯酚，酚是弱酸性，易与蛋白质中的碱性基团作用，因多酚与蛋白有较强的亲和力，毒性升高。

④硫基。硫基的特点是硫的电负性为 2.5，低于氧（3.5）。硫氢键具有较弱的极性，故硫醇化合物的水溶性较相应的醇化合物低，脂溶性高，因而更易渗入组织；易与多种金属离子生成硫醇盐，易与带有双键化合物进行加成反

应，故化学活性很高；易氧化生成二氧化硫，可干扰蛋白质中半胱氨酸和胱氨酸之间的氧化还原作用的平衡。因而硫基引入化合物其毒性增强。

⑤胺类。胺呈碱性，故容易与核酸或蛋白质中的酸性基团结合，强烈干扰体内代谢。其毒性大小依次为伯胺（$R-NH_2$）>仲胺>叔胺。

⑥醛和酮。它们的化学活性很高，易与体内多种化学结构受体反应。如与氨基化合物缩合，与硫基化合物加成等，因而它们的毒性很大。

2. 化学物质的理化性质与毒效应　化学物质的各种理化性质，如分子质量、熔点、沸点、溶解度、折射、键能等都与物质的毒性或毒效应有关。

（1）脂/水分配系数　它与化学物质的毒性有密切关系。因为它涉及物质的吸收、分布、排泄和代谢。例如，由于皮肤的结构特点，就决定了只有脂/水分配系数适宜的化学物质才可以经皮肤吸收进入机体。据研究认为，脂/水分配系数接近 1 的化学物质最容易经皮肤吸收。又如一个外来化合物具亲脂性，即脂/水分配系数较大者，就容易穿透生物膜，但经过体液转运较为困难。相反，脂/水分配系数小的化合物，虽然在体液中易转运，但不易穿透生物膜，且易经肾排出体外。

（2）解离度　即化合物的 $pK_a$。一种物质电离 50%时的 pH 为其 $pK_a$。如某物质的 $pK_a$ 为 6，即 pH=6 时，该化合物有 50%电离。电离的程度越大，水溶性越强，如果知道环境的 pH 及化合物的 $pK_a$，可以计算出该环境条件下该化合物的电离程度。

例：环境条件的 pH=2，某化合物 $pK_a=4$。

$$pK_a-pH=\lg\frac{非电离}{电离}$$

$$4-2=\lg\frac{非电离}{电离}=2$$

求反对数：lg2 的反对数为 100

即
$$\frac{非电离}{电离}=100$$

所以
$$电离=\frac{1}{100}非电离$$

对于弱酸性或弱碱性的污染物，只有在 pH 条件适宜，使其最大限度为非离解状态时才易吸收，尤其是经胃肠道吸收和挥发毒性作用物质。例如，弱酸性物质在胃中不电离，易吸收；弱碱性物质在胃中易电离，不易被吸收。

（3）挥发度和蒸气压　挥发度对毒性的影响与吸入中毒有关。污染物的挥发度愈大，在空气中的浓度愈高，通过呼吸道引起中毒的危险性愈大。污染物的沸点同挥发度成反比。有些有机溶剂的 $LD_{50}$ 值接近，即其绝对毒性相近，但是由于各自的挥发度不同，所以实际毒性可以相差较大。例如，苯与苯乙烯 $LC_{50}$ 值皆为 450 mg/L，表明其绝对毒性相同。但由于苯很易挥发，而苯乙烯的挥发度仅为苯的 1/11，所以苯乙烯不易在空气中形成高浓度，故比苯的实际危害性为低。

（4）分散度　分散度是指物质颗粒大小的程度。污染物的分散度愈大，表示颗粒愈小，化学活性愈大，随空气吸入呼吸道深部的危害性也就越大。大于 10μm 的空气微粒可以沉降，易于上呼吸道被阻留；小于 10μm 的微粒则在空气中长期停留，可以到达深部呼吸道；粒径小于 0.5μm 的粒子易经呼吸道排出。

3. 化学物质的纯度和异构体与毒性或毒效应　论述一种外来化合物的毒性，一般是指其纯品的毒性。但在环境毒理学中，往往涉及到化合物的工业品或市售商品及混合物的毒性。这些物质中除含有欲研究的化合物（有效成分外），还含有其他化合物（杂质）。由于杂质的存在，往往改变其毒性。例如，除草剂 2，4，5 - T，在合成过程中可形成二噁英，且较难除净，后者的毒性比前者大上万倍，而且还是强致畸物。又例如，农药杀虫剂马拉硫磷和稻丰散的工业品比纯品的毒性要高很多倍。

有机化合物往往还有同分异构体（化学异物体和旋光异构体）。异构体之间的毒性也有差异。例如，二甲苯有邻位、间位、对位 3 种异物体，吸入引起小鼠中毒的浓度如下。

$CH_3$ / $CH_3$（邻二甲苯）　　$CH_3$ / $CH_3$（间二甲苯）　　$CH_3$ / $CH_3$（对二甲苯）

15～20g/m$^3$　　10～15g/m$^3$　　10g/m$^3$

又例如，对对 DDT 的毒性为 1，间对 DDT 的毒性为 0.9，邻对 DDT 的毒性为 0.018，邻间 DDT 的毒性为 0.015，邻邻 DDT 的毒性为 0.004。

又例如，拟除虫菊酯类杀虫剂中有顺、反异构体。顺式异构体的活性比反式异构体的活性要高。苄呋菊酯的顺式异构体的活性比反式异构体高 2.5 倍。

## 二、机体（宿主）状况

外来化合物对人的毒性均是由其对动物毒性来衡量的。所以，了解或研究外来化事物对动物毒性在毒理学及环境毒理学中非常重要。如动物试验的结果不准，则外推人的毒性亦有误差。

1. 动物种属和品系　不同试验动物，其解剖、生理、遗传、代谢过程等均有差别。例如，狗的肝脏为 7 叶，兔为 5 叶，大鼠为 6 叶，小鼠为 4 叶。又例如，决定遗传特性的染色体数目狗为 78 条，兔为 44 条，大鼠为 42 条，小鼠为 40 条。

由于试验动物的种属不同，对外来化合物的毒性就反映出差别。有人用 52 种化合物分别给小鼠、大鼠、豚鼠和兔 4 种动物口服，求其 $LD_{50}$，以种属差异系数（指一种化合物对最不敏感动物的 $LD_{50}$ 与最敏感动物的 $LD_{50}$ 之比值）作为指标，结果 51.9%化合物的种属差异系数在 3 以下，其他大于 3，差异较大。还有对 300 个化合物的研究得出，其动物种属不同而使毒性差异在 10～100 倍之间。

动物种属不同除在量的方面表现出对化合物毒性差别外，还往往因代谢过程的差异而在质的方面表现出毒效应不同。例如，氯仿在小鼠、大鼠和猴经口给予后分别有 80%、60%和 20%转化成 $CO_2$ 排出，但人主要经呼吸道排出原形氯仿。

另外，同一种动物种属的不同品系（或称株系）在遗传学上亦有差异，而导致生理学上的差异，从而使对同一种外来化合物的毒性表现不一。

2. 个体因素　从剂量—反应关系曲线可以明确看出，同一种动物，甚至同一窝动物接触小于绝对致死剂量的某种外来化合物后，在群体中只能引起一定比例的死亡，即存在剂量—反应关系。由此可知是由于存在着实验动物个体差异的原因。实验动物个体差异的原因与下列因素有关系：

（1）性别　一般说，成年动物雌性比雄性对化学物质的毒性较为敏感。但亦有例外，例如，雄性大鼠对马拉硫磷和甲基对硫磷的毒性反应比雌性敏感。而久效磷对两性别动物毒性效应基本一致。

（2）年龄　动物成熟的不同阶段，其某些脏器、组织的发育，和敏感系统的功能不尽相同。

新生物的中枢神经系统发育还不完全，对作用于中枢神经系统的外来化合物，往往不敏感，毒性表现较低。新生动物的酶系统也有一定发育过程，所以凡是需要在机体内转化以后才能充分发挥毒效应的化合物，对幼年动物的毒性比成年动物低。反之，凡是在机体内经过酶系统代谢失活的外来化合物，在幼年动物所表现的毒性就大。动物进入成年后，其代谢功能又逐渐趋向衰退，对外来化合物的毒性反应也发生变化。

（3）生理状态　节律活动是生命的基本特殊之一。人和动物的许多正常生理功能都可出现昼夜节律性变化。外来化合物对机体时间性毒性变化的时间节律是以生理周期（生物钟）为基础。

例如，季节变化会影响化合物的毒性，在一年不同季节中分别向10只同品系大鼠注入一定量的巴比妥纳，其入睡时间和睡眠时间都表现出差别（表4-2）。

**表4-2　大鼠对巴比妥纳反应的季节变动**

| 季节 | 入睡时间（min） | 睡眠时间（min） |
|---|---|---|
| 春 | 56.1±11.0 | 470±34.0 |
| 夏 | 93.5±11.3 | 242±14.3 |
| 秋 | 120.0±19.0 | 190±18.7 |
| 冬 | 66.5±8.2 | 360±33.0 |

由此可见，在毒理学研究中，为真实反应外来化合物的毒性在毒性试验中除要统一实验条件外，还要对试验动物接触化合物的时间规范化，否则结果易产生误差。

（4）营养与习惯　合理的营养条件对于维持机体健康、正常发育和生理状况十分重要。如果营养不足或失调则影响试验动物对受试污染的耐受性，从而影响受试污染物的毒性的数据。表4-3表示动物饲料中蛋白质含量不同情况下，外来化合物的毒性变化。

**表4-3　饲料中蛋白质含量不同的情况下几种农药对大鼠急性毒性影响**

| 化合物名称 | 食物中蛋白质含量（%）下的 $LD_{50}$（mg/kg） | | | | |
|---|---|---|---|---|---|
| | 0 | 3.5 | 9.0 | 26.0 | 81.0 |
| 克菌丹 | 2 100.0 | 26.3 | 1.2 | 1.0 | 2.4 |
| 西维因 | 8.6 | 6.5 | 1.1 | 1.0 | 1.0 |
| 二嗪农 | 7.4 | 1.9 | 1.8 | 1.0 | 2.0 |
| DDT | 4.0 | 2.9 | 1.5 | 1.0 | 2.0 |
| 硫丹 | 20.0 | 4.3 | 1.8 | 1.0 | 1.0 |
| 林丹 | 12.3 | 1.9 | 1.0 | 1.0 | 1.8 |
| 灭草隆 | 11.5 | 3.0 | 1.8 | 1.0 | — |

## 三、环境因素与毒性

环境因素主要通过改变机体的生理机能，继而影响机体对污染物的反应。

1. 气温　在正常生理情况下，高气温环境可使机体皮肤毛细血管扩张，血循环加快和呼吸加快，凡是可以经皮肤或呼吸道吸收的化合物其吸收速度加快。例如对硫磷接触皮肤可随环境气温升高使其吸收量加大。

有报道，在三种温度（8℃±1℃；26℃±1℃，36℃±1℃）条件下，比较了 58 种化合物经大鼠腹腔注射的毒性。结果有 55 种化合物在 36℃±1℃下毒性最大，在 26℃±1℃温度下毒性最小。另有报道三种不同类型的农药给小鼠腹腔注射，也得出类似结果（表 4-4）。

**表 4-4 环境温度对三种农药小鼠腹注毒性的影响**

| 农 药 | $LD_{50}$（mg/kg 体重） | | |
|---|---|---|---|
| | 1℃ | 27℃ | 38℃ |
| 对硫磷 | 12.5 | 29 | 11.3 |
| 西维因 | 263 | 588 | 112 |
| DDT | 750 | 1 175 | 875 |

另一方面随着气温增高，发汗排热调节体温的活动增强，随汗排出的氯化钠等物质也相应增多，且容易继发胃液分泌减少与胃酸降低，影响化合物经胃吸收。同时，排汗增多伴随尿量减少，又易造成经肾脏随尿排出的化合物在机体内的存留时间延长，或肾脏局部贮留化合物及代谢产物增多，使肾脏受累。

2. 气湿　高气湿，尤其是伴随高温，对经皮肤接触吸收的化合物，可加快污染的经皮肤吸收速度。这是因为在高气湿环境下，皮肤角质层的水合作用升高，有利经皮肤的呼吸收过程。同时，在高温、高湿环境下，汁液蒸发很慢，化合物易黏着于皮肤表面，从而延长接触时间。

3. 其他因素　环境的其分因素很复杂。例如，阳光可使 $CCl_4$ 与氯乙烯（在紫外线照射下）形成氯化氢和光气，从而改变了原形物质的毒性和毒效应，形成光化学烟雾等。

## 四、联合作用

人类在生活和生产过程中常接触到各种外来化合物，有的来自食物（如食物中的残留农药、食品添加剂等），也有来自饮水或大气中的污染物，还有来自劳动环境中所接触的有毒化合物和药物等。同时，还可能存在物理、生物和社会心理等多方面因素的同时作用。这些外来化合物在机体中往往呈现十分复杂的交互作用，彼此影响代谢，最后影响各自的毒性。

两种或两种以上的外来化合物对机体的交互作用，在毒理学中称为联合作用，又称相互作用。

1. 联合作用的类型　一般认为联合作用有以下几种形式：

（1）相加作用　交互作用的各种化合物如果在化学结构上为同系物或其毒作用的靶器官相同，则其对机体产生的毒效应，就等于各个化合物成分单独效应的总和。这种现象即是化合物的毒性相加作用。

相加作用的原因可能是因为参加联合作用的各个化学物质，结构相似，或属同系化合物，或对机体的毒作用相类似，或均作用于同一器官、系统。例如，丙烯腈和乙腈，氰化氢与丙烯腈，稻瘟净与乐果等。

（2）协同作用　各化合物的交互作用的结果可以引起毒性或毒效增强，即在联合作用下所产生的总效应大于各个化合物单独效应的总和。这种现象称为化合物的协同作用（或称增强作用，增效作用，相乘作用）。

协同作用的机理较为复杂，可能是一种化合物的存在使另一种或几种化合物吸收增强，排出延缓，蓄积增多，干扰其在体内降解，或者使其在体内的代谢过程发生变化，产生高毒性代谢产物等。

（3）拮抗作用　化合物在体内交互作用的总效应低于各化合物单独效应总和的情况称为拮抗作用。

化合物在体内产生拮抗作用的形式可能有：①化合物的竞争性作用。很多外来化合物解毒剂的作用机理就是基于合物间的竞争性拮抗作用。②引起代谢过程的变化。③功能性拮抗或症状拮抗。

分析产生拮抗作用的原因可能是联合作用物质中，某一物质能促使机体对其他成分的降解加速、排泄加快、吸收减少或产生低毒代谢物等，从而使毒性降低。例如，亚硝酸盐和氰化物属拮抗物，前者将血红蛋白转化为高铁血红蛋白，高铁血红蛋白与氰根结合形成氰化高铁血红蛋白，以便与硫代硫酸钠结合成低毒性的硫氰化物，易排出体外，从而加速了氰化物排泄，降低了毒性。

（4）独立作用　两种或两种以上的外来化合物同时或先后与机体接触，由于各自毒作用的受体、部位、靶器官等不同，且其所引起的生物学效应也不相互干扰，从而表现为各化物的各自毒效应，此情况称为独立作用。

2. 联合作用的评定　联合作用系数法。先求出各化合物各自的 $LD_{50}$，从各化合物的联合作用是相加作用的假设出发，计算出混合物的预期 $LD_{50}$值。

$$\frac{1}{\text{混合物预期 } LD_{50}}=\frac{a}{\text{A 的 } LD_{50}}+\frac{b}{\text{B 的 } LD_{50}}+\cdots\cdots+\frac{n}{\text{N 的 } LD_{50}}$$

式中：A、B……N——参加联合作用的各化合物；

$a$、$b$……$n$——化合物在混合物中所占的质量比例，即 $a+b+\cdots\cdots+n=1$

然后通过动物试验实际测定混合物的 $LD_{50}$，再求混合物的预期 $LD_{50}$与实测混合物 $LD_{50}$比值（预期 $LD_{50}$/实测 $LD_{50}=K$）。

如果化合物呈相加作用，$K$ 理论为 1，但会有一定波动，一般认为 $K$ 在 0.4～2.5 之间为相加作用，$<0.4$ 表示拮抗作用；$>2.5$ 表示协同作用。

3. 联合作用的理论在环境科学中的意义　环境科学是研究人类与环境之

间关系的科学。现代化生产的发展不断地改变着自然界长期建立的生态平衡，出现了一系列新的矛盾，环境科学就是研究和掌握这些矛盾，并寻找出积极调控这些矛盾的途径。环境化合物的联合作用理论有可能成为我们发现这些新途径的前进道路上一座新桥梁。

联合作用的理论有助于我们对环境污染与健康之间的关系做出较全面的评价。以往的污染评价只是孤立地看待每一污染物元素在环境中的绝对含量，忽视了它们彼此之间以及与其他物质之间的相互作用。因此出现了一些不可思议的现象。

例 1，曾轰动世界的神通川骨痛病公害病被证明是镉污染所造，而镉污染的其他地区并没有发现骨痛病。

例 2，汞是造成水俣病的罪魁祸首，但汞污染的地区很多，然而发现水俣病的地方却屈指可数。

例 3，我国有很多氟污染，但却没有发现典型氟骨症，而在南方某些地方，水中的含氟量低于卫生标准，本应加氟的地方，反而成为氟骨症的重病区。

这些矛盾现象只能用联合作用理论，才能予以真实地评价。例如，在硒存在的地方，汞的污染就不致对健康造成严重影响；钙丰富的地方，镉的影响就相对减弱了，铝或硼多的地方，氟的危险就受到拮抗。

联合作用理论在环境污染的控制方面亦有重要意义。在医学上，广泛地利用拮抗理论和实践来治疗重金属中毒症及其他一些疾病。我们能否也利用联合作用的理论，来控制环境污染及其危害呢？特别是土壤的污染，我们很难将污染的土壤从地球上清除掉，能否采用这种理论控制某些污染物以危害呢？这些是值得探索的。

## 五、复合污染

### （一）复合污染的概念与研究意义

以往人们几乎普遍认为复合污染是指两种或两种以上不同性质的污染物或几种来源不同的污染物在同一环境中同时存在所形成的环境污染现象。周启星对复合污染这一概念进行了扩展，对复合污染的基本内涵进行了补充和完善。他认为，复合污染在概念上，并不等同于“污染物＋污染物”；复合污染应该同时具有以下 3 个基本条件：①一种以上的化学污染物同时或先后进入同一环境介质或生态系统同一分室；②化学污染物之间、化学污染物与生物体之间发生交互作用；③经历化学的和物理化学的过程、生理生化过程、生物体发生中毒过程或解毒适应过程等3个阶段。

复合污染更为接近环境的现状，环境污染也就更依赖于对复合污染的解释，所以西方各国正在加强复合污染研究成果的应用，我国也加强对复合污染的研究。例如，国际上现有的饮用水卫生标准、地表水环境标准、食品卫生标准和土壤环境质量标准仅基于单因子污染的生态效应，应用现有的复合污染研究成果，正确评估水、土壤和大气（包括室内和室外）环境质量与生态安全性，对复合污染条件下地表水、饮用水和食品安全指标及土壤环境质量基准提出建议，有助于推动更为符合环境实际、更有助于生态安全和人体健康的各种卫生标准和环境标准的制定，更好地服务于环境保护工作和人体健康的要求。

### （二）复合污染的类型

复合污染的类型主要分为以下五种：

1. 重金属复合污染　重金属复合污染效应具体表现在拮抗、协同和加和3个方面，多种重金属共存于同一环境中，相互作用机理非常复杂。确认这些作用性质的重要性在于这些作用会显著影响生物体对某些特定元素的积累过程及不同生物学层次上的毒性作用。

（1）拮抗作用　其中从某种程度上可以将位点竞争视作复合污染产生拮抗作用的直接原因，但这种位点竞争不能解释所有的拮抗作用。Ribeyre发现，当水体中Ag含量上升时，鱼体中的Cu的蓄积量会下降，且这种拮抗作用是非线性的。原因在于Ag的存在减少了Cu形成某种胞质热稳定化合物的量。此外，金属离子之间发生特定反应也是产生拮抗作用的重要原因。

（2）协同作用　协同作用的产生和强度与各组分加入的顺序和比例有关。有人以鱼体中蛋白质含量为指标，将同时加入Ni和Cd与先加Ni再加Cd的情况进行比较，发现前者毒性更大、协同作用更强。修瑞琴等发现，当Ni和Cd以浓度比1∶1加至石斑鱼生活的水体中时，表现为协同作用；但以其毒性比1∶1加入时，则表现为先协同后拮抗。

（3）加和作用　复合污染通常有两种加和作用，即浓度加和（Concentration additive）与效应加和（response additive）。Moreau等认为，两种化合物是非相互作用（noninteraction），但作用模式相同时，联合毒性应等于浓度加和，如果作用模式不同，联合毒性则是效应加和。

2. 重金属与非重金属无机物复合污染　其他非重金属元素与重金属共存时，可改变重金属的溶解性和生物可利用性，因而对重金属的毒性有一定的影响。Arnesen认为，F进入土壤后会改变土壤的有关特性，结果减少了土壤中Al和Fe氧化物、氢氧化物及溶解有机质的含量，这一点会影响重金属的潜在毒性。

**3. 无机—有机复合污染** 无机和有机污染物共存时的复合污染是当前复合污染研究的方向和重点。目前研究主要集中在有机螯合剂、农药、石油烃及芳香类化合物与重金属的复合污染。

（1）有机螯合剂与重金属复合污染 对 EDTA 加入受重金属污染的水体中的作用有两种不同的观点：①螯合剂加入后降低了水中自由金属离子的浓度，从而减轻了重金属的毒性；②重金属与螯合剂形成螯合物，增加了金属的可溶性，提高了其转移、扩散能力以及潜在毒性。有关的水生生物实验表明，水生生物体内重金属 Cd、Pb 的毒性较加入 EDTA 的情况高出两倍。但也有完全不同的结果，如 Sillanpaa 等发现在高铁离子溶液中加入 EDTA，其毒性反而增大了 3 倍。其原因在于，不同的重金属离子具有不同的电荷和不同的离子半径，所形成的螯合物具有不同的稳定性，从而造成螯合物进入生物体的难易程度不同，因此其根本原因在于各金属离子的差异。

（2）农药—重金属复合污染 各种农药被施用后，难降解有机物和重金属往往共存于同一环境中，研究其相互作用的性质对研究农药的效用、降解和毒性都有重要意义。很多农药本身含有重金属，进入环境后释放出来会与共存的其他污染物发生相互作用。Teisseire 等发现，在施用敌草隆（DCMU）时常与杀真菌剂一同施用，后者易在环境中释放出 Cu。通过比较发现，DCMU 与 Cu 的作用是一种相加作用。有机物结合重金属会减低环境中重金属的活性。Cu 与杀虫剂的相互作用研究表明，复合物中 Al、Fe 会与 N－（磷酰甲基）氨基乙酸（Gps）结合，多出的空位可将 Cu（Ⅱ）吸附其上，其潜在的毒性就会变小。因此，农药与重金属复合污染的性质取决于前者对重金属的生物可利用性的影响。

（3）普通有机污染物与重金属复合污染 有机污染物对生物体的生长和代谢有重要影响，生物体对重金属的吸收也与此有关。研究表明，Zn 与菲之间存在拮抗作用。菲存在时，生物对 Zn 的吸收量减少，但反过来 Zn 并不影响菲的摄入，在其特定浓度和比例下也存在着协同作用。

**4. 有机复合污染** 多种有机物共存于环境中时，在各种环境条件和生物作用下所产生的复合作用十分复杂。但由于采用的方法体系及参考模型不同，结果相差较大。如 Lange 等在研究硝基苯和二硝基苯的复合污染毒性时运用了多种方法，用等值线和复合污染指数法时，结果表明是相加作用，而用 Marking 相加指数法的结果则是拮抗作用。有机复合污染的性质取决于各种有机污染物的加入比例。Tripathi 等研究发现，将两种杀软体动物剂按一定比例（1∶46）加入后呈协同作用，$LC_{50}$ 值下降为原来的 1%；与 MGK－264 这种脂酶阻物以 1∶46∶5 比例加入时，三者毒性明显大于前二者毒性，协同作用更加明显。

5. 有机污染物与病原微生物构成的复合污染　有机污染物与病原微生物的复合污染是一个重要的复合污染类型。随着污水处理事业的发展，大量的污泥产生，并应用于农业土壤或在林地、休闲地进行堆置，都会产生有机污染物与病原微生物的复合污染。而对那些未进行处理的生活污水或工业污水，随着灌溉农田进入土壤，容易产生这种类型的复合污染。同时，土壤历来是作为废物的堆放、处置和处理的场所，使大量的有机污染物和病原微生物随之进入土壤—植物系统而发生这种类型的复合污染。农业化学物质和有机肥的施用，也会带入某些病原微生物，与农药本身及其分解残留物或者其他有机污染物也能构成这种类型的复合污染。有关该类型复合污染的研究，目前尚未见报道。

**（三）复合污染的生态效应**

污染物之间不同的交互作用，通过竞争结合位点，通过络合（或螯合）、沉淀及氧化—还原作用，通过影响酶的活性、正常生理活动与过程的干扰以及细胞结构与功能的改变，通过外部的生境条件等因素的变化，产生不同的生态效应。

土壤—植物系统复合污染所导致的生态效应，首先是通过植物反应表现出来的。污染物对植物的联合毒性效应的最初受体是植物的根部。植物根部具有非常大的表面积和高亲和性化学元素受体，在吸收营养元素的过程中，根表面结合许多化学污染物质。目前，有关重金属胁迫下的根际效应已开展了较多的研究，在根际的 pH 环境、氧化一还原状况、分泌物的种类和成分以及根际的微生物效应等方面有了较多的相关研究报道。一些研究者还就复合污染对作物一些生理、生化指标，如种子发芽率、根伸长率、茎叶中叶绿素含量、茎叶中硝酸还原酶和根系脱氢酶活性等方面的影响进行了研究。例如，程云和周启星在研究活性 X－3B 红染料与重金属 Cd 的联合毒性时，采用了种子发芽率和根伸长率作为其生态毒性的指标。宋玉芳等研究了重金属在复合污染条件下对土壤中小麦种子发芽与根伸长抑制的生态毒性。但对污染物的污染微观机理，尤其是复合污染物的毒性分子机理探讨还不深。

现有资料表明，复合污染可以引起各种生物体或有关内含物与外界环境隔离开的生物学屏障在结构和功能上的扰动，从而改变其透性及主动、被动运转能力。复合污染物通过影响生物的细胞结构，特别是膜结构而发生相互作用，因而对复合污染的机理研究也是与膜有关的研究。Fargasova 发现，有些金属离子可以改变细胞膜的渗透性，对植物根系造成显著的伤害。膜结构是污染物相互作用的优先部位。膜结构的改变使膜通透性发生变化，影响物质在生物体内的运输。Stewart 和 Malley 经研究发现，Cu 可改变原生质膜中可溶性部分的渗滤性，从而造成细胞膜的损伤，使得膜体变得很脆弱，重金属更易进入。郭栋生等研究发现，达到一定浓度下的酚—镍复合污染可以加剧根、叶组织细胞膜的损伤。Fillippis（1979）研究结果表明，细胞膜的稳定性受重金属离子对SH的亲和性的影响。后来又发现，如果其中一种污染物改变了细胞器结构、功能的话，可能会对另一种污染物的生态毒性发生影响。Moreau等认为，菲对Zn在生物体内积蓄的拮抗作用，可能是因为菲改变了溶酶体膜的稳定性及功能，影响了溶酶体解除Zn毒害的作用，促进了Zn在生物体内的积蓄。同时，复合污染的有毒化学物质通过抑制生物大分子的合成与代谢，干扰基因的扩增和表达，对DNA造成损伤或使之断裂并影响其修复，与DNA生成化学加和物等途径对生物体形成毒性。

1. 复合污染对水体的影响　由于越来越多的有机和无机污染物进入水体以及这些污染物在水环境中的长期积累和暴露，水体污染的复合性特征也表现得越来越突出：多种污染共存并联合作用；多种污染过程同时发生；多种污染效应表现出协同或拮抗作用；污染物在环境中的行为涉及多介质、多界面；同时发生的物理、化学和生物过程致使我国水体污染问题更加复杂。近年来在我国的许多地表、地下水中检测出上百甚至几百种有机物、重金属以及氮、磷等污染物质，水质污染呈明显的复合特征。

目前，在我国复杂的天然水体复合污染问题中，除我们常规所了解的以外，有三大类问题应格外引起关注。

第一类是水体沉积物复合污染问题。我国地面水源由于历年排放的污染物大量聚集在沉积物中，已成为二次污染源。在污染源控制达到一定程度后，沉积物的处置将会突出表现出来，成为与水质变化密切相关的问题。发达国家在水质改善方面取得了相当的成功以后，对水体中的沉积物污染控制仍不乐观。实际上，水体富营养化的解决关键也仍与沉积物密切相关，繁生的藻类和氮、磷残余物都蓄积在底部沉积物中。沉积物中的重金属、有机有毒化学品等会长期成为水处理微污染的对象，是水体复合污染物及复合污染过程的主要载体和介质。

第二类是水中的悬浮胶体颗粒复合污染问题。我国大部分地表水体中含有黏土、腐殖质等胶体物质，它们是水体复合污染物的重要载体。研究表明，水中的很多有机或无机污染物都吸附在胶体颗粒表面，并以其为载体或介质进行运移、反应和发生形态变化，水中极细胶体的浓度直接影响了水中污染物的含量。

第三类是水中有机有毒化学品的复合污染问题。各类有机有毒化学品是当前国际上最关注的污染物。国外目前已注意到甚至包括神经毒素、发育和生殖碍害物等化学品。水质标准也日益严格，检测和处理要求高、新技术。同时，有机有毒化学品的净化问题也已成为水处理的热点研究课题。我国水中的有机污染物大多是人工合成的化学品，如在许多水体中发现的多氯联苯、多环芳烃、有机氯农药等都是人工合成化学品。这些物质是我国天然水体的重要有机污染物，具有较高的生物毒性和生态破坏作用，必须引起高度重视。

如研究涕灭威和广泛使用的阴离子表面活性剂十二烷基苯磺酸钠（SDBS）组成的复合污染体系对斑马鱼胚胎 DNA 的影响，结果表明，涕灭威对斑马鱼胚胎 DNA 的损伤随浓度增大而加重，但低浓度涕灭威在短时间内造成的 DNA 单链断裂是可以修复的，高浓度则导致难以修复的双链断裂，一定浓度（20mg/L）的 SDBS 在复合污染体系中能减弱涕灭威的毒性。

2. 复合污染对土壤的影响

（1）对土壤质量安全的影响　以黑土为环境介质，通过急性毒性试验法研究东北黑土区普遍存在的两种农用化学品甲胺磷和乙草胺与重金属 Cu 对赤子爱胜蚓（Eiseniafoetida）的复合毒性效应表明，两种有机农药与重金属 Cu 复合毒性效应十分复杂，与不同的浓度组合及染毒历时有关。一般随时间的延长，毒性加剧。两种有机农药通过不同途径毒害蚯蚓，复合毒性效应表现为协同作用。可见，三者对土壤生态系统环境安全性和土壤健康质量存在潜在危害。同时，这几种污染物的共存进一步加大了潜在危害性，且复合毒性效应与各组浓度组合及污染暴露时间密切相关。

（2）对土壤吸附作用的影响　以 $Pb^{2+}$、ρ-硝基苯酚为代表污染物，用实验室模拟法研究了有机膨润土在重金属—有机物混合污染体系中的吸附行为表明，在有机膨润土/$Pb^{2+}$/ρ-硝基苯酚体系中，溶液中共存 $Pb^{2+}$ 会延缓 ρ-硝基苯酚在有机膨润土上的吸附速率；$Pb^{2+}$ 与 ρ-硝基苯酚产生竞争吸附，竞争作用的大小与溶液中 ρ-硝基苯酚和 $Pb^{2+}$ 的浓度比 c（酚/Pb）以及有机膨润土对污染物的吸附机制有关。相对于吸附机制以分配作用为主的 100TMAB—膨润土，$Pb^{2+}$ 与 ρ-硝基苯酚在以表面吸附为主的 100TMAB—膨润土上的竞争吸附更强。

（3）对土壤微生物的影响　应用传统及分子微生物生态学 16SrDNA－PCRDGGE（Denaturing Gradient Gel Electrophoresis）等研究方法，分别对不同浓度乙草胺、甲胺磷二元组合胁迫下黑土中细菌活细胞数量（CFU，Colony Forming Units）、种群丰富度（richenss）及其结构变化规律研究表明，高浓度乙草胺—甲胺磷的二元组合对细菌 CFU 产生复合毒性效应，其对细菌 CFU 的复合抑制率明显高于相应组合中各单因子，乙草胺对可培养自生固氮菌表现出强烈刺激的作用，甲胺磷表现为严重抑制作用；而所有乙草胺—甲胺磷二元组合却对自生固氮菌 CFU 表现为复合毒性效应，其复合毒性明显高于相应组合中各单因子对自生固氮菌的毒性效应。应用 16SrDNA－PCRDGGE 技术研究结果显示，乙草胺、甲胺磷及乙草胺—甲胺磷组合不同程度地降低了黑土中细菌种群在分子水平上的丰富度，并使其种群组成和结构均发生了显著变化。

如果以铜、锌冶炼厂附近的水稻土为例，研究重金属复合污染对土壤微生物群落的影响表明，有效铜、锌、镉、铅与微生物生物量碳、微生物生物量氮、微生物商、微生物生物量氮、全氮均呈显著负相关。重金属污染均能降低细菌、真菌和放线菌的数量。用 BIOLOG 生态盘研究重金属污染对微生物群落结构的影响，发现重金属污染明显影响了微生物群落结构。

（4）对土壤酶的影响　运用正交试验设计方案考察酸雨、重金属铜和农药莠去津复合污染对土壤过氧化氢酶活性的影响表明，氢离子浓度是制约酶活性的最为重要的因素；重金属铜、培养时间次之；在所考察的浓度范围内，未见铝离子、莠去津对过氧化氢酶活性有显著影响。这说明在有机＋无机复合污染的生态条件下，外源氢离子、重金属铜较有机农药更易影响和破坏农业生态环境。

（5）对土壤生物（蚯蚓）的影响　通过测定草甸棕壤条件下，菲、芘和 1,2,4 -三氯苯单一与复合污染对蚯蚓的急性致死及亚致死效应表明，3 种化学品的浓度与蚯蚓死亡率显著相关（$\alpha$＝0.05，$r_{菲}$＝0.87，$r_{芘}$＝0.85，$r_{三氯苯}$＝0.95），与蚯蚓亚致死效应的相关性稍低（$\alpha$＝0.05，$r_{菲}$＝0.75，$r_{芘}$＝0.72，$r_{三氯苯}$＝0.85）。蚯蚓个体对 3 种有机物毒性的耐受程度差别较大。引起蚯蚓死亡的毒性阈值浓度菲和 1,2,4 -三氯苯均为 20mg/kg，芘为 2 000mg/kg；引起蚯蚓体重增长率下降的亚急性毒性阈值浓度分别为菲 20mg/kg、1,2,4 -三氯苯 300mg/kg、芘 1 000mg/kg；$LC_{100}$ 分别为菲 100mg/kg，1,2,4 -三氯苯 350mg/kg。实验还表明，复合污染主要表现为协同和拮抗作用。

通过测定草甸棕壤条件下，Cu、Zn、Pb、Cd 复合污染对蚯蚓的急性致死及亚致死效应表明，Cu、Pb 浓度与蚯蚓死亡率显著相关（$\alpha$＝0.05，$\gamma_{Cu}$＝0.86，$\gamma_{Pb}$＝0.87），Cu 浓度与生长抑制率显著相关（$\alpha$＝0.05，$\gamma_{Cu}$＝0.84），其他供试重金属浓度与蚯蚓死亡率和生长抑制率相关性不显著。蚯蚓个体对重金属毒性的耐受程度差别较大。其毒性阈值（引起个体蚯蚓死亡浓度）分别为 Cu 300mg/kg，Zn 1 300mg/kg，Pb 1 700mg/kg，Cd 300mg/kg。$LC_{50}$分别为 Cu 400～450mg/kg，Zn 1 500～1 900mg/kg，Pb 2 350～2 400mg/kg，Cd 900mg/kg，在 Cu、Zn、Pb、Cd 单一污染引起＞10％蚯蚓死亡的浓度下，复合污染导致100%蚯蚓死亡，表明复合污染极强的协同效应。

3. 复合污染对植物的影响

（1）对植物种子的影响

①小麦种子。以小麦种子为材料，应用二次回归旋转设计法研究水培条件下重金属复合污染对其根生长及活力的影响，分析Cu、Zn、Cd和Pb 4种重金属中两两重金属间的联合作用以及各重金属的边际毒性效应表明，Cu与Cd、Cu与Zn、Zn与Cd以及Cd与Pb元素间的互作效应显著；在0～20mg/L浓度范围内，Cu和Zn两元素在最小浓度时的边际效应值最大，Cd和Pb两元素的边际效应最大值却出现在最高浓度处。

②白菜种子。通过测定水溶液和4种土壤（红壤、草甸棕壤、暗棕壤和栗钙土）条件下，铜、锌、铅、镉单一污染对白菜种子发芽与根伸长的抑制率，以及暗棕壤条件下重金属的复合污染效应表明，同一浓度下，重金属对白菜根伸长抑制率均明显大于对种子发芽抑制率。重金属在土壤中对白菜根伸长抑制效应明显低于其在水体中的抑制效应。这表明土壤对重金属污染有重要的缓冲作用。铜、锌、铅、镉污染对白菜根伸长抑制率与土壤有机质和土壤氮含量显著负相关。但与土壤pH和土壤钾含量的相关性不显著。铜、锌、铅、镉单一污染对白菜根伸长为刺激作用浓度下，复合污染即产生明显的协同作用，其结果使白菜根伸长的抑制效应阈值明显降低。

③对番茄种子。测定了水溶液和4种土壤中铜、锌、铅、镉单一污染对番茄种子发芽与根伸长抑制率以及草甸棕壤条件下重金属复合污染的生态效应。结果表明，重金属对番茄根伸长抑制率均明显大于对种子发芽抑制率。土壤重金属明显低于水体重金属对番茄根伸长的抑制。抑制率大小排列为红壤>草甸棕壤>栗钙土>暗棕壤。铜、锌、铅、镉对番茄根伸长抑制率与土壤有机质、土壤凯氏氮、全钾含量显著线性负相关（$P$=0.05）；与土壤pH和土壤全磷含量线性不相关（$P$=0.05）。重金属复合污染对番茄根伸长表现为协同作用和拮抗作用。

（2）对植物吸附作用的影响　在模拟单一重金属污染试验研究的基础上，采用正交回归设计方案，通过研究Cd、Zn、Pb复合污染情况下紫花苜蓿和披碱草两种敏感性植物对3种重金属的吸收效应表明，在复合污染条件下，两种植物对铅、锌和铅、镉的吸收在不同浓度范围内分别存在存在着协同效应和拮抗效应。同时，两种植物对锌、镉元素在实验涉及浓度范围内都存在着拮抗效应。这对深入研究复合污染条件下重金属的土壤环境化学行为，对植物的综合毒性以及不同植物对重金属的吸收累积效应等，具有一定的参考意义。

（3）对植物根的影响　测定了草甸棕壤条件下，菲、芘对小麦、白菜、番茄3种植物根伸长抑制率以及复合污染毒性效应。结果表明，菲、芘浓度与植物根伸长抑制率呈显著线性或对数相关（$P$=0.05）。2种有机物对植物根伸长抑制强度为菲＞芘。这与菲、芘在水中溶解度明显相关，与土壤脱氢酶活性和蚕豆根尖微核实验结果相比，植物根伸长对菲、芘毒性更敏感，小麦为有机污染的最敏感指示植物，菲、芘复合污染产生明显协同作用。

### （四）复合污染的研究方向

1. 进一步拓宽复合污染研究对象　目前复合污染研究主要停留在研究无机污染物（重金属）的交互作用和两种有机物共存时的联合毒性方面，研究对象很多只有两种，对3种以上的研究方法尚未成熟。因而加强对无机复合污染和有机复合污染的研究及增加复合污染研究对象的种类和数量对复合污染研究的发展有重要意义。

2. 深化复合污染机理的研究　很多复合污染研究的结果带有猜想性，总的来说并不统一，应利用分子生物学的各种技术手段和人工模拟方法，进一步揭示复合污染物的致毒途径及其机理。

3. 在复合污染研究中要引入更多的研究方法　目前的复合污染多以急性毒性实验为主，长效应实验（如基因突变和遗传等）和蓄积实验较少，很多生物测试技术未得到充分应用。在复合污染研究中应加强新技术的运用。

4. 加强复合污染研究成果的应用　复合污染比单一效应更接近环境实际情况。应充分利用拮抗等作用，改进污染处理方法。

总之，随着人们对单一污染了解的深入，随着环境污染愈来愈依赖复合污染的解释，复合污染研究必将有更大的发展。

# 第五章　环境污染物的毒性及其评价

广义的环境污染物包括人类生产和生活环境中存在的各种有害因子，但一般情况下环境污染物是指人类环境（空气、水、土壤等）中存在的对机体可能产生危害的化学物质，如有害气体、大气颗粒、重金属、农药、化肥、有机溶剂、石油产品等。环境污染物的毒性是指某种环境污染物进入机体后，引起机体损害的能力。人们对环境污染物毒性的认识是逐步深入的。20 世纪 70 年代以前主要考虑急性毒性、亚慢性毒性、蓄积毒性和局部毒性等，叫一般毒性或基础毒性；70 年代以后人们关注的是环境污染物的致突变、致癌变、致畸变作用，被称为特殊毒性，或简称“三致”；80 年代末 90 年代初以来开始重视环境污染物的神经行为毒性、免疫毒性和内分泌毒性以及多种环境污染物的联合毒性等。环境污染物毒性的评价即毒理学安全性评价，主要是根据环境污染物的种类，按照相应的毒理学试验规范（guideline）进行相关的毒理学试验。因此，这些试验也叫法规毒理学试验（regulatory toxicology test）。本章主要介绍国内外环境污染物毒理学试验规范中常用试验的原理及方法。

## 第一节　化学物毒性评价的实验基础

毒理学实验可分为体外（in vitro）试验和体内（in vivo）试验。体外试验主要用于毒性的初筛和毒作用机制研究，也可以作为体内试验的补充。根据现代毒理学的发展趋势，体外试验或试验组合有可能部分替代（alternate）整体动物实验。体内试验是以整体实验动物为模型，观察实验动物对受试物的毒性反应，通过外推（exploration），评估受试物对人的潜在危害和危险度。到目前为止，毒理学实验仍以整体动物实验为主，因此，本节主要介绍环境毒理学实验常用的实验动物及动物染毒方法。

### 一、实验动物的选择

实验动物（laboratory animal）是指经人工培育，来源清楚，遗传背景明确，携带微生物可控制，可用于研究、教学和其他科学实验的动物。毒理学实验中实验动物的选择包括动物物种、品系、微生物控制情况和个体的选择。

### （一）实验动物物种的选择

用于毒理学实验的实验动物物种（species）选择的基本原则是选择对环境污染物的代谢特点、生物学反应和毒理学特征与人最接近，同时，兼顾自然寿命和繁殖周期不太长、易饲养和操作、经济，并容易获得的物种。

实际上几乎没有一种实验动物完全符合这些条件，往往是利用它们各自某一方面或几方面的优点。目前毒理学试验中常用的实验动物有小鼠、大鼠、豚鼠、家兔和狗。一般采用两个物种，一种为啮齿类，另一种为非啮齿类。往往根据不同的试验选择合适的实验动物，如急性毒性、亚慢性和慢性毒性试验常用的啮齿类为大鼠或小鼠，非啮齿类为狗；皮肤刺激试验常用家兔或豚鼠；致敏试验首选豚鼠；致畸和生殖发育毒性试验常用大鼠、小鼠和家兔。此外，迟发性神经毒性试验则常用母鸡。

### （二）实验动物品系的选择

品系（strain）是指起源于共同祖先的一群动物。同一品系的动物具有相同的遗传背景、相似的外貌特征和生物学特性。根据遗传学控制即交配方法的不同，实验动物可分为近交系、杂交群和封闭群，其遗传均一性依次降低。

**1. 近交系（inbred strain）动物** 是指至少连续20代以上全同胞兄妹或亲子之间交配培育而成的纯品系动物，具有高度的遗传一致性，其理论基因纯合度达98.6%～99.8%。由于个体间差异很小，实验中每组所需的动物数减少，重复性和可比性提高。此外，由于组织相容性一致，适用于组织移植或肿瘤细胞接种等实验。但由于长期近亲交配，导致近亲衰退，抵抗力下降，其营养与饲养条件要求增高。常用的近交系动物有BALB/c、C57BL、C3H、TA1、TA2、615、DBA/2小鼠，344、SHR、LEW、ACE大鼠等。

**2. 杂交群（hybrid strain）动物** 广义的杂交动物指由不同品系或种群之间交配产生的后代。实验动物的杂交群则是指由两个不同近交系之间有目的进行交配所产生的第一代动物，也叫杂交一代。因为从第二代开始将发生遗传性状分离。杂交群动物有两系双亲的遗传特性，杂合的程度一致，具有与纯种动物相似的遗传一致性，个体差异小，无近亲衰退现象，且具备杂交优势，生命力强，繁殖旺盛。

**3. 封闭群（closed colony）动物** 封闭群也叫远交群（outbred stock）。指一个种群在5年以上不从外部引进新的血缘，仅由同一品系的动物在固定场所随机交配繁殖的动物群。可以起源于近交系或非近交系，应尽量避免在亲子、兄妹、表兄妹和伯侄之间交配。封闭群动物之间有一定程度的遗传差异，但没有引进新血缘，其遗传性和反应性都保持相对稳定，显著优于未经遗传限定的一般动物，其繁殖能力比近交系强，可以大量生产。目前国内法规毒理学试验常用的多为封闭群动物，如昆明（KM）、NIH、ICR、LACA、ddy 小鼠，Wistar、Sprague - Dawley（SD）大鼠，Dunkin Harley 豚鼠，日本大耳兔、新西兰兔、青紫蓝兔等。

4. 突变系（mutant strain）动物　是指通过自然突变或人工定向突变，使某个或某些基因发生突变，丧失或改变原有基因功能，且可以将这种突变基因世代相传的动物。突变系动物目前在法规毒理学中的应用并不多，但作为特殊的动物模型，在毒理学中具有重要的应用价值。如重症联合免疫缺陷（severe combined immunodeficient，SCID）小鼠，是免疫毒理学研究的重要模型动物。

随着分子生物学技术的发展，出现了很多经过基因修饰（gene modification）的模型动物，主要是基因敲除（knock - out）动物和转基因动物（transgenic animals），它们在毒理学研究中有广阔的应用前景。通过对某个或某些目的基因的修饰（上调或下调、knock - out 或 knock - in），可以了解环境污染物的毒作用过程和机制；利用转基因技术可以建立对环境污染物更为敏感的动物模型，用于毒性的筛检；将一个或几个人的基因转入实验动物基因组，用这样的“人源化”动物进行毒理学试验，更加有利实验结果的外推。

现在国内外已有多家研究机构和公司研究和生产各种基因敲除和转基因动物，许多模型动物已经商业化，一些研究结构已经建立了转基因动物目录数据库，可以通过国际互联网查询。

### （三）实验动物微生物学控制的选择

按照微生物学控制分类，一般将实验动物分为普通动物、清洁动物、无特殊病原菌动物、无菌动物四级。目前国外毒理学试验一般使用无特殊病原菌动物，我国的有关毒理学试验规范要求使用清洁级或以上的实验动物。

1. 普通动物（conventional animal，CV）　指不携带所规定的人兽共患病病原和动物烈性传染病病原的动物。如小鼠应排除沙门氏菌、皮肤真菌、淋巴细胞性脉络丛脑膜炎病毒、流行性出血热病毒、鼠痘病毒、弓形虫及体外寄生虫。这一类动物饲养于开放环境中，是微生物等级要求最低的实验动物。目前国内外毒理学试验都不允许使用啮齿类普通动物，但暂时允许使用普通级的家兔、猫和犬。

2. 清洁动物（clean animal，CL）　指除普通动物应排除的病原外，不携带对动物危害大和对科学研究干扰大的病原的动物。如小鼠应排除 8 种病原菌、5 种病毒、7 种寄生虫。清洁动物饲养于屏障环境中或独立送回风净化笼具（IVC）中，所用的饲料、垫料、笼器具、饮用水都要经过消毒灭菌处理，工作人员需要更换高压灭菌的工作服、鞋、帽、口罩，方能进入动物室。

3. 无特定病原菌动物（special pathogen free animal，SPF） 指除清洁级动物应排除的病原外，不携带主要潜在感染或条件致病病原的动物。如小鼠应排除 13 种细菌、11 种病毒、10 种寄生虫。SPF 动物来源于无菌动物，必须饲养在屏障系统或隔离系统中，实行比清洁级更严格的微生物学控制措施。SPF 动物是目前国际标准级别的实验动物。

4. 无菌动物（germ free animal，GF） 指动物体内及体表任何部位都不带任何微生物和寄生虫的动物。无菌动物来源于剖腹产，饲养在隔离系统中，是微生物控制级别最高的实验动物。虽然目前的法规毒理学试验一般不使用无菌动物，但它们在某些毒理学和生物医学研究中具有独特的作用。

5. 悉生动物（gnotobiotic animal，GN） 又称已知菌丛动物（animal with known bacterialflora）或简称已知菌动物，是在无菌动物体内植入已知微生物的动物，因此有人主张将其归入无菌动物。悉生动物须饲养于隔离系统，但比无菌动物的生命力强。由于悉生动物可排除动物体内所带各种微生物对实验结果的干扰，因此，常用来研究微生物与宿主、微生物与微生物之间的相互作用。在毒理学研究中，某些环境污染物的毒作用与实验动物肠道细菌及其代谢产物有关。因此，用悉生动物进行研究比用无菌动物更能反映真实情况。

**（四）实验动物个体的选择**

实验动物的个体差异除了遗传因素外，还与性别、年龄、生理状态、健康状况等因素有关。因此，在毒理学试验中要进行实验动物的个体选择。

1. 性别 同一物种、同一品系两种性别的实验动物对环境污染物的毒性反应有时存在差别，因此，一般应采用两种性别。如已知不同性别的动物对环境污染物的敏感性不同，可选择较敏感的性别。如实验中发现毒性反应存在性别差异，应将不同性别动物的实验结果分别进行统计分析。

2. 年龄和体重 一般根据毒理学试验的类型选择实验动物的年龄。如急性毒性试验用成年动物；亚慢性、慢性毒性试验选择较年幼的或初断乳的动物，目的是使实验周期覆盖青春期和成年期。实验动物的年龄应根据其出生日期来计算，但在实际工作中往往根据动物的体重粗略判断动物的年龄。因为不同物种、不同品系实验动物的年龄与正常体重之间有比较稳定的相关关系。在同一试验中，各组动物的体重差异应小于 10%，各组间平均体重的差异不应超过 5%。

3. 生理状态 妊娠、哺乳等特殊生理状态，可引起体重、激素水平等改变，影响实验结果。因此，毒理学试验选用的雌性动物一般是未产、未孕的。除致畸试验、繁殖试验和显性致死试验等需要有计划地合笼交配外，一般应雌、雄分笼饲养。

4. 健康状况　实验动物的健康状况对试验结果可产生很大的影响，因此，应选择健康动物。健康动物应发育正常，外观无畸形，活动灵活，体型健壮，被毛浓密有光泽、顺贴而不蓬乱，眼睛明亮，表皮无溃疡和结痂，眼和鼻孔无分泌物，进食和排便正常。为确保实验动物的健康，一般需要在试验前检疫和观察5～7d。大动物在亚慢性、慢性毒性试验之前应进行血液学、血液生化以及心电图和眼科检查，剔除异常的动物。犬应常规驱肠道寄生虫。

## 二、实验动物常用的染毒方法

毒理学动物实验选择染毒方法的基本原则是尽量与人实际接触受试物的途径一致，适当考虑受试物的量、理化性质及设备条件等。环境污染物的管理毒理学试验主要采用经口、经皮肤和经呼吸道途径染毒。不同染毒途径的吸收速度和吸收率有所不同，一般是吸入＞经口＞经皮肤。

### （一）经口染毒

经口染毒即经胃肠道染毒。常用的有喂饲、灌胃、吞咽胶囊等方式。

1. 喂饲　将受试物掺入饲料或饮水中让实验动物自行摄入。根据食物消耗量或饮水量，结合动物体重计算实际染毒剂量。饲料中掺入受试物的量不应超过5%，以免改变饲料的营养成分，影响动物的生长发育。喂饲法接近自然，对动物无损伤，适用于慢性或亚慢性毒性试验。缺点是动物需要单笼饲养，染毒剂量不太准确，且不适用易挥发、有特殊嗅味或在饲料、饮水中不稳定的化学物。

2. 灌胃　将受试物配成溶液或悬浮液，以注射器经导管直接注入胃内。为防止过度胃充盈，应限制灌胃的量。一般以10 ml/kg为宜，水溶性受试物可增加到20 ml/kg甚至更大，但一般不应超过30 ml/kg。单次染毒试验灌胃前要对动物禁食12～16h，多次染毒试验可不禁食，但应每天定时染毒。最好采用等容量染毒，对少数有稀释毒性的化学物也可采用等浓度染毒。灌胃是环境污染物急性毒性试验和亚慢性毒性试验最常用的染毒方法，染毒剂量准确。缺点是工作量偏大，有食道损伤或误入气管的可能，不适用于慢性毒性试验。

3. 吞咽胶囊　将一定量的受试物装入胶囊中，直接送至动物舌后部，使其咽下。该法适用于犬等大动物，染毒剂量准确，并适用于不稳定或有异味的受试物。

### （二）经呼吸道染毒

经呼吸道染毒可分为吸入染毒和气管内注入染毒。气态和易挥发的液态化学物以及气溶胶可经呼吸道吸入染毒，气管内注入一般仅用于粉尘染毒，主要观察粉尘的肺毒性。吸入染毒根据染毒装置的不同，可为静式吸入染毒和动式吸入染毒。

1. 静式吸入染毒　静式吸入染毒，即在一定容积的染毒柜内加入气态或易挥发的受试物，造成含一定浓度受试物的空气环境，使受试动物在规定时间内吸入受试物而染毒。静式染毒装置简易，一般实验室容易实现。但缺点较多，主要是染毒柜内的氧分压将随时间降低，因此，每次实验的动物数受限制；柜内受试物的浓度也随时间降低，难以保持稳定的受试物浓度；受试物可能被被毛吸附，存在经皮交叉接触的可能。吸入的时间一般为 2～4h。

2. 动式吸入染毒　动式染毒装置由染毒柜（室）、机械通风装置和混气系统组成。动式吸入染毒，即采用机械通风为动力，连续不断地将含有已知浓度受试物的新鲜空气送入染毒柜内，并排出等量的污染气体，使染毒浓度保持相对稳定。这样不但可使染毒时间不受染毒柜（室）容积的限制，而且可以避免动物缺氧、二氧化碳积聚、温度增加等因素对试验结果产生影响。为了避免皮肤交叉吸收的问题，还设计了口鼻接触动式染毒法，将动物的头部放在染毒柜中，而身体在染毒柜外。动式吸入染毒的主要缺点是设备庞大，且昂贵，需要受试物的量比较大，对环境保护的要求比较高。目前国内已有商品化的静式和简易的动式染毒柜出售。动式染毒比较适用于反复接触的中、长期染毒试验，一般每天染毒 6h，每周染毒 5～6d。

### （三）经皮肤染毒

液态、气态和粉尘状外源化学物均有与皮肤接触的机会。经皮肤染毒的目的，一是经皮肤吸收的全身毒性试验，如经皮急性毒性试验、亚慢性毒性试验和皮肤致癌试验；二是皮肤局部毒性试验，如皮肤刺激试验、皮肤致敏试验等。因为动物的被毛可影响受试物与皮肤直接接触，因此，在染毒前一般要除去染毒部位的被毛。常用的脱毛方法有机械法和化学法。前者直接用剪刀或理发剪，后者用硫化钠或硫化钡等脱毛剂。表皮破损、皮肤水化或脱水，以及易滞留于角质层的化学物，均可增加受试物的渗透。所以，脱毛时不应损伤表皮，皮肤接触化学物的面积、时间长短、环境温度、湿度均应控制。不同年龄动物的表皮厚度和细胞成分不一样，实验一般选择成年动物。此外，为保证不因皮肤部位不同而形成受试物渗透率差异，一般大鼠、豚鼠、家兔均使用背部皮肤。面积根据动物及受试物的剂量和剂型而定。如，家兔 5 cm × 6 cm、豚鼠 3 cm × 4 cm、大鼠 1.5 ～2.0 cm 直径的面积，小鼠 1.0～1.5 cm 直径的面积。实验前详细检查去毛部位皮肤有无擦伤、红肿、皮疹等异常现象，剔除不合格动物，一般在脱毛 24h 后给药。经皮肤接触的时间根据不同的试验而定，经皮急性毒性试验一般为 4h。

## 第二节　急性毒性及其评价方法

根据接触环境污染物时间的长短，可将产生的一般毒性作用分为急性毒性、亚慢性毒性和慢性毒性。其中急性毒性试验是最基础和最初始的毒理学研究工作。主要包括：①求出受试物的致死剂量，通常用 $LD_{50}$ 表示，并据此进行急性毒性分级（classification）和标记（labeling）；②观察动物的中毒表现、作用强度和死亡情况，初步了解受试物的毒效应特征，估计可能的靶器官、毒作用机制及对人体的潜在危害；③为亚慢性、慢性毒性试验及其他毒理学试验提供选择接触剂量和观察指标的依据，为毒作用机制研究提供线索。

### 一、急性毒性的概念

急性毒性（acute toxicity）是指机体 1 次接触或 24h 内多次接触环境污染物后，在短期内所产生的毒性效应。

1 次经口接触是指以灌胃或吞咽胶囊的方式瞬间接触。1 次经吸入或经皮肤接触是指在规定的时间内持续接触。短时间内多次接触是指 24h 内分次给予，一般分 2～3 次，每次间隔 3h 左右。急性毒性效应是指给药后即刻、数分钟、数小时或数天后出现的中毒表现。中毒效应的强度不一，包括行为活动、进食、毛色、粪便和体重的改变，不同程度的中毒体征，直至动物死亡及尸体解剖所见的脏器病变等。

### 二、急性毒性参数

评价急性毒性大小的参数主要是动物出现死亡或其他中毒表现的剂量或浓度。引起动物死亡的剂量或浓度叫致死剂量（lethal dose，LD）或致死浓度（lethal concentration，LC）。引起个别受试动物出现死亡的剂量叫最小致死剂量（minimal lethal dose，$LD_{01}$）。从理论上讲，低于此剂量就不能引起死亡。引起全部受试动物出现死亡的剂量叫绝对致死剂量（absolute lethal dose，$LD_{100}$）。由于受试群体中总有特别敏感或耐受性特别高的个体，导致 $LD_{01}$ 和 $LD_{100}$ 常有较大的波动，所以一般不用它们作为评价环境污染物急性毒性大小的参数。

半数致死剂量（$LD_{50}$）相对比较稳定，因此，是评价环境污染物急性毒性大小最重要的参数，也是各种化学物进行急性毒性分级的主要依据。环境污

染物的急性毒性与 $LD_{50}$ 呈反比，即急性毒性越大，$LD_{50}$ 的值越小。

$LD_{50}$ 是一种生物参数，而不是生物常数，受到诸多因素的影响。对于同一种化学物，不同种属动物的敏感性不同，年龄、性别、染毒途径和时间、受试物浓度、溶剂、实验室环境、喂饲条件、试验者的操作技术以及实验设计等都可以影响 $LD_{50}$。因此，在表示 $LD_{50}$ 时，应注明上述条件。此外，即使在相同实验室，由相同的人员按相同的方法操作，得到的 $LD_{50}$ 值仍可能存在差异。有报道称，这种差异有时甚至可达 2～3 倍。因此，在计算 $LD_{50}$ 时，还要求计算其 95％可信限，以 $LD_{50} \pm 1.96\sigma$ 来表示误差范围。

最大耐受剂量（$LD_0$），从理论上讲，高于此剂量就可能引起死亡。与 $LD_{01}$ 和 $LD_{100}$ 相似，$LD_0$ 也受个体敏感性的影响，存在较大的波动。在环境毒理学中还经常使用半数耐受限量（median tolerance limit，TLm），它与 $LD_{50}$ 的概念相同，指水中污染物在一定时间内引起 50％的受试水生生物出现死亡的浓度，单位为 mg/L。同样，表示 TLm 时也要注明水生生物的种类、染毒时间和其他条件等。

阈剂量（threshold dose）又可分为急性阈剂量（acute threshold dose，$Lim_{ac}$）和慢性阈剂量（chronic threshold dose，$Lim_{ch}$），分别从急性毒性试验和慢性毒性试验中得到。阈剂量是个理论值，且受观察指标和检测技术的影响。在实际毒理学试验中，只能得到观察到损害作用的最低剂量（lowest observed adverse effect level，LOAEL），随着实验剂量组数和每组动物数的增加，LOAEL 可以逐渐接近阈剂量，但一般难以达到。

急性毒作用带（acute toxic effect zone，Zac）是另一个表示环境污染物毒性和毒作用特点的重要参数，为 $LD_{50}$ 与急性阈剂量的比值，即：$Zac = LD_{50}/Limac$。Zac 值小，说明环境污染物从产生轻微损害到导致急性死亡的剂量范围窄，引起死亡的危险性大；反之，则说明引起急性死亡的危险性小。

## 三、急性毒性评价方法

评价化学物急性毒性的方法是急性毒性试验。不同的化学物如食品、药品、农药、兽药、化妆品、消杀产品、工业毒物等，分别有不同的程序和规范。但其原则和要点基本相同或相似。主要包括实验动物、染毒剂量、途径设计、毒性观察、$LD_{50}$（$LC_{50}$）计算、毒性评价和试验报告等。

1. 实验动物及处置　实验动物的选择原则已如前述。环境毒理学研究最常用的是大鼠和小鼠，同时也可使用鱼类、鸟类、家禽、蜜蜂、蚯蚓等非靶生物。一般受试动物应是雌、雄各半，若两种性别的动物对受试物毒作用的敏感程度有显著差异，应分别求出各自的$LD_{50}$及其95%可信限。除特殊要求外，急性毒性试验一般要求选用健康初成年的实验动物，过大、过小都不适宜，雌性应为未曾交配和受孕的。在合格的饲养条件下，小动物的年龄与体重相关性较好，所以往往按体重来选择和购买，初成年动物的体重，大鼠180～240g，小鼠18～25g，家兔2～2.5kg，beagle狗4～6kg。同1次试验同一批实验动物体重变异范围不应超过该批动物平均体重的20%。实验动物应采用随机方法分组，以保证各组之间的均衡性。

实验动物给药前应先进行检疫观察。一般大鼠、小鼠、豚鼠、家兔的检疫为期为1周，狗、猴等适当延长至2～3周。设定检疫期的目的：一是让购入的实验动物在本试验实条件下适应一段时间，减少环境和生理条件变化对试验结果可能产生的影响；二是筛检不符合试验要求的动物。在检疫期内出现临床异常者应予弃用。狗、猴等大动物还应检查或补做疫苗接种和驱虫等检疫工作。检疫期内雌、雄必须注意分笼饲养，防止交配和受孕。如发现动物生病，小动物一般不做治疗，直接处死弃去；大动物可做适当治疗，痊愈后可继续用于试验。

2. 染毒剂量及途径　染毒剂量的设计可参考受试物的化学结构、分子量、纯度、杂质成分及含量、溶解度、挥发度、酸碱度等理化性质，也可以借鉴受试物的相关文献资料。但大多数都需要经过预试验，探索合适的剂量范围。如能查到受试物或其类似物对同种动物的$LD_{50}$，可以此为参考中值，以较大的剂量间隔，先用少量动物（啮齿类一般每组2～3只）进行预试验，找出10%～90%（或0～100%）的致死剂量范围，然后设计正式试验的剂量和分组。不同的$LD_{50}$计算方法，对剂量组数和每组动物数有不同的要求。经典的急性致死性毒性试验一般要求大鼠、小鼠等小动物每组每种性别5～10只，犬等大动物4～6只。试验组数一般4～6组。如霍恩氏法设4个组，改良寇氏法和概率单位法5～6组。组间剂量间隔一般采用等比（几何级数）设计，组间距（$i$）一般为0.8～1.3，也可按下式计算：

$$i = (\lg LD_{90} - \lg LD_{10}) / (n-1)$$

或

$$i = (\lg LD_{100} - \lg LD_{0}) / (n-1)$$

式中：$i$——组距（相邻的两个剂量组对数剂量之差）；

$n$——设计的剂量组数。

求得$i$值后，以最低剂量值（$LD_0$或$LD_{10}$）的对数剂量加上一个$i$值，即是第二个剂量组的对数剂量，以此类推直至最高剂量组，查各自的反对数即可得出各组的剂量值。

有的化学物毒性很小，在急性毒性试验中给以很高剂量时，实验动物仍无明显中毒体征，或虽有毒性表现，但无死亡，此时一般可不再求 $LD_{50}$，而采用限量试验。限量试验的动物数稍有增加，一般大鼠或小鼠 20 只，雌、雄各半。如受试动物无死亡或仅个别动物死亡，则可认为 $LD_{50}$ 大于限量。具体的限量值依据不同的规范要求而定。如经济合作与发展组织（OECD）以前要求一般化学物大鼠和小鼠经口限量 5g/kg，近年来降为 2g/kg。

必要时，急性毒性试验也可设立正常和溶剂对照组。目前国内只有新药急性毒性试验对此有明确要求。

染毒途径应与人们实际接触的途径一致。具体要根据不同化学物相应的毒性试验规范决定。采用经口途径染毒时，动物胃肠道内食物存留量对受试物的毒性可产生较明显的干扰，因此，在试验给药前应做禁食处理。大鼠主要在夜间进食，所以，要求染毒前隔夜进食（12～16h）。小鼠和大鼠基本类似。但由于其消化吸收和代谢速度较快，可隔夜禁食，也可禁食 4h 以上。禁食期间应正常给予饮水。染毒 2h 后再提供饲料。经口多次染毒时，后几次染毒前可不禁食。

3. 毒效应观察　急性毒性试验主要观察动物染毒后出现的急性中毒表现。有些受试物染毒后迅速出现中毒体征及死亡。如某些有机磷农药染毒后可在数分钟至数小时内死亡。但有些受试物中毒体征发展迟缓，甚至出现暂时缓解，然后再发生严重体征和迟发性死亡。如羰基镍染毒早期先出现上呼吸道症状，很快可以缓解，但 2～3d 后，甚至更迟些又出现明显的中毒体征，表现为严重的肺水肿、呼吸困难，然后死亡。因此，染毒后要立即开始观察，染毒当天应该密切观察，一般 1～2h 观察 1 次，24h 后至少每天观察 1～2 次，观察时间一般持续 14d。有些化学物对不同个体的毒作用存在明显差异。如小鼠腹腔注射过氧化二碳酸二环己酯后，同一剂量组的动物最早在染毒后 7h 死亡，最迟的可在染毒后 150h 死亡。

在实际工作中，对速杀型化学毒物可以仅计算 24h 的死亡率求其 $LD_{50}$。某些速杀型化学毒物的 24h $LD_{50}$ 与 14d 的 $LD_{50}$ 值往往没有明显差别，但在试验报告中应注明为 24h 的 $LD_{50}$，以便在进行毒性比较时有共同的基础。

急性毒性试验不应简单地理解为 $LD_{50}$ 测定，因此，要全面观察，并记录动物染毒后可能发生的中毒现象，至少应该观察以下几方面的内容：

（1）动物死亡情况　包括各组死亡动物数和死亡出现的时间，最好能判断死因。

（2）动物体重变化情况　分别于染毒前、染毒后每周至少 1 次，观察期结束时或发现死亡时测定体重。

（3）中毒体征　应详细观察动物出现的中毒体征及其发生时间和发展经

过，并用规范术语进行记录。表 5 - 1 为啮齿类动物急性毒性试验中各系统表现的主要观察内容。

**表 5 - 1　啮齿类动物急性中毒表现***

| 系统和器官 | 观察项目 | 中毒后常见的表现 |
|---|---|---|
| 中枢神经系统与躯体感觉和运动系统 | 行为 | 体位异常，叫声异常，活动异常，不安，多动、少动或呆卧，侧倒 |
| | 运动状态 | 运动异常、运动失调、步态蹒跚、痉挛、抽搐、强直、麻痹，后肢无力，管状尾 |
| | 对外界刺激反应性 | 易兴奋、易激怒，感觉迟钝或过敏，反应低下或过高 |
| | 脑、脊髓反射 | 减弱或消失 |
| | 肌肉张力 | 松弛或紧张 |
| 自主神经系统 | 瞳孔 | 散大或缩小 |
| | 腺体分泌 | 流涎，流泪，出汗 |
| 呼吸系统 | 鼻 | 鼻孔溢液，鼻翼煽动 |
| | 呼吸表现 | 呼吸徐缓、过速，张口或腹式呼吸，呼吸困难、衰竭 |
| 心血管系统 | 心区触诊、听诊 | 震颤、心动过速或过缓、心律不齐等 |
| | 四肢末端血管 | 充血，四肢末端明显发红 |
| 消化系统 | 摄食 | 不摄食、少食、拒食 |
| | 大便 | 腹泻、便秘 |
| | 腹部外形 | 膨隆、凹陷 |
| | 粪便硬度与颜色 | 不成形，色泽异常（黄色、灰白色、褐色、咖啡色等） |
| 泌尿生殖系统 | 小便 | 尿频，失禁，混浊，血尿 |
| | 阴户、阴道口、乳腺、阴茎 | 肿胀，分泌物增多，会阴部污秽，脱出，遗精 |
| 皮肤和被毛 | 颜色、张力 | 皮肤松弛、皱褶、发红、紫绀、皮疹、溃疡、被毛蓬松、竖毛 |
| 黏膜 | 结膜、口腔 | 分泌物增多、充血、水肿、苍白、紫绀、黄疸 |
| 眼睛 | 眼睑 | 上睑下垂 |
| | 眼球 | 突出、震颤、充血 |
| | 角膜 | 混浊、血性分泌物 |
| 其他 | 直肠温、皮温 | 升高或降低 |
| | 一般情况 | 消瘦、姿势异常等 |

* 引自王心如《毒理学基础》第四版（2003），人民卫生出版社。

（4）病理学改变　观察期间发现死亡或处于濒死状态的动物人道处死后要及时进行大体解剖，肉眼观察大体病理变化，如脏器外观、大小、色泽，有无充血、出血、水肿或其他改变，如有改变须取材做组织病理学检查。存活动物在观察期结束时进行大体病理检查，必要时做组织病理学检查。染毒 24h 内死亡的动物一般来不及引起脏器病变，往往不做脏器解剖。

在急性毒性试验中，根据需要也可以进一步扩大观察项目，如体温、心电图、某些血液学和生化指标的测定。

**4. $LD_{50}$（$LC_{50}$）计算** $LD_{50}$（$LC_{50}$）的计算方法很多，其中比较常用的有霍恩法、改良寇氏法、序贯法和 Bliss 法。不同的试验规范中会说明建议或允许使用哪些方法。如我国《农药登记毒理学实验方法》中规定的有霍恩法、概率单位—对数图解法和寇氏法。

（1）霍恩（Horn）法 是利用剂量对数与死亡率的转换数（即概率单位）呈直线关系而设计的方法，又叫平均移动法（moving average method）。该法使用动物数较少，结果可直接查表求出 $LD_{50}$及其 95%可信限，使用简便。但其 $LD_{50}$的 95%可信区间范围较大，方法精确度不够。

霍恩法推荐使用 4 个染毒剂量组，要求每组动物数相等，一般用 4 只或 5 只，剂量按等比级数排列。该方法在设计剂量时，可根据化学毒物致死剂量范围的宽窄考虑 2 个染毒剂量系列：

①系列Ⅰ。剂量组距为 2.15 倍，剂量系列为 $1\times10^t$、$2.15\times10^t$、$4.64\times10^t$……，$t$ 可为 0、±1、±2、±3……（附表一、附表二）。

②系列Ⅱ。剂量组距为 3.16 倍，剂量系列为 $1\times10^t$、$3.16\times10^t$、$10\times10^t$……，$t$ 可为 0、±1、±2、±3……（附表三、附表四）。

依据每组动物数、组距和每组动物死亡数，查表即可求出受试化学毒物的 $LD_{50}$及其 95%可信限。

（2）改良寇氏（Kärber）法 是利用剂量对数与死亡率呈 S 形曲线而设计的方法。又称平均致死量法。该法计算简便，准确率高，是较为常用的方法。本法要求每个染毒剂量组动物数相同，各剂量组组距呈等比级数，死亡率呈正态分布，最低剂量组死亡率最好为 0（<20%），最高剂量组死亡率最好为 100%（>80%）。其计算公式如下：

$$m = X_k - i\left(\sum p - 0.5\right)$$

$$S_m = i\sqrt{\sum \frac{pq}{n}}$$

式中：$m$——$\lg LD_{50}$；

$i$——相邻两剂量组之对数剂量差值；

$X_k$——最大剂量的对数值；

$q$——存活率（$q = 1-p$）；

$\sum p$——各剂量组死亡率总和；

$n$——每组动物数。

举例：小鼠经口给予某种受试物染毒，剂量和死亡动物数见表 5-2。

**表 5-2　某化学物小鼠经口染毒死亡情况**

| 组别 | 剂量 | | 动物数 ($n$) | 死亡数（只） | 死亡率 ($p$) | 存活率 ($q$) | $p\times q$ |
|---|---|---|---|---|---|---|---|
| | mg/kg | 对数 | | | | | |
| 1 | 15.0 | 1.176 1 | 10 | 0 | 0.0 | 1.0 | 0.00 |
| 2 | 18.0 | 1.256 1 | 10 | 2 | 0.2 | 0.8 | 0.16 |
| 3 | 21.7 | 1.336 1 | 10 | 5 | 0.5 | 0.5 | 0.25 |
| 4 | 26.1 | 1.416 1 | 10 | 7 | 0.7 | 0.3 | 0.21 |
| 5 | 31.3 | 1.496 1 | 10 | 9 | 0.9 | 0.1 | 0.09 |
| | | $i=0.08$ | | | $\sum p=2.3$ | | |

按式计算得：$\lg LD_{50}=1.4961-0.08(2.3-0.5)$

$$=1.3521$$

$$S_m=0.08\sqrt{\frac{0.16}{10}+\frac{0.25}{10}+\frac{0.21}{10}+\frac{0.09}{10}}$$

$$=0.0213$$

$\lg LD_{50}$及其 95%可信限为 $1.3521\pm1.96\times0.0213=1.3521\pm0.0417$

所以 $LD_{50}$及 95%可信区间范围为 22.50mg/kg（20.44～24.76mg/kg）。

（3）概率单位法　首先由 C. I. Bliss 提出，故又称 Bliss 法。由于概率单位是非正态的，且方差不齐，不能直接用最小二乘法拟合概率单位随对数剂量变化的直线回归方程，要用各点上方差的倒数作权重，进行加权，然后用最大似然法（maximal likelihood method）求解，因此，也叫加权直线回归法或最大似然法。Bliss 法是最精确的 $LD_{50}$计算方法，其设计要求没有寇氏法那么苛刻，可设 4～7 组，每组动物数可以相等也可不等，组间剂量可以等比也可不等比。但是，最低剂量组死亡率最好不等于 0%，最高剂量组死亡率最好不等于 100%（因为 0 和 1 都没有概率），如果死亡率为 0%或 100%，需要进行变量替换。Bliss 法的计算过程比较复杂，现多利用计算机软件进行运算。

## 四、急性毒性评价

目前国际上对化学物急性毒性的分级主要根据急性毒性试验的 $LD_{50}$（$LC_{50}$）。随着急性毒性试验方法的改进，以非死亡为观察终点的评价指标也可能被用做急性毒性分级的依据。这方面已经有一些文献报道，但尚未被官方机构所采用。

国内外不同的组织和机构针对不同的化学物制订了各自的急性毒性分级标

准。它们之间虽然各有特点，但基本上大同小异。如联合国世界卫生组织（WHO）推荐了化学物急性毒性的五级分级标准（表 5-3），我国 1995 年颁布实施的《农药登记毒理学试验方法》提出农药急性毒性的四级分级标准（表 5-4），消毒剂、普通化学品以及食品等也有相应的分级标准。

以 $LD_{50}$（$LC_{50}$）为基础的急性毒性分级标准评价环境污染物急性毒性的大小只是一种粗略的估计，而且它不能反映全面的毒性特征，如致死剂量范围、剂量—反应（效应）关系、引起死亡的时间、引起非死亡毒性的剂量、毒性表现、靶器官、损伤的可逆性等。因此，还应结合其他毒性参数，如急性毒作用带或剂量—死亡曲线的斜率等，并详细描述受试动物的中毒体征及其出现和消失的时间、死亡出现的时间和剂量分布、存活动物的体重变化和恢复情况、死亡动物的病理改变等。

**表 5-3　化学物急性毒性分级（WHO）**

| 毒性分级 | 大鼠 1 次经口 $LD_{50}$（mg/kg） | 6 只大鼠吸入 4h，死亡 2～4 只的浓度（$mg/m^3$） | 兔经皮 $LD_{50}$（mg/kg） | 对人可能致死的估计量 | |
|---|---|---|---|---|---|
| | | | | 单位体重（g/kg） | 总量（g/60kg） |
| 剧毒 | ＜1 | ＜10 | ＜5 | ＜0.05 | 0.1 |
| 高毒 | 1～50 | 10～100 | 5～44 | 0.05～0.5 | 3 |
| 中等毒 | 50～500 | 100～1 000 | 44～350 | 0.5～5 | 30 |
| 低毒 | 500～5 000 | 1 000～10 000 | 350～2 180 | 5～15 | 250 |
| 实际无毒 | ≥5 000 | ≥10 000 | ≥2 180 | ＞15 | ＞1 000 |

**表 5-4　我国农药急性毒性分级**（1996）

| 级　别 | 经口 $LD_{50}$（mg/kg） | 经皮 $LD_{50}$（mg/kg） | 吸入 $LD_{50}$（2h）（$mg/m^3$） |
|---|---|---|---|
| 剧　毒 | ＜5 | ＜20 | ＜20 |
| 高　毒 | 5～50 | 20～200 | 20～200 |
| 中等毒 | 50～500 | 200～2 000 | 200～2 000 |
| 低　毒 | ≥500 | ≥2 000 | ≥2 000 |

## 五、急性毒性试验的其他方法

急性毒性试验是对环境污染物进行毒理学安全评价的基础，但是传统的以测定 $LD_{50}$ 为主要目的的急性毒性试验有较大的局限性。首先是要消耗大量的实验动物。据估计，目前世界上每年单用于测定 $LD_{50}$ 的动物就达 500 万～1 000万只，而且在试验过程中实验动物还可能因中毒而遭受痛苦和死亡。其次是获得的信息量有限，只观察死亡和中毒体征，没有生理、血液和生化方面改变的信息，测得的$LD_{50}$也只是近似值，在实验室之间和每次试验之间都可能存在较大的差异。因此，传统的急性毒性试验遭到动物保护主义人士和动物伦理学家的不满和抗议，也引起毒理学工作者及有关部门的关注和反思，逐渐认识到要重视动物福利（animal welfare），在毒理学研究中遵守所谓的“3R”原则，即替代（replacement）：逐步用无知觉的生物材料的科学方法来替代使用有知觉的脊椎动物的方法；减少（reduction）：在保证能获取一定数量与精确度的数据信息的前提下，尽量减少使用动物的数量；优化（refinement）：在必须使用动物时，应尽量减少非人道程序的影响范围和程度。

由于上述原因，有人认为在安全评价中，不必而且实际上也难以准确测定$LD_{50}$值，只要了解近似致死量，并观察记录其他中毒表现即可。因此，近年来提出了许多急性毒性试验的替代方法。以下介绍被OECD正式采用的三种。

1. 固定剂量法（fixed dose procedure，FDP）　该法首先由英国毒理学会1984年提出，OECD于1992年正式采用。开始用5、50、500、2 000mg/kg四种固定剂量，2001年OECD经过修订，改为5、50、300、2 000mg/kg四种固定剂量。利用其中一个或几个剂量染毒，观察中毒表现，并进行毒性分级。该法的一个显著特点是不以动物死亡为观察终点，当动物染毒后出现濒死状态、极度疼痛或痛苦时，就将其人道处死。开始每次用1只动物进行预试验（sighting study），选定合适的初始剂量后再进行主试验（main study），每次用5只动物。一般从5mg/kg或50mg/kg开始，根据①死亡≥2只；②死亡≥1只并有明显中毒表现或死亡<1；③无明显中毒表现三种可能的结果，决定下一步试验和分级。具体的方案可参考OECD化学物试验规范：急性毒性试验——固定剂量法（OECD TG 420，2001）。

2. 急性毒性分级法（acute toxic class method）　该法由OECD（1996）提出，开始采用25、200、2 000mg/kg三个固定剂量，2001年修订后，改用5、50、300、2 000mg/kg四个固定的剂量。也采用分级试验，但每次只用一种性别3只大鼠，用四种剂量中的一种开始进行试验，根据死亡动物数（0～1只或2～3只），决定下一个剂量的试验和分级。从每一种剂量开始都有相应的方案，具体可参考OECD化学物试验规范：急性毒性试验——急性毒性分级法（OECD TG 423，2001）。

3. 上、下移动法（up - down procedure，UDP）　该法最早由Dixon和Mood于1948年提出，1985年Bruce首先建议用来进行化学物的急性毒性试验。1987年被美国试验和材料学会（ASTM）采用，2001年OECD加以修订并正式采用。上、下法的剂量级数已事先设定，试验时从中选取，一般用雌性单一性别（因为雌性通常比雄性更敏感），每次用1只动物，观察48h后，根据其死亡与否，决定增加或降低一档剂量。根据几个剂量的结果，估算 $LD_{50}$ 及其可信限。具体试验方案可参考 OECD 化学物试验规范：急性毒性试验——上、下移动法（OECD TG 425，2001）。该法所需的动物数平均为 6～9 只，一般不超过 15 只，比固定剂量法和急性毒性分级法更少。本方法适用于能迅速引起动物死亡的受试物，而不适用具有迟发毒性的化学物。

## 第三节　亚慢性、慢性毒性及其评价

除意外事故等特殊情况外，人们在工作和生活环境中不太可能 1 次大量接触环境污染物，大多数情况是长期相对低剂量地接触。因此，亚慢性和慢性毒性试验对于环境污染物的安全性和危险度评价比急性毒性试验更有意义。亚慢性和慢性毒性试验也叫重复染毒的毒性试验，在实验设计和方法上比较相似，因此一起介绍。

### 一、亚慢性、慢性毒性的概念

亚慢性毒性（subchronic toxicity）是指实验动物或人连续较长期接触外源化学物所引起的中毒效应。所谓“较长期”是相对于急性、慢性毒性而言，没有统一的、严格的时间界限，通常为 1～3 个月。

慢性毒性（chronic toxicity）是指实验动物或人长期反复接触外源化学物所引起的毒性效应。所谓“长期”，是指 6 个月到 2 年，甚至终生染毒。如染毒 2 年对大鼠相当于终生染毒，对兔相当于生命期的 36%，对狗为 20%，对猴为 13%。

由于慢性毒性试验周期长，耗费的人力、物力和时间太多，常将亚慢性毒性试验作为慢性毒性试验的预备或筛选试验，必要时才进行慢性毒性试验。

### 二、亚慢性和慢性毒性试验的目的

1. 亚慢性毒性试验的目的

①研究受试物亚慢性毒性的剂量—反应（效应）关系，确定未观察到有害作用的剂量（NOAEL）和其观察到有害作用的最低剂量（LOAEL），提出安全限量参考值。

②观察受试物亚慢性毒性效应谱、靶器官、毒作用特点和亚慢性毒性作用的可逆性。

③为慢性毒性试验的剂量设计和观察指标选择提供依据。

2. 慢性毒性试验的目的

①研究受试物慢性毒性的剂量—反应（效应）关系，确定长期接触观察到有害作用的最低剂量（LOAEL）或阈剂量和未观察到有害作用的剂量（NOAEL），为制定人类接触的安全限量标准，如最高容许浓度（MAC）和每日容许摄入量（ADI）以及危险度评价提供毒理学依据。

②观察慢性毒性效应谱、靶器官、毒作用特点和慢性毒性作用的可逆性。

## 三、亚慢性和慢性毒性的评价

### （一）实验动物及处置

一般要求选择两种实验动物，一种是啮齿类，一种是非啮齿类，以便全面了解和比较受试物的毒性。啮齿类首选大鼠，常用封闭群的 Wistar 或 Sprague-Dawley 大鼠，有条件也可用近交系纯种大鼠；非啮齿类首选犬，一般用 Beagle 犬；经皮亚慢性毒性试验也可选豚鼠或家兔。亚慢性毒性试验应选 6～8 周龄大鼠（体重 80～100g），或 4～6 月龄犬（体重 6～8kg）；慢性毒性试验选用动物的年龄应略低于亚慢性毒性试验，一般选初断奶的大鼠或小鼠。每个剂量组的动物数应满足试验结束时数据统计学处理的要求。亚慢性毒性试验一般每个剂量组至少 20 只大鼠，6～8 只犬；慢性毒性试验要求每组大鼠 40～60 只，犬 8～10 只。如在试验过程中需要分批处死部分动物，则应适当增加每组的动物数。除某些特殊情况外，一般要求选用两种性别，雌、雄各半。

动物给药前也应先进行检疫观察。对犬等大动物，在染毒前应进行 2 次以上血液学、尿液、血液生化学检查，还要进行眼科学检查。

### （二）染毒方法

进行亚慢性和慢性毒性试验所用的染毒途径应尽量与人实际接触受试物的方式相同或相似，且亚慢性毒性试验和慢性毒性试验的染毒途径应该一致。环境毒理学常用的染毒途径是经胃肠道、呼吸道和皮肤染毒。经胃肠道染毒时最好采用喂饲法，如受试物有异味或不稳定时，也可以灌胃。犬和猴等大动物因喂饲染毒受试物的消耗量过大，往往采用吞咽胶囊或插胃管染毒法。

染毒频率通常每日 1 次，连续给予。也可每周染毒 6 天，但有研究表明，每周染毒 5 天的毒性反应与每周染毒 7 天可能不一致。经呼吸道吸入染毒时，每天吸入的时间根据实验要求而定。亚慢性毒性试验工业毒理学研究每天可吸入 1～4h，环境毒理学研究每天要求吸入 4～6h；慢性毒性试验工业毒理学研究要求每天吸入 4～6h，环境毒理学研究每天要求吸入 8h。

染毒期限应根据受试物的种类和试验动物生命期的长短而定。工业污染物的染毒期限可相对短一些，如亚慢性毒性试验染毒 1～3 个月，慢性毒性试验染毒 6 个月；环境污染物的染毒期要相对长一些，如亚慢性毒性试验染毒 3～6 个月，慢性毒性试验染毒 1～2 年。慢性毒性试验常与致癌试验结合进行，此时染毒期限最好等于或接近动物的预期寿命。一般为大鼠 2 年，小鼠 1 年半。近年来，一些学者通过比较发现，大部分受试物在 3 个月的染毒期内即可出现毒性效应，延长染毒期不一定出现新的毒性效应。因此，一些规范要求的染毒期限有逐渐缩短的趋势。

为了观察受试物对实验动物是否有迟发毒性作用以及毒性损害是否可以恢复，可在染毒期结束后，各组留部分动物继续饲养 1～2 个月，在此期间不再染毒，观察各项指标的恢复情况。

### （三）剂量分组

染毒剂量的选择是亚慢性和慢性毒性试验最关键的问题之一。为了得出明确的剂量—反应关系，一般至少应设 3 个染毒剂量组和 1 个阴性（溶剂）对照组。高剂量组应能引起明显的毒性效应，但不引起动物死亡或只引起少量动物死亡（少于 10%）。低剂量组应无中毒反应，相当于未观察到有害作用剂量（NOAEL）。高、低剂量组之间设 1 个中剂量组，比较理想的中剂量组最好出现轻微的毒性效应，相当于观察到有害作用的最低剂量（LOAEL）。

在亚慢性毒性试验中，通常选择同一动物品系、相同染毒途径急性毒性试验的阈剂量或 1/5～1/20 $LD_{50}$ 剂量为高剂量，以此确定中、低剂量组的染毒剂量，组距可以在 2～10 倍之间，一般 2～3 倍。必要时，应通过用少量动物、较短染毒时间的预试验，确定剂量范围。

慢性毒性试验一般以亚慢性毒性试验的阈剂量（NOAEL）或其 1/5～1/2 为高剂量，以 1/50～1/10 亚慢性 NOAEL 为中剂量，以 1/100 亚慢性 NOAEL 为低剂量。在没有亚慢性试验资料的情况下，也可以参照 $LD_{50}$ 值设计剂量组，如以 1/10 $LD_{50}$ 为最高剂量，以 1/100$LD_{50}$ 为中剂量，1/1 000$LD_{50}$ 为低剂量。各染毒剂量组之间的剂量间距应当大一些，以 5～10 倍为宜，最低不小于 2 倍。

### （四）毒效应观察

合理地选择观察指标和采用灵敏、精确的检测手段是正确评价环境污染物对机体毒效应的关键。一般来说，亚慢性毒性试验观察指标的选择应比较广泛，具有筛选性。可以根据急性毒性试验、蓄积试验提供的信息，以及有关文献资料或同系物毒性资料进行选择。慢性毒性试验观察指标的选择应以亚慢性毒性试验所提供的毒效应和靶器官为基础，重点观察在亚慢性毒性试验中已经显现的阳性指标。

亚慢性和慢性毒性试验通常包括一般性指标、实验室检查、病理学检查和某些特异性指标。

1. 一般性指标

（1）动物体重　实验动物在生长发育期体重的增长情况是综合反映动物健康状况最基本的灵敏指标之一。实验动物体重增长的抑制或体重减轻受到多种毒效应的影响，包括食欲、消化功能、代谢和能量消耗变化等。一般在试验过程中应至少每周称重 1 次。

（2）食物利用率　试验期间应观察并记录动物每日的饲料消耗量，在此基础上计算食物利用率，即动物每摄入 100g 饲料所增长的体重克数（g 体重/100g 饲料）。比较染毒组与对照组动物的食物利用率，有助于了解受试物的毒性效应，区分是影响食欲还是干扰食物的吸收或代谢。

（3）中毒体征　染毒期间应每日观察实验动物出现的行为改变和客观征象的异常，详细记录各体征出现的时间和先后次序、严重程度和恢复情况。

2. 实验室检查

（1）血液学检查　包括红细胞计数、血红蛋白含量、白细胞计数与分类、血小板计数、网织红细胞计数、出血时间、凝血酶原时间测定等。

（2）尿液检查　包括外观、比重、pH、糖、蛋白质、酮体、胆红素、潜血以及尿沉淀物镜检等。

（3）血液生化检查　包括血清天门冬氨酸转氨酶（AST）、丙氨酸转氨酶（ALT）、碱性磷酸酶（ALP）、γ-谷氨酰转肽酶（GGT）、总蛋白（TP）、白蛋白（ALB）、白蛋白/球蛋白（A/G）、总胆红素（T-Bil）、总胆固醇（T-CHO）、肌酐（Crea）、尿素氮（BUN）等。

（4）其他检查　一般应进行眼科学检查，大动物应进行心电图、血压检查，必要时还可进行电介质、微量元素分析、神经反射检查、骨髓检查等。

3. 病理学检查　病理学检查可以发现受试物毒作用的靶器官，判断损害的性质和程度，推测可能的毒作用机制，是亚慢性和慢性毒性试验的重要指标。在试验过程中发现死亡或濒死的动物，应及时进行解剖检查；染毒结束、恢复期结束及必要时在染毒中间处死的动物都应进行检查。检查内容包括大体观察、脏器重量及脏器系数、病理组织学检查。

（1）大体观察　所有受试动物发现死亡或人为处死之后，都应进行完整的系统解剖和仔细的肉眼观察。

（2）脏器重量及脏器系数　指某个脏器的湿重与单位体重的比值，又称脏体比。通常是每100g体重中某脏器所占的质量，表示为脏器质量（g）/体重（100g）。该指标适用于肝、肾、脑、心、脾、肾上腺、甲状腺、睾丸、卵巢等实质性脏器，反映脏器的肿大或缩小，如增生、充血、水肿、萎缩等变化。应用时既要注意称重前洗净脏器表面血污，用滤纸吸干表面水分，也要防止脏器风干失水，还需注意去净结缔组织。

（3）病理组织血检查　检查的脏器包括心、肝、脾、肺、肾、肾上腺、脑、垂体、视神经、胰腺、胃、十二指肠、回肠、结肠、睾丸、卵巢、子宫、前列腺、膀胱、甲状腺、胸腺、淋巴结、骨和骨髓等。经吸入染毒还需检查整个呼吸道，包括鼻腔、咽、喉、气管、支气管和肺。经皮染毒应取涂敷受试物部位及相邻部位的皮肤进行检查。一般可先检查对照组、高剂量组全部脏器和其他剂量组在大体解剖时发现或怀疑有病变的器官和组织。一般先用HE染色，光镜下观察，必要时也可进行其他特殊染色，如脂肪染色、胶原纤维染色、神经组织染色等，还可进行免疫组织化学检查以及电镜检查。

**4. 特异性指标观察**　某些特异性指标相当于效应生物标志物，可以反映受试物的中毒特征，也有助于了解中毒机制的有关线索。如有机磷化合物可以测定全血、血清或红细胞胆碱酯酶。但对于大多数缺乏参考资料的受试物，很难事先确定这类指标。

## 第四节　蓄积毒性及其评价方法

### 一、蓄积作用的概念

环境污染物进入机体后，可直接排出体外，或经代谢转化后排出体外。但是，当其连续、反复地进入机体，且机体的吸收速度超过代谢转化和消除的速度或总量时，环境污染物在体内的量逐渐增加并贮留，这种现象叫环境污染物的蓄积作用（accumulation）。环境污染物易蓄积的组织部位叫储存库（depot），常见的有脂肪组织、肝、肾、骨骼等。

环境污染物的蓄积作用是其发生慢性毒性的基础。当机体反复接触环境污染物后，能用分析方法在体内检测到该污染物的原型或其代谢产物的量逐渐增加时，叫物质蓄积（material accumulation）；机体反复接触某些环境化学污染物后，体内测不出该污染物的原型或其代谢产物的量在增加，却出现了慢性毒性作用，称之为功能蓄积（functional accumulation），也叫损伤蓄积或机制蓄积。实际上两种蓄积的划分是相对的，它们可能同时存在，难以严格区分。

## 二、蓄积作用的评价方法

研究环境污染物在体内的蓄积性是评价该化学物慢性毒性的依据之一，也是制定卫生标准时选择安全系数的重要依据。蓄积毒性试验的目的是求出外源化学毒物的蓄积系数，了解蓄积毒性的强弱，并为慢性毒性试验及其他有关毒性试验的剂量选择提供参考。

蓄积毒性作用的研究方法有多种，常用的有蓄积系数法和生物半衰期法。

### （一）蓄积系数法

蓄积系数法是一种以生物效应为指标，用经验系数（$K$）评价蓄积作用的方法。其基本原理是将一定期限内多次染毒的蓄积剂量［$ED_{50}$（$n$）］与1次染毒所产生的半数效量［$ED_{50}$（1）］之比，作为蓄积系数（accumulation coefficient）$K$。即：

$$K=\frac{ED_{50(n)}}{ED_{50(1)}}$$

毒理学研究化学毒物的蓄积作用多以半数动物死亡为效应指标，则上式可改写为：

$$K=\frac{LD_{50(n)}}{LD_{50(1)}}$$

蓄积系数（$K$）值越小，表示化学毒物的蓄积性越大。如果化学物在动物体内全部蓄积或每次染毒后毒效应是叠加的，则$LD_{50}$（$n$）等于$LD_{50}$（1），即$K=1$。随着化学毒物蓄积作用减弱，$K$值增加，通常认为$K\geqslant 5$，其蓄积毒性很弱。如果反复染毒后实验动物对化学毒物发生过敏现象，则可能出现$K<1$。根据蓄积系数评价蓄积毒性的分级标准见表5-5。该方法较为简便，但不能区分是物质蓄积还是功能蓄积。

**表5-5　蓄积系数分级标准**

| 蓄积系数（$K$） | 蓄积毒性分级 |
|---|---|
| <1 | 高度蓄积 |
| 1～ | 明显蓄积 |
| 3～ | 中等蓄积 |
| 5～ | 轻度蓄积 |

蓄积系数法常用的实验方案主要有固定剂量法、定期剂量递增法和剂量固定的20天蓄积法。

1. 固定剂量法　一般常选用大鼠或小鼠，先求出$LD_{50}$，然后选取相同条件的40只实验动物，分为染毒组和对照组，每组20只。试验组在1/20～1/5

$LD_{50}$的范围内选定一个剂量，每日固定以该剂量，定时以相同途径进行染毒，试验期间观察记录每组动物死亡数。当染毒组累积发生一半动物死亡即终止试验。此时，计算累积接触总剂量［$LD_{50}$（$n$）］，根据上述公式计算 $K$ 值，然后依表 5-5 进行评价。若接触剂量累积已达到 5 个 $LD_{50}$ 剂量，也可终止试验，此时 $K>5$。固定剂量法试验期为 25～100d。

2. 剂量递增法　试验方案基本同上，只是实验开始时染毒组按 0.1$LD_{50}$剂量染毒，以 4d 为一期，每期以 1.5 倍的比例增加染毒剂量。即 0.1$LD_{50}$×4d，0.15$LD_{50}$×4d，0.22$LD_{50}$×4d，依此类推（表 5-6）。当染毒组动物累积死亡一半时即可终止试验。根据累积剂量计算 $K$ 值进行评价。一般在试验第 21d 可结束试验。因为这之前如果动物没有死亡或死亡数不足一半，说明其累积剂量已达 5.26$LD_{50}$，即 $K>5$。该方案试验期最长 28d。

**表 5-6　剂量递增法使用剂量**

| 接触天数（d） | 1～4 | 5～8 | 9～12 | 13～16 | 17～20 | 21～24 | 25～28 |
|---|---|---|---|---|---|---|---|
| 每日接触剂量（$LD_{50}$） | 0.10 | 0.15 | 0.22 | 0.34 | 0.50 | 0.75 | 1.12 |
| 四日接触总剂量（$LD_{50}$） | 0.40 | 0.60 | 0.90 | 1.36 | 2.00 | 3.00 | 4.48 |
| 累积接触总剂量（$LD_{50}$） | 0.40 | 1.00 | 1.90 | 3.26 | 5.26 | 8.26 | 12.74 |

3. 剂量固定的 20d 蓄积法　该法为我国《农药登记毒理学试验方法》（GB15670-1995）中推荐的蓄积毒性试验方法之一，也是基于蓄积系数的原理而设计的。它通常采用经口灌胃染毒方式，将动物随机分为 5 个组，包括 1/20$LD_{50}$、1/10$LD_{50}$、1/5$LD_{50}$和 1/2$LD_{50}$四个剂量组和对照组，每组 10 只动物，雌、雄各半。每日染毒 1 次，连续染毒 20d。观察每组雌、雄合计的死亡动物数。试验结束时根据下列标准进行评定：

①各剂量组均无死亡：蓄积性不明显。

②仅 1/2$LD_{50}$剂量组有死亡，其他组均无死亡：弱蓄积性；

③1/20$LD_{50}$剂量组无死亡，其他各组间死亡数有剂量反应关系：中等蓄积；

④1/20$LD_{50}$剂量组有死亡，且有剂量反应关系：强蓄积性。

**（二）生物半衰期法**

生物半衰期（biological half-life，$t_{1/2}$）法是用毒物动力学原理描述环境污染物在机体内的蓄积作用。$t_{1/2}$短，说明从机体消除快，反之说明消除慢。环境污染物在体内蓄积的速度和量与机体单位时间内吸收与处置（分布、代谢转化、消除）该物质的速度有关。当吸收速度超过处置速度时，就引起蓄积。但即使环境污染物以相等的时间间距恒速吸收入血液，在一定剂量范围内该物质在体内的蓄积量也不呈直线无限地增加，而是呈曲线形上升，并有一定的极限。这是因为化学物质吸收进入机体的同时，体内也发生着分布、代谢转化及消除的过程。当化学毒物的吸收过程与处置过程达到平衡时，其蓄积量基本上不再增加。一般在等剂量、等间隔时间染毒情况下，经5～6个$t_{1/2}$即可达到蓄积极限，此时理论蓄积量达到极限的96.9%～98.4%。此后即使继续染毒，体内的蓄积量也基本上不再增加（图5-1）。生物半减期法要测定血中环境污染物的量，需一定的仪器设备。$t_{1/2}$的计算可以利用计算机统计软件。

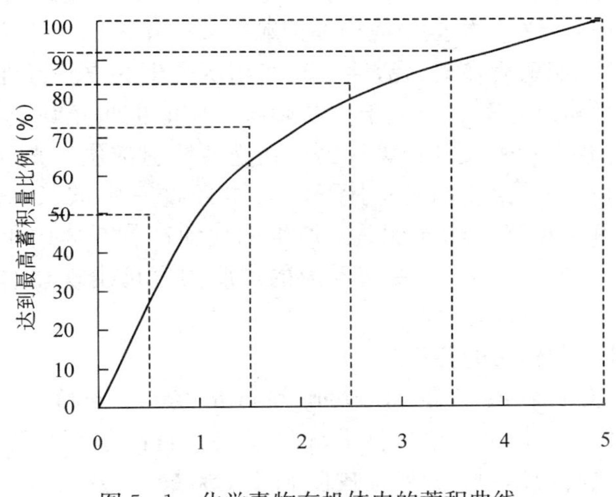


图5-1　化学毒物在机体内的蓄积曲线

## 第五节　局部毒作用及其评价

环境污染物的局部毒作用是指对机体任何接触部位造成的直接损害，但主要是指对皮肤黏膜和眼的损害。如我国《农药登记毒理学实验方法》规定，农药制剂要进行皮肤刺激试验、皮肤变态反应（过敏）试验和眼刺激试验。

### 一、皮肤局部毒作用及其评价

#### （一）皮肤局部毒性

皮肤位于机体的表面，有机会接触各种化学物质，如皮肤用药、化妆品、洗涤剂、消毒剂和其他家用化学品，职业性接触的各种化学品以及各种环境污染物。皮肤是机体的体表屏障，在一定程度上可以防止或减少各种化学物经皮肤接触进入机体，但这种屏障作用是有限的。有些环境污染物可以经皮肤吸收引起全身性的毒效应，而有些环境污染物可能直接引起接触皮肤的损害，即皮肤局部毒性作用。主要包括皮肤原发性刺激、皮肤变态反应（过敏）、光毒性反应和光变态反应、接触性荨麻疹、皮肤色素异常、中毒性表皮坏死、皮肤附件损害、皮肤癌等。皮肤原发性刺激指皮肤接触某种化学物后出现的局部可逆性炎症反应。主要表现为水肿和红斑，发病部位仅限于直接接触化学物的部位。皮肤变态反应是皮肤对化学物产生的免疫原性反应，多属Ⅳ型（即迟发型）变态反应，通常也叫过敏性接触性皮炎。在人身上可表现为皮肤瘙痒、红斑、丘疹、水疱和融合水疱等，动物一般只见到水肿和红斑。光毒性反应（phototoxic reaction）是指全身或局部接触的某些化学物（往往含有多个苯环结构），经紫外光照射后转变为活性中间产物所产生的皮肤毒性反应。表现为红斑、水疱、色素沉着等，类似于皮肤刺激反应，也叫光刺激反应（photoirritation）。光毒性反应的皮肤损害只出现在光线照射部位。光变态反应（photoallergic reaction）是在光的照射下，机体吸收一定波长（主要是 320～425nm 紫外线和可见光）的光能后，产生的代谢产物与体内蛋白质结合，形成抗原所引起的变态反应。光变态反应的皮肤损害可出现在非暴露部位的皮肤，甚至引起全身性过敏反应。

### （二）皮肤局部作用的评价

**1. 原发性皮肤刺激试验（primary skin irritation test）** 该方法最早由 Draize 等人（1944）提出，故又称 Draize 试验。目的是观察受试物对实验动物皮肤的刺激或腐蚀作用。原发性皮肤刺激试验最常用的动物是家兔或豚鼠，每种受试物用 4 只以上动物，采用自身对照。根据人体接触受试物的实际情况，可采用 1 次或多次皮肤刺激试验。试验前 24h，将实验动物背部脊柱两侧毛剪掉，不可损伤表皮，去毛范围左、右各约 3cm×6cm。取受试物 0.1ml（g）滴在 2.5cm×2.5cm 大小的四层纱布上敷贴在一侧皮肤上，或直接将受试物涂在皮肤上，然后用一层油纸覆盖，再用无刺激性胶布和绷带加以固定。另一侧涂赋形剂作为对照。敷用时间一般为 24h，亦可 1 次敷用 4h。试验结束后，用温水或无刺激性溶剂除去残留受试物。除去受试物后的 1、24 和 48h 观察涂抹部位皮肤反应。根据表 5-7 进行刺激反应评分。将某一时间点各只动物的评分相加，除以动物数，得到不同时间点的皮肤刺激反应平均积分（刺激指数），取其最高值，按表 5-8 的标准评定该受试物对动物皮肤刺激强度的级别。多次皮肤刺激试验时，每天涂敷 1 次，连续 14d，在每次涂敷后 24h 观察皮肤反应。每天每只动物的平均积分＝$\sum$（每只动物 14d 的红斑和水肿积分）/（受试动物数×14）。必要时可取接触部位皮肤进行病理组织学检查，根据病理学改变，结合皮肤刺激反应评分，评价皮肤刺激强度。具有高度皮肤毒性、pH＜2 或 pH＞11.5 的化学物质，不必进行本项试验。

**表 5-7　皮肤刺激反应评分**

| 红斑形成 | 积　分 |
|---|---|
| 无红斑 | 0 |
| 勉强可见 | 1 |
| 明显红斑 | 2 |
| 中等至严重红斑 | 3 |
| 紫红色红斑，并有焦痂形成 | 4 |
| 水肿形成 | |
| 无水肿 | 0 |
| 勉强可见 | 1 |
| 皮肤隆起轮廓清楚 | 2 |
| 水肿隆起约 1mm | 3 |
| 水肿隆起超过 1mm，范围扩大 | 4 |
| 总分 | 8 |

**表 5-8　皮肤刺激强度评价**

| 强　度 | 分　值 |
|---|---|
| 无刺激性 | 0～0.4 |
| 轻刺激性 | 0.5～2.9 |
| 中等刺激性 | 3.0～5.9 |
| 强刺激性 | 6.0～8.0 |

2. 皮肤变态反应试验　皮肤变态反应的发病过程包括致敏和激发两个阶段。动物在第一次接触受试物后间隔 2 周，再次给予激发接触，根据激发接触后是否引起皮肤反应判断有无致敏作用。首选动物为白色豚鼠，每组动物数 10～25 只，性别不限。受试物致敏浓度允许引起皮肤轻度刺激反应，激发浓度一般低于致敏浓度，不得引起原发刺激性皮肤炎症反应。为避免出现假阳性或假阴性结果，试验中要求使用的试剂、绷带和胶布均应无刺激性，且应设阴性（溶剂）对照组和阳性对照组（2,4-二硝基氯或 2,4-二硝基氟苯）。为了提高皮肤反应的阳性率，可以采用福氏完全佐剂（FCA）。豚鼠皮肤过敏反应的试验方法主要有豚鼠最大值试验（guinea pig maximization test，GPMT）和局部封闭涂皮试验（Buehler test，BT）。

（1）豚鼠最大值试验　也叫皮内和涂皮结合法。试验前 24h 在豚鼠颈背脊柱两侧 4cm×6cm 范围内剪毛或脱毛。第一次致敏：从头部向尾部成对地做 3 次皮内注射。三点分别注射①0.1ml FCA，②0.1ml 受试物，③0.1ml 受试物与 FCA 的等量混合物。各点间距 1.5cm。注射后第 8d，用 2cm×4cm 滤纸涂以用适当赋形剂（花生油、凡士林、羊毛脂等）配制的受试物，将其贴敷在上背部的注射部位，持续封闭固定 48h，作为第二次致敏。为加强致敏作用，对无皮肤刺激作用的化学物质，可在第二次致敏前 24h，在注射部位涂抹 10%十二烷基硫酸钠（SLS）。对照组仅用溶剂或赋形剂注射或涂抹。激发接触，即在末次致敏后 14～48d，分别用 2cm×2cm 的滤纸涂以受试物，再次贴敷在上背部两侧的去毛区，持续封闭和固定 24h。对照动物做同样处理。激发接触后 24h、48h 和 72h 观察反应，按表 5-9 进行皮肤反应强度评分。平均反应值＝［$\sum$（1）＋（2）］/合计动物数。由于化学物的接触致敏作用并非完全遵循一般的毒理学剂量—反应规律，Mafhusson 按动物致敏百分数提出以下分级标准（表 5-10）。本试验适用于弱致敏物的筛选。

**表 5-9　皮肤过敏反应强度评价**

| | 积　分 |
|---|---|
| 1. 红斑形成 | |
| 　无红斑 | 0 |
| 　轻微可见红斑 | 1 |
| 　中度红斑 | 2 |
| 　严重红斑 | 3 |
| 　水肿性红斑 | 4 |
| 2. 水肿形成 | |
| 　无水肿 | 0 |
| 　轻度水肿 | 1 |
| 　中度水肿 | 2 |
| 　严重水肿 | 3 |
| 总积分 | 7 |

**表 5-10　接触致敏分级标准**

| 致敏率（%） | 分　级 | 强度分类 |
|---|---|---|
| 0～8 | Ⅰ | 弱致敏物 |
| 9～28 | Ⅱ | 轻度致敏物 |
| 29～64 | Ⅲ | 中度致敏物 |
| 65～80 | Ⅳ | 强度致敏物 |
| 81～100 | Ⅴ | 极强致敏物 |

（2）豚鼠局部封闭涂皮试验　要求每组动物数 10～20 只，实验前 24h 用脱毛剂将豚鼠背部左侧 3cm×3cm 范围区脱毛。致敏接触：将受试物 0.1～0.2 ml 涂在 2cm×2cm 滤纸上，并将其敷贴在去毛区，二层纱布、一层油纸覆盖，再以无刺激胶布封闭固定，持续 6h。第 7d 和第 14d 以同样方法重复 1 次。激发接触：末次致敏后 14～28d，将 0.1～0.2 ml 受试物斑贴于豚鼠背部右侧 2cm×2cm 去毛区，同上方法固定 6h，除去斑贴受试物，24h 和 48h 后观察皮肤反应，按表 5-9 评分。对照动物仅给予激发接触。本试验适用于强致

敏物的筛选。

3. 皮肤光毒和光变态反应试验 试验首选动物为白色豚鼠和白色家兔，每组动物8～10只。照射源一般采用治疗用汞石英灯，以水冷式石英灯作光源，波长在280～320nm范围的中波紫外线或波长在320～400nm范围的长波紫外线。照射剂量以引起最小红斑量（MED）的照射时间和最适距离来控制，因此，一般需做预试验确定MED值。受试物浓度采用原液或按人类实际用浓度，光变态反应试验的激发接触浓度可采用适当的稀释浓度。稀释剂可采用无光感作用的丙酮或酒精。光变态反应试验需采用阳性对照，常用阳性光感物为四氯水杨酰替苯胺。最迟在光源照射前30min涂敷受试物，使其有足够的时间穿透皮肤。如已证明受试物具有光毒性，可以不做光变态反应试验。

（1）皮肤光毒试验方法 先将实验动物背部脊柱一侧的毛剪掉，去毛范围为3cm×8cm。用中波紫外线灯照射去毛区，时间以秒为单位，分几档，测定MED。观察确定照射后8～12h引起轻微可见红斑的照射时间为1个MED。预试验3d后，用剪刀再将实验动物背部脊柱两侧去毛共4块，范围每块2cm×2cm。将受试物0.05～0.1mL（g）均匀涂在第一、第二脱毛区，并用黑纸覆盖避光。涂药30min后，第一脱毛区用亚MED的中波紫外线灯照射；第二脱毛区用黑纸覆盖不予照射；第三脱毛区仅用亚MED的中波紫外线照射，不涂药；第四脱毛区为空白对照，不给予任何处理。照射后1、24、48h，分别观察皮肤反应，按表5-7进行皮肤反应强度的评价。凡实验动物第一次接触受试物，在光能作用下引起类似晒斑的局部皮肤炎症反应，即可认为该受试物具有光毒作用。

（2）皮肤光变态反应试验

①诱导。1）实验动物颈部用脱毛剂脱毛2cm×4cm，于脱毛区四角皮内注射福氏完全佐剂（FCA）各0.1mL。2）先在脱毛区涂20%十二烷基硫酸钠（SLS）溶液，再将受试物0.1mL（g）涂在该脱毛部位。3）用波长280～400nm的中长波紫外线灯照射涂药部位，距离和时间以产生明显红斑为度。中波紫外线的照射剂量为6.6j/cm$^2$，长波紫外线为10j/cm$^2$。4）隔日重复2）及3）步骤，共5次。

②激发。于诱导后2周，将实验动物背部脊柱两侧脱毛1.5cm×1.5cm/块，共4块。第1块涂受试物0.1mL，30min后用长波紫外线照射；第2块涂受试物后用黑纸遮盖不照射；第3块不涂受试物，仅用长波紫外线照射；第4块用黑纸遮盖，不涂受试物，亦不照射。照射后24、48、72h，观察皮肤反应，按表5-7进行皮肤反应强度评分。

③结果评价。凡化学物质单独与皮肤接触无作用，经过激发接触和特定波

长光照射后，局部皮肤出现红斑、水肿、甚至全身反应，而未照射部位无此反应，可认为该受试物是光敏感物质。

## 二、对眼的毒作用及评价

环境污染物对眼的局部毒作用也叫眼刺激作用。指眼球表面染毒后所产生的局部可逆性炎症改变，主要是对角膜、结膜和虹膜的损伤。

评价环境污染物对眼的局部作用常用眼刺激试验。根据化学物与人体接触的特点，可采用单次刺激或多次刺激。一般来说眼比皮肤更敏感，因此，对能引起皮肤刺激反应的强酸、强碱性物质可不必进行眼刺激试验。

选用成年健康白色家兔，体重 2～3kg，每种受试物用 2 只家兔，采用同体自身对照。染毒前先观察并记录角膜、虹膜及结膜情况，已有病变或炎症者，剔除不用。然后将受试物 0.1 mL 或 0.1g 滴入或涂入一侧眼结膜囊内，另一侧用赋形剂作为对照。给受试物后使眼睛被动闭合 8～10s，观察给受试物后 6、24、72h 至 7d。根据眼的局部反应情况，按表 5 - 11 的评分标准对角膜、虹膜及结膜分别进行评分，算出平均分值，并与同一动物的对照眼进行比较，然后按表 5 - 12 的评价标准，判断受试物的眼刺激性。

**表 5 - 11　眼刺激反应评分标准**

| 眼刺激反应 | 分 值 |
|---|---|
| 角膜混浊（以最致密部位为准） | |
| 无混浊 | 0 |
| 散在或弥漫性混浊，虹膜清晰可见 | 1 |
| 半透明区易分辨，虹膜模糊不清 | 2 |
| 出现灰白色半透明区，虹膜细节不清，瞳孔大小勉强看清 | 3 |
| 角膜不透明，由于混浊虹膜无法辨认 | 4 |
| （角膜刺激最高 4 分） | |
| 虹膜 | |
| 正常 | 0 |
| 皱褶明显加深，充血、肿胀、角膜周围有轻度充血 | |
| 瞳孔对光仍有反应 | 1 |
| 出血、肉眼可见坏死、对光无反应（或出现其中一种反应） | 2 |
| （虹膜刺激最高 2 分） | |
| 结膜 | |
| A. 充血（系指睑结膜、球结膜部位） | |
| 血管正常 | 0 |

（续）

| 眼刺激反应 | 分　值 |
|---|---|
| 血管充血呈鲜红色 | 1 |
| 血管充血呈深红色，血管不易分辨 | 2 |
| 弥漫性充血呈紫红色 | 3 |
| B. 水肿 | |
| 无水肿 | 0 |
| 轻度水肿 | 1 |
| 明显水肿，伴有部分眼睑外翻 | 2 |
| 水肿至眼睑近半闭合 | 3 |
| 水肿至眼睑超过半闭合 | 4 |
| C. 分泌物 | |
| 无分泌物 | 0 |
| 少量分泌物 | 1 |
| 分泌物使眼睑和睫毛潮湿或黏着 | 2 |
| 分泌物使整个眼区潮湿或黏着 | 3 |
| （结膜刺激最高共10分） | |
| 眼刺激反应最高综合评分 | 16分 |

**表5-12　眼刺激性评价标准**

| 眼刺激性综合平均分值 | 眼刺激性评价 |
|---|---|
| 0～3.9 | 无刺激性 |
| 4～8.9 | 轻度刺激性 |
| 9～12.9 | 中度刺激性 |
| 13～16 | 强度刺激性 |

# 第六章　大气环境毒理学

## 第一节　概　　述

### 一、大气环境毒理学的概念

大气接纳有害污染物质的量超过大气自净能力，污染物浓度增高，甚至超出大气卫生标准的要求，对居民的身心健康造成直接或间接影响或危害，这种大气质量恶化的现象称为大气污染。近几十年来，随着世界人口的增加、工业生产、交通运输的发展，以及煤炭、石油等能源利用的增长，各种废气物排放量增多，大气受到了严重污染，对人体健康造成严重危害。大气环境毒理学是研究大气污染物对生物体特别是对人体的损伤效应及其规律的一门科学。早在1900年就有报告，由于燃煤增加，煤烟与雾形成的烟雾导致城市人口死亡率急剧增加。1915年有人报告，内燃机排放的废气对健康有潜在危害。大气污染环境毒理学研究在近20年来有了较迅速的发展。

### 二、大气污染对人体健康的影响

#### （一）直接危害

1. 急性中毒　大气污染物浓度在较短时间内急剧增加超过一定浓度作用于人体时，可引起感官和生理机能的不良反应，导致急性中毒甚至死亡。这时，对于原来患有呼吸道慢性疾病和心脏病的人群，可引起病情恶化或死亡。大气污染急剧恶化引起人体急性中毒的原因如下：

（1）地理气象因素的变化　1952年伦敦烟雾事件是典型的大气煤烟型污染引起急性中毒的事例。其主要发生原因：①污染源排放大量污染物，并蓄积在下风向居住区；②地处河谷盆地，污染物易聚难散；③气象条件变化，形成逆温、微风或无风、有大雾，使污染物不易扩散，浓度剧增；④慢性呼吸道疾病、心血管病、年老体弱的患者，对污染物敏感性强，反应强烈，病情恶化以致死亡。

由于地理和气象因素促成大气污染急性中毒的典型事例是美国洛杉矶的光化学烟雾事件。洛杉矶是一个盆地，三面环山，加之天气晴朗、强逆温层出现，微风或无风，大气稳定，使光化学烟雾污染物（$O_3$、PANs、醛类、$NO_x$等）易聚积，难扩散，浓度急剧增加，引起急性中毒事件发生。

在上述煤烟型污染和光化学烟雾急性中毒事件中，大气主要污染物 $SO_2$、$NO_x$、$O_3$、烟尘、硫酸雾、HF、$Cl_2$ 等刺激呼吸道可导致气道阻力增加、呼吸困难，引起呼吸道疾病，严重的可引起肺水肿、肺心病等。同时，还可加重心血管病和呼吸道疾病患者的病情，甚至死亡。

（2）生产事故排放、废气处理设备发生故障　据不完全统计，近百年来世界上 30 多起大气污染急性中毒事件中，受害者近 10 万人，死亡人数约万余人。1984 年 12 月 2 日美国联合碳化公司在印度的博帕尔市农药厂用甲基异氢酸盐制造杀虫剂，由于毒气泄漏，造成震惊世界的重大急性中毒事件，涉及当地 20 余万人口，治疗抢救约 12.5 万人，5 万人失明致残，2 500 人死亡。

我国某些工厂企业由于违反操作规程或设备发生故障，也曾发生一些大气污染的急性中毒事件，如急性氯中毒等。2004 年 4 月重庆天原化工厂发生氯气泄露事件，直接造成 9 人死亡，3 人受伤，紧急疏散了 15 万余人口。

2. 慢性中毒　在一般情况下，大气污染物的浓度较低，但由于呼吸道长期持续地暴露于污染的大气中，使大气污染物对人体的毒理作用是长期的，反复的，能引起机体的慢性中毒或降低机体的抵抗力，诱发感染，引起呼吸道各种炎症，导致人群慢性呼吸系统疾病的发病率和死亡率增高。

（1）刺激性污染物的毒理作用　在大气污染物中，能够直接刺激呼吸道的有害化学物质是大气中最常见的污染物，例如 $SO_2$、硫酸雾、$O_3$、$Cl_2$、HF、烟尘等。这些气体被吸入后，首先刺激呼吸道黏膜的迷走神经末梢，引起支气管反射性收缩和痉挛，引起咳嗽、喷嚏和气道阻力增加，同时，引起黏膜表面黏液分泌增加，黏液层增厚、变稠，使上呼吸道纤毛的活动受阻，上呼吸道过滤、清除、排出有害物质的能力减弱。大量调查研究指出，大气污染严重地区居民肺功能降低，鼻炎、咽炎、支气管炎、慢性支气管炎患病率均明显增加，支气管哮喘、哮喘性支气管炎、肺炎、肺气肿、肺水肿、肺心病等疾病的发病率增高。这表明大气污染与慢性呼吸系统疾病的发病和病情的加重有密切关系。

（2）非刺激性污染物的毒理作用　大气中对呼吸道黏膜没有直接刺激作用的有害污染物，由于不能为人体感官所觉察，其危害往往比刺激性大气污染物的危害还要大。例如，CO 是一种无色、无臭、无味、无刺激性的有毒气体。它是一种血液、神经毒物。当 CO 经呼吸道进入血液后，可与红血球中具有携氧能力的血红蛋白形成失去携氧能力的碳氧血红蛋白，造成低血氧症，使组织缺氧，影响中枢神经系统的功能和某些酶的活性，出现头晕、头痛、恶心、乏力，严重时会昏迷致死。CO 对人的危害取决于空气中 CO 的浓度和作用时间。

接触者血液中碳氧血红蛋白的含量与空气中 CO 浓度成正比，中毒症状则取决于血液中碳氧血红蛋白的含量。研究表明，当吸入 0.5%浓度的 $CO_2$ 30min，碳氧血红蛋白即可达 70%左右，发生急性 CO 中毒。由于人的感官对空气中 CO 不易觉察，在冬季室内燃煤取暖，炉灶无烟囱或烟囱漏气时，常易发生 CO 急性中毒。对非刺激性的具有致癌作用的大气污染物的长期接触，还可诱发呼吸道组织细胞遗传物质的突变和呼吸道肿瘤。

（3）大气金属类污染物及其他　城市大气特别是在某些工厂和矿山附近的大气中，还经常含有金属类和其他一些有潜在危害作用的化学污染物，例如 Pb、Cd、Be、Cr、Zn、Ni、Mn、Hg、As、F、石棉、有机氯杀虫剂等的污染。虽然它们在大气中的浓度很低，但可在机体内逐渐蓄积，以致引起慢性中毒。癌症发生的危险随着年龄的增加而增高，可能与这些金属类污染物和某些致癌物在体内的蓄积有关。据美国 28 个大城市调查，城市大气中 Cd、Zn、Pb、Cr 的浓度与这些城市的心脏病、动脉硬化、高血压、中枢神经系统疾病、慢性肾炎、呼吸系统癌症的分布情况很接近，特别是大气中 Cd 的浓度与心脏病、动脉硬化有一定的相关性。

（4）饮食中的大气污染物　大气污染物可降落在植物、水体和土壤中，然后被农作物吸收并富集于蔬菜、果实及粮食中，通过食物和饮水进入人体内并蓄积起来，成为慢性中毒甚至致畸变、致癌变的主要来源。它们对机体的危害，在短期内并不明显，但长期反复地被机体吸收和蓄积，也会引起远期效应，影响神经系统、内脏功能和生殖遗传等。因此，在研究大气污染物对健康影响的同时，须考虑从饮水和食物中摄入有害物质的总量，以阐明大气污染在健康损伤中的真实贡献。

3. 对免疫功能的损害　大气污染不仅可使儿童呼吸道患病率增加，还可使儿童早期免疫反应能力下降。溶菌酶是一种具有溶解细菌作用的碱性蛋白质分子，能溶解多种革兰氏阳性细菌和某些革兰氏阴性细菌，构成机体非特异性免疫功能因素之一。溶菌酶广泛存在于人和动物体内多种组织和体液中，在正常的血清、唾液、鼻涕、眼泪、淋巴液、痰液等体液中均有存在。常用唾液溶菌酶反映机体非特异免疫功能。研究发现，大气污染区儿童唾液溶菌酶活性在统计学上显著低于清洁区儿童，表明空气污染能使儿童非特异性免疫功能降低（表 6-1）。

**表 6-1　大气污染对儿童唾液溶菌酶含量（μg/mL）的影响**

| 组　别 | 检查例数 | 平均值±标准误差 |
|---|---|---|
| 污染区 | 98 | 41.5±1.08 |
| 清洁区 | 101 | 157.3±1.07 |

4. 致癌作用

（1）大气污染与肺癌的流行病学关系　国内外大量流行病学调查表明，在吸烟者比例相近的情况下，城市越大，肺癌死亡率越高，一般大都市居民肺癌死亡率＞中等城市＞小城市＞市郊＞农村，这一肺癌死亡率的递减规律与大气污染的递减规律相一致。这种随大气污染的加剧，肺癌死亡率升高的现象，表明大气污染与肺癌有关。

我国近年来的大气污染与肺癌流行病学调查也表明，大气污染严重的市区和工业区居民肺癌死亡率高于大气污染较轻的郊区和非工业区居民的肺癌死亡率。

（2）大气污染物中含有的致癌物质　分析大气污染物中是否含有致癌物质，对阐明大气污染与癌症的关系及其致癌机理有重要意义。已从大气污染物中检出多种致癌有机物和无机元素化合物。在大气污染物和汽车废气中可检出30多种多环芳烃及其衍生物，其中以苯并（a）芘 BaP 较普遍，且致癌性也较强。1973 年美国卡罗等分析了一系列肺癌流行病学资料后，认为大气中 BaP 浓度每增加 0.1μmmol/10$m^3$，肺癌死亡率相应可升高 5%。

最近孟紫强等的研究发现，接触 $SO_2$ 气体污染或大气氟化物污染的工人其血液淋巴细胞染色体畸变（CA）、姊妹染色单体互换（SCE）、微核（MN）发生率增高，表明 $SO_2$ 和氟化物均是染色体断裂剂和基因毒性因子，对肺癌的发生可能有促进作用。

我国有些城市的大气污染已相当严重，有些指标已不亚于世界上一些工业城市 20 世纪 60 年代的污染水平：英国伦敦 1963—1965 年为 Bap0.1～5.4μg/100$m^3$；日本东京 1964 年为 1.5μg/100$m^3$，大阪 1965 年为 5μg/100$m^3$；美国 32 个大城市监测点 1966—1967 年平均为 0.33μg/100$m^3$。70 年代，这些城市大气 BaP 的浓度有下降的趋势，日本大阪 1971 年已下降为 1.1μg/100$m^3$；美国 32 个大城市监测点 1970 年已下降为 0.2μg/100$m^3$。北京西郊北辛安是肺癌高发区，居民 1974—1976 年肺癌平均死亡率为 33.65/10 万，当地大气 BaP 浓度高达 4～11μg/100$m^3$；北京城区天桥交通路口也曾高达 4μg/100$m^3$。

（3）大气污染物致突变作用　近年来的研究表明，大气污染物中含有间接和直接致突变物，其中常见的间接致突变物如以 BaP 为代表的多环芳烃类化合物（PAHs），须经体内代谢转化以后才具有致突变、致癌作用。大气污染物中直接致突变物不经体内代谢可直接作用于DNA大分子引起突变作用，常见的有BaP的氧化代谢产物及硝基—PAHs（如1-$NO_2$-芘、3-硝基荧蒽、6-硝基掘、6-硝基BaP、3-硝基被芘）。

用大气颗粒污染物的酸性和中性有机提取物进行Ames试验、小鼠骨髓细胞MN、CA试验、V79和CHO细胞SCE试验、非程序性DNA合成（UDS）试验等研究表明，大气颗粒物具有致突变性，可引起染色体和DNA损伤。

**（二）间接危害**

**1. 大气污染可影响居民生活卫生条件** 大气主要污染物之一的灰尘或煤烟，可降落在街道、庭院和室内，使生活环境污秽，影响开窗换气，甚至晾晒衣物等。

**2. 大气污染可影响交通安全** 大气中的烟尘和水汽易形成烟雾，使大气能见度降低，从而影响交通安全。

**3. 大气污染可减弱太阳辐射强度** 大气污染使雾天增加，大气透明度减小，使太阳辐射强度减弱，尤其对日光中短波紫外线的减弱，降低了杀菌作用，减弱了机体的抗佝偻病能力。

**4. 大气污染可影响绿化和植被** 破坏生态环境，不利居民的身心健康。

## 第二节　有害气体的毒性作用及其机理

### 一、二氧化硫（$SO_2$）

$SO_2$为无色、具辛辣及窒息性气味的气体，属中等毒性物质。沸点－10℃。易溶于水（在水中溶解度8.5%，25℃）形成亚硫酸。

$SO_2$在空气中可在亚铁和锰等金属离子的催化下进一步氧化形成三氧化硫（$SO_3$）。$SO_3$化学性质活泼，可溶于空气的水分中形成硫酸，并以气溶胶状态在空气中存在。$SO_3$的毒性较$SO_2$大10倍左右。亚硫酸和硫酸均有腐蚀作用，可与空气中存在的$NH_3$和金属阳离子形成相应的盐。

$SO_2$是大气中最常见的大气污染物。含硫石油、煤、天然气的燃烧，硫化矿石的熔炼和焙烧，及各种含硫原料的加工生产过程等均能产生$SO_2$而污染大气。由于煤和石油是主要能源，它燃烧产生的$SO_2$占污染大气中$SO_2$的70%。早在1930年代初期，世界上发生的多起大气污染事件，如伦敦烟雾事件、日本的四日市哮喘等即与$SO_2$对大气的污染有关。

工业生产过程产生$SO_2$主要有有色金属冶炼、石油精制、硫酸制造、硫磺精制、造纸、硫化橡胶等。其中以有色金属冶炼和硫酸制造最为严重。

### （一）吸收、分布和排泄

$SO_2$ 在呼吸道中主要是被鼻腔和上呼吸道黏膜吸收。由于 $SO_2$ 易溶于水，易被黏膜的湿润表面吸收而生成亚硫酸，一部分进而氧化为硫酸。故 $SO_2$ 不易进入肺部。但 $SO_2$ 可吸附于大气颗粒物的表面而进入呼吸道深部。

当吸入空气中 $SO_2$ 浓度为 290μg/m$^3$ 时，家兔可通过鼻腔和咽喉吸收 40％左右：如 $SO_2$ 浓度为 29～290mg/m$^3$ 时，可吸收 95％左右。在高浓度下 $SO_2$ 被吸收较多的机理尚不清楚。吸入空气中 $SO_2$ 浓度为 2.9～140mg/m$^3$ 时，狗可通过鼻腔吸收 99％以上。当 $SO_2$ 浓度为 2.9～420mg/m$^3$ 时，接触时间为数分钟（较低浓度时）至 40min（较高浓度下），人类也可吸收 99％以上。总之，$SO_2$ 在上呼吸道可被吸收 40％～90％。

$SO_2$ 被上呼吸道吸收以后，进入血液分布全身。其在气管、肺、肺门淋巴结和食道中含量最高，其次为肝、肾、脾等器官。$SO_2$ 进入体液立即以亚硫酸根离子和亚硫酸氢根离子的形式存在，在体内经过进一步代谢后，以硫酸盐的形式随尿排出。

### （二）实验动物的毒性

小鼠吸入 $SO_2$ 1h 的 $LC_{50}$ 为 1 600mg/m$^3$。$SO_2$ 对小鼠呼吸道及眼有强烈刺激作用，可引起气管和支气管的反射性收缩，也可引起分泌物增加和局部炎症反应。吸入 $SO_2$ 浓度低时，主要经上呼吸道，尤其鼻黏膜吸收。$SO_2$ 高浓度急性接触往往引起喉痉挛和支气管痉挛而死亡。短时间内大量吸入 $SO_2$ 时，也可引起喉头水肿、声带痉挛而窒息死亡。小鼠暴露于 $SO_2$ 浓度为 28mg/m$^3$ 中 24h，鼻腔黏膜发生炎症变化，72h 鼻上皮细胞坏死和脱落。

大鼠接触 4.86mg/m$^3$ 浓度的 $SO_2$ 65d（每天 24h），可出现气管炎、呼吸道上皮细胞脱落和局部性肺炎。但这种炎症是由 $SO_2$ 直接引起，还是由肺部感染引起尚不清楚。大鼠接触 2.9mg/m$^3$ $SO_2$ 170h 后，呼吸道对黏着微粒的清除能力显著降低。

浓度过高的 $SO_2$ 对其他动物如牛、羊、狗、猪等均可引起疾病或致死。

### （三）对人体的毒理作用

1. $SO_2$ 对呼吸道的刺激作用　$SO_2$ 在一定浓度下对呼吸道，特别是对上呼吸道有刺激作用，并可影响呼吸功能。此外，$SO_2$ 对眼结膜也有刺激作用，并可引起炎症。但在不同动物动物和人群也存在个体差异。不同的人对 $SO_2$ 的嗅觉灵敏性差异很大。通常情况下，大气中 $SO_2$ 浓度为 290～860μg/m$^3$ 时，一般不能闻到它的气味，大多数人仅可由味觉感知；1.45mg/m$^3$ $SO_2$ 可被嗅觉感知；10.15mg/m$^3$ 以上时，可闻到刺鼻的硫臭味；14.3mg/m$^3$ 时，可引起呼吸道阻力增加，暴露 3h，肺功能轻度减弱，但是黏液分泌和纤毛运动能力尚未改变；28.6～42.3mg/$m^3$ 时，呼吸道纤毛运动和黏液分泌功能均受到抑制；57mg/$m^3$ 时，鼻腔和上呼吸道受到明显刺激，引起咳嗽，眼睛也有不适感；286mg/$m^3$ 时，支气管和肺组织明显受损，可引起急性支气管炎、肺水肿和呼吸道麻痹；1 142～1 428mg/$m^3$ 时，$SO_2$ 可危及生命。一般患有肺功能不全及呼吸循环系统疾病的患者、老年人和儿童，对 $SO_2$ 较敏感。普通人在 2.9～2.3mg/$m^3$$SO_2$ 浓度下，呼吸 10min 即可发生呼吸道阻力增加。

吸入低浓度的 $SO_2$ 气体，对呼吸道的作用有三个方面：①可引起气管和支气管收缩、呼吸道阻力增加；②肺功能受损，如吸入 2.1mg/$m^3$$SO_2$，30s 肺活量（FVC）、1s 用力呼吸量（FEV1）、平均最大流速（MMFR）及 50% 最大呼吸流速（MEFR50）均有一定程度减小。$SO_2$ 和烟尘的 24h 平均浓度均为 250μg/$m^3$ 时，呼吸道病人病情可恶化；5 000μg/$m^3$ 时，中、老年人群和慢性病患者人群中可出现超额死亡。$SO_2$ 和烟尘的年平均浓度分别为 100 μg/$m^3$时，居民呼吸道疾病症状加重，儿童呼吸道疾病发病率增加。

2. $SO_2$ 致癌变、致突变作用

（1）$SO_2$ 与癌变　大多数流行病学调查表明，单纯的 $SO_2$ 暴露似与肺癌死亡无关。动物实验表明，单纯的 $SO_2$ 暴露也不能诱发动物肿瘤。有人报道，$SO_2$ 吸入对苯并（a）芘（BaP）诱发大鼠肺癌有促进作用。但在同样条件下，重复上述动物致癌试验，却发现 $SO_2$ 不能促进 BaP 对大鼠的致癌作用。

最近的研究还指出，$SO_2$ 促进癌症的发生还与其抗营养作用有关。$SO_2$ 能吸收紫外线，从而引起暴露人群维生素 D 缺乏。由于维生素 D 可减少大肠癌和乳腺癌的危险性，这样 $SO_2$ 污染间接增加了这种癌症的危险性。

（2）$SO_2$ 的致突变作用　$SO_2$ 可在锰、铁等金属离子的催化下进一步氧化生成 $SO_3$。$SO_2$ 和 $SO_3$ 可溶于水生成硫酸、亚硫酸、重亚硫酸及各自的盐，并通过肺毛细血管进入血流。硫酸及其盐可通过尿排出体外，亚硫酸和重亚硫酸及其盐类可进一步自氧化，产生超氧阴离子自由基引起细胞及其遗传物质的损伤。

近年来孟紫强等研究发现，接触 $SO_2$ 的工人，其外周血淋巴细胞染色体畸变（CA）、姊妹染色单体互换（SCE）及微核率（MN）增高，用 $SO_2$ 体内衍生物亚硫酸盐和亚硫酸氢盐处理体外培养的人血淋巴细胞，也可使 CA、SCE、MN 增高，认为 $SO_2$ 是人血淋巴细胞染色体断裂剂和基因毒性因子。近年来他们的研究还发现，$SO_2$ 体内衍生物亚硫酸氢钠可以引起中国仓鼠卵巢细胞的一个衍生株细胞（CHO - AS52）发生微弱的细胞突变，并能够引起该细胞 gpt 基因（黄嘌呤—鸟嘌呤磷酸核糖基转移酶的编码基因）的完全缺失和移码突变。值得注意的是，$SO_2$ 只有在高浓度下才有上述作用。因此，在一般情况下，$SO_2$ 对细胞的生物学作用不是直接引起细胞突变，而可能是以辅突变作用的形式促进致突变剂的致突变作用。

3. $SO_2$ 对机体的其他作用

（1）对大脑皮质机能的影响　低浓度 $SO_2$ 对大脑皮质机能有影响。0.9mg/m$^3$ $SO_2$ 可使脑电波阻断，光敏感度增加，暗视应受到抑制。1.5mg/m$^3$ $SO_2$ 可使视时值上升。

（2）对体内维生素代谢的影响　$SO_2$ 可与血中维生素 $B_1$ 结合，使体内维生素 C 的平衡失调，从而影响机体新陈代谢。在正常情况下，维生素 $B_1$ 和维生素 C 能形成不易氧化的结合性维生素 C，以满足机体对维生素 C 的需要。维生素 $B_1$ 与 $SO_2$ 结合后，不能再与维生素 C 结合，加速维生素 C 的氧化失活过程，使其在体内的平衡破坏。最近的研究指出，由于 $SO_2$ 能够吸收紫外线，含有 $SO_2$ 和硫酸盐的大气酸危害可导致暴露人群维生素 D 的缺乏。

（3）对酶的抑制　$SO_2$ 能抑制某些酶的活性。例如在 $SO_2$ 作用下，肺组织中的三磷酸腺苷（ATP）含量显著下降，糖分解酶活性增加，使蛋白质和糖代谢发生紊乱。

（4）对呼吸防御系统的作用　$SO_2$ 除对呼吸功能有明显影响外，还对呼吸防御系统有抑制作用。即使暴露在 2.9mg/m$^3$ 低浓度的 $SO_2$ 下，正常人和哮喘病人的呼吸防御系统便受到抑制，表现在气道上皮纤毛运动减弱，对异物的清除作用受抑制，鼻黏膜和呼吸道其他部分黏膜分泌黏液的能力和黏液的流动减弱，从而使呼吸防御功能降低，容易发生呼吸感染。众所周知，以气管上皮清除作用减弱为特征的慢性支气管炎就容易通过呼吸感染其他疾患。

（5）对细胞生长的抑制作用　研究发现，职业接触 $SO_2$ 的工人，其外用血淋巴细胞分裂指数降低，细胞周期迟缓。体外培养的人血淋巴细胞受到 $SO_2$ 体内衍生物亚硫酸氢钠和亚硫酸钠处理后，其分裂指数减少和细胞分裂迟缓与剂量呈正相关。用亚硫酸氢钠处理体外培养的人类细胞株 HEp-2 表明，$SO_2$ 能减少细胞形成克隆的能力，且形成的克隆也较小，表明对细胞的生长有抑制作用。

4. $SO_2$ 与颗粒物的联合作用　$SO_2$ 与颗粒物常常共存于大气中，二者有很强的联合作用。由于 $SO_2$ 易溶于水，95%被鼻腔和上呼吸道黏膜吸收，很少达到呼吸道深部。但如 $SO_2$ 与可吸入颗粒物结合，便可随颗粒物进入肺部较敏感的部位（细支气管和肺泡）。颗粒物不仅可携带 $SO_2$ 进入呼吸道深部，颗粒物还含有锰、铁等金属氧化物，可催化 $SO_2$ 氧化成 $SO_3$，并形成硫酸。硫酸的刺激和腐蚀作用比 $SO_2$ 大 4～20 倍。四日市是日本的石油工业基地，据 1962 年统计，该市工厂年排放 $SO_2$ 和颗粒物达 13t，大气 $SO_2$ 浓度高达

2.1～2.9mg/m$^3$。据对四日市哮喘的研究，40 岁以上人群发生哮喘，可能与硫酸雾损伤呼吸道黏膜而引起继发感染产生自身免疫有关：11 岁以下人群发生哮喘可能与高浓度 $SO_2$ 诱发过敏有关。

### （四）$SO_2$ 对植物的毒害作用

调查研究了城市郊区污染 $SO_2$ 对水稻生长的影响，表明 $SO_2$ 污染较重的水稻分蘖数减少、千粒重偏轻、单位产量大幅度降低。研究马尾松新梢受二氧化硫污染后的外部特征和生理反应，结果表明，马尾松在清明节前后第 1 次抽梢时受害最严重，新叶呈褐色坏死，叶绿素含量及可溶性糖含量显著下降，过氧化物酶活性显著上升，生长高度明显下降；新叶中积累的 $SO_3^{2-}$ 和 $HSO_3^-$ 浓度超过一定值时，马尾松生长受到伤害。

$SO_2$ 大气污染对树木具有伤害作用。$SO_2$ 在树体内蓄积量低于 0.3mg/kg，一般不会对桑树产生危害；空气中 $SO_2$ 浓度达到 0.000 1%，对桑树和蚕就将产生毒害作用，达到 0.001%～0.01%时会导致桑树整株死亡。但桑树对 $SO_2$ 的抗性比其他植物要强得多。桑树在 2mg/kg 中经过 28h 或 1mg/kg 中 9h 才出现中毒症状，出现被害症状时的桑叶，其总含硫量为 0.40%～0.74%。蚕食下 $SO_2$ 污染叶后，食欲减退，行动不活泼，发育停滞，蚕身黑小，逐渐死亡。

$SO_2$ 还能引起建筑物和衣物等的腐蚀和损坏。$SO_2$ 及酸雨对各种钢材的腐蚀速度与 $SO_2$ 浓度、润湿因子（降雨量与降雨次数乘积），及钢材的种类有很大关系。

### （五）酸雨的形成及危害

大气中酸性气体如 $SO_2$ 和氮氧化物（$NO_x$）浓度增高，在大气颗粒物中所含的 Fe、Cu、Mg、V 等金属氧化物的催化下，$SO_2$ 和 NO 分别氧化生成 $SO_2$ 和 $NO_2$，可溶于雨雪生成 $H_2SO_3$、$H_2SO_4$、$HNO_2$、$HNO_3$，pH 降低至 5.6 之下，使降水呈酸性，形成酸雨。目前我国大气总体 $SO_2$ 污染比 $NO_x$ 严重。因此，我国酸雨是以硫酸型为主，且主要来自 $SO_2$ 和 $SO_3$ 的云下洗脱。

**1. 酸雾对健康的直接危害** 空气中的酸雾可吸入肺部组织，引起肺部炎症、肺水肿。尤其对婴儿影响更大，甚至引起突发性婴儿死亡综合症。酸雨对呼吸道中起主要防御功能的细胞有重要损伤作用，会大大提高呼吸道感染和肿瘤的发生几率。

研究资料表明，酸雨对人类健康的危害，主要通过三种途径：①经皮肤沉积而吸收。这种危害虽然直接，但似乎很“浅显”，症状一般不重，典型的个例也很少，尤其不能像酸雨危害建筑物一样，能“凝固”一些症状。②经呼吸道吸入。主要是硫和氮的氧化物引起急性和慢性呼吸道损害，这方面的临床病例很多，原先就有肺部疾患，特别是年幼的哮喘病人，受酸雨影响最为明显，直接导致病情加重。③来自地球表面微量金属的毒性作用。这是酸雨对人类健康最具重要性的潜在危害。这种危害不仅表现于酸雨导致的铜、镉等含量增多，直接对人体有负面影响，更令人担忧的是，酸雨沉降于地球表面后，受地质因素的影响，会从土壤和岩石中溶滤出来一些金属，其中至少有铅、汞、铝三种对人类具有危害性。

2. 对水生生物的影响　酸雨可使水体 pH 降低，影响鱼卵孵化和鱼类生长，鱼类种群减少甚至消失，使食物链中有关生物受到影响。鲢、鳙、鲤鱼三种鱼的 96h $LC_{50}$ 分别是 pH5.34、4.51 及 3.80，不同生长发育期的敏感性为受精卵＞鱼苗＞成鱼。大型蚤的 24h $LC_{50}$ 和 48h $LC_{50}$ 分别为 pH4.66 和 4.94。当水体的 pH 分别为 3.6，3.8，4.0，4.2 时，椭圆萝卜螺的 96h 累积死亡率分别为 100%，60%，20%，10%。水体酸化后，水生植物也受到严重伤害，从而影响水体的生物自净作用。

3. 土壤酸化及其生物学作用　如果酸雨 pH 过低，会降低土壤 pH，从而抑制土壤硝化和反硝化细菌的繁殖和生长，降低腐殖质的合成和分解，生物固氮作用也受到抑制。土壤酸化也可导致土壤中 $Ca^{2+}$、$Mg^{2+}$、$K^{+}$ 等无机养分的淋溶，还可抑制植物根系的正常生长，导致农作物产量降低甚至枯死。

## 二、氮氧化物（$NO_x$）

$NO_x$ 是大气中常见污染物。通常是指一氧化氮（NO）和二氧化氮（$NO_2$），大气中还有 $N_2O$、$N_2O_3$、$N_2O_4$、$N_2O_5$ 等氮氧化物。$N_2O$（笑气）毒性甚低，曾用作吸入麻醉药。$N_2O_3$、$N_2O_4$ 和 $N_2O_5$ 易分解为 NO 和 $NO_2$，在毒理学上无重要意义。

NO 是一种无色、无味的气体，在空气中能与氧或臭氧（$O_3$）生成 $NO_2$。$NO_2$ 是红棕色的气体，有刺激性，在阳光作用下又能与 $O_2$ 生成 NO 和 $O_3$。

就全球来看，空气中的氮氧化物主要来源于天然源，但城市大气中的氮氧化物大多来自于燃料燃烧，即人为源，如汽车等流动源、工业窑炉等固定源。

氮氧化物最终会转化成硝酸和硝酸盐，随着降水和降尘从空气中除去。它的危害：①深入人体肺部，诱发呼吸道疾病；②硝酸是酸雨的主要因素之一；③它与其他污染物在一定条件下能产生光化学烟雾污染。

### （一）污染来源

大气中的 $NO_x$ 主要来自石油、煤、天然气等燃料的燃烧。在燃烧的高温条件下，一方面燃料中的含氮化合物与空气中的氧化合生成 $NO_x$，另一方面空气中的氮与氧也可结合生成 $NO_x$。据计算，各种燃料燃烧产生的氮氧化物量为：1t 天然气，6.35kg；1t 石油，9.1～12.3kg；1t 煤，8～9kg。

汽车排出的废气是城市大气中 $NO_x$ 的重要污染源，$NO_x$ 还可与烃类化合物在阳光照射下产生光化学烟雾。

硝酸厂、氮肥厂、硝基炸药厂、冶炼厂等工业生产过程，也有 $NO_x$ 排放。炉灶和吸烟是室内 $NO_x$ 污染的主要来源。

自然界的雷电、森林失火、土壤中硝酸盐的还原，也能产生 $NO_x$。据估计全世界每年向大气排出的 $NO_x$ 量可达 $53\times10^6$ t。

### （二）NO 的危害与机理

NO 是无色、无味、无刺激性的气体，难溶于水，不易在上呼吸道吸收，容易进入呼吸道深部。通过人体的气管与肺部进入血液中，和红血球反应，把血红朊变成正铁血红朊而对血液产生侵害。同时，也作用于中枢神经而产生麻痹反应，引起痉挛、运动失调。

有关 NO 中毒的资料甚少，这是因为 NO 在空气中易氧化成 $NO_2$。NO 的毒性研究较难进行，通常健康的男性吸入 2.1～2.7mg/m$^3$ 可引起气道阻力增加，而吸入 NO 27mg/m$^3$ 才能引起呼吸道阻力增加。NO 能与血红蛋白（Hb）结合，其结合能力超过 CO 百倍，NO 引起对人的生理影响还不十分清楚。通过对动物做高浓度的试验，发现可以生成变性血红素［Met · Hb］和一氧化氮血红蛋白（NOHb）。NO 可作用于动物中枢神经系统，在高浓度（3 057mg/m$^3$）下暴露几分钟可引起动物的麻痹和惊厥，甚至死亡，NO 对血红蛋白的亲和力为 CO 的 1 400 倍，为氧的 30 万倍。

### （三）$NO_2$ 的危害及机理

$NO_2$ 是赤褐色剧毒性的氧化剂，因其刺激性比较强，所以能侵入到肺脏深处及肺毛细血管，数小时后即引起肺水肿而使人致死，或因持续性闭塞性支气管炎而使人致死。低浓度长期吸入，例如质量分数为 $2.5\times10^{-6}$ 吸入 3～5 年，也会造成慢性支气管炎。$NO_2$ 引起的肺组织损伤的程度取决于它的浓度和作用时间等。

$NO_2$ 常常导致各种职业病，在职业病中由急性高浓度 $NO_2$ 中毒引起的肺水肿，以及由慢性中毒而引起的慢性支气管炎和肺水肿。$NO_2$ 对人体的影响还与其他污染物的存在有关，如 $NO_2$ 与 $SO_2$ 和浮悬粒状物共存时，其对人的影响比单独 $NO_2$ 对人体影响严重，而且大于各自污染物的影响之和，这些污染物之间存在协同作用。$NO_2$ 的浮游微粒容易侵入肺部，沉积率很高，可导致呼吸道及肺部病变，出现气管炎、肺气肿及肺癌等症。

1. 对上呼吸道的刺激作用　$NO_2$ 是刺激性气体，毒性为 NO 的 4～5 倍。

在 4.1～12.3mg/m³时即可嗅出：20.6mg/m³时，暴露 10min 可使呼吸道阻力增加；53.4mg/m³时，对鼻和上呼吸道产生明显的刺激作用；在 411～617mg/m³下，暴露 30～60min，可引起喉头水肿，出现呼吸困难、紫绀甚至窒息致死。此外，人对不同浓度 $NO_2$的忍耐能力不同（表 6-2）。

**表 6-2　不同浓度的 $NO_2$对人的急性影响**

| 浓度（$mg/m^3$） | 对人的影响 |
| --- | --- |
| 70 | 能耐受几个小时 |
| 140 | 只能支持 30min |
| 220～290 | 立刻发生危险 |
| 440～730 | 危险程度急剧增加 |
| 1 460 | 很快致死 |

吸入高浓度 $NO_2$（267～411mg/m³），可引起肺炎和肺水肿。起初表现为鼻和上呼吸道的轻度刺激症状，如头痛、咽喉不适、干咳。如此经过几小时或几十小时甚至几天后，才出现肺炎和肺水肿症状，表现为胸闷、呼吸短促、体温升高、呼吸困难、紫绀、昏迷、甚至死亡。$NO_2$引起肺水肿的主要原因是由于亚硝酸和硝酸对肺黏膜的腐蚀，引起肺部毛细血管壁通透性增加，使血浆蛋白从血管中渗出，一方面使血管内胶体渗透压下降，另一方面使过多的液体流入组织间隙而导致化学性肺炎和肺水肿。

健康状态不同，对低浓度 $NO_2$的敏感性不同。健康人在 10mg/m³下暴露 2h，慢性支气管炎病人在 6.6～8.2mg/m³下暴露 15min，哮喘病人在 0.4mg/m³暴露 1h，可引起呼吸道阻力增加，呼吸道纤毛运动减弱，肺泡吞噬细胞吞噬能力下降，对感染的敏感性增加，久之能引起上呼吸道黏膜和支气管慢性炎症。

2. 生物化学影响　急性与慢性接触 $NO_2$均能引起动物体内生物化学的改变。小鼠暴露于 16.4mg/m³ $NO_2$中，其肝功能受到损害，表现为血清碱性磷酸酶、谷氨酸草酰乙酸转氨酶升高，总胆固醇减少。

大鼠在 1.9mg/m³和 4.3mg/m³ $NO_2$条件暴露 4d，可引起谷胱甘肽过氧化物酶活性升高；在 12mg/m³时，还可引起谷胱甘肽还原酶如葡萄糖-6-磷酸脱氢酶活性明显增加。

3. 血液学改变　进入血液及其他体液中的 $NO_2$是以硝酸、亚硝酸及其盐类的形式存在。亚硝酸盐可使低铁血红蛋白转变成高铁血红蛋白，继而导致组织缺氧，出现呼吸困难、紫绀、血压下降以及中枢神经系统症状。流行病学调查资料表明，长期接触 8.2～24.7mg/m³ $NO_2$浓度的工人，除了有慢性肺疾患症状外，还有血液学方面的改变。

在动物实验中，有研究报告，血液学改变只有暴露于高浓度 $NO_2$ 的情况下才能发生。大鼠连续接触 24h/日浓度为 0.94mg/$m^3$ $NO_2$ 达 90d，未发现对血红蛋白和红细胞有影响；但连续接触 3.8mg/$m^3$ $NO_2$ 3 个月，引起红细胞容积减小，红细胞增多，但血红蛋白浓度正常。家兔每天 2h 接触 2.4～5.7mg/$m^3$ $NO_2$ 15 和 17 周，引起白细胞增多，可能是因对白细胞吞噬功能的抑制所引起，且可因 $SO_2$ 的存在而加剧。

4. 对免疫功能的影响　长期接触 $NO_2$ 不仅可降低肺泡吞噬细胞和血液白细胞的吞噬能力，而且能够抑制血清中和抗体的形成，从而影响机体的免疫功能。

小鼠接触 0.94mg/$m^3$ $NO_2$ 3 个月，每天附加接触 1h 高浓度（3.8mg/$m^3$）$NO_2$，结果表明，IgA（immunoglobulin A，免疫球蛋白 A）水平降低，而 IgM（immunoglobulin M）、IgG（immunoglobulin G）和 $IgG_2$（immunoglobulin $G_2$）增加。有人认为，大气中 NO 浓度处于波动情况下比恒定不变更易影响免疫功能。也有人报告，猴子接触 1.9mg/$m^3$ $NO_2$ 16 个月，血清中和抗体的浓度却较对照组为高。可见 $NO_2$ 的生物学作用是非常复杂、受多种因素影响的。

5. 促癌作用　动物实验表明，$NO_2$ 可能有促癌和致癌作用。当动物暴露于 102.8mg/$m^3$ $NO_2$ 和 BaP 环境中，能促使 BaP 诱发的支气管鳞状上皮癌的发病率增加。

然而，Klein 等研究发现，大鼠长期同时吸入亚硝基二甲基胺（NDMA）和 $SO_2$ 或 $NO_x$，未发现 $SO_2$ 和 $NO_x$ 对 NDMA 的致癌作用有促进效应。多数流行病学调查发现，大气污染与肺癌的发生有关，然而其中 $NO_x$ 的贡献尚不清楚。近来，Bulbulyan 等对俄罗斯某化肥厂工人肿瘤流行病学研究发现，$NO_x$ 空气污染增高了接触者发生胃癌的危险。

6. 对生长发育的影响　有些动物实验表明，高浓度的 $NO_2$ 有抑制动物生长的作用。大鼠与白鼠接触高浓度的 $NO_2$（5.1mg/$m^3$，8 周；23.5mg/$m^3$，213d；37.6mg/$m^3$，24h），其体重增长较对照组动物明显降低。然而，小鼠、豚鼠、仓鼠、家兔和狗接触低浓度的 $NO_2$（1.3～1.5mg/$m^3$，1 个月；94 $\mu$g/$m^3$，90d），则对其体重增长没有影响。

7. $NO_2$ 与其他污染物的联合作用　$NO_2$ 与 $SO_2$ 共存时，对健康成人肺功能的损伤有相加作用。0.2mg/$m^3$ $NO_2$ 和 0.4mg/$m^3$ $SO_2$ 共同作用 2h，可引起呼吸道阻力增加。

$NO_2$ 与 $O_3$ 共存时，可产生协同作用。8.2mg/$m^3$ $NO_2$ 和 0.04mg/$m^3$ $O_3$ 混合染毒，可显著降低动物对呼吸道感染的抵抗力。$NO_2$ 与烃类共存时，在强烈日光照射下，可发生光化学反应，生成的光化学氧化物对机体产生危害。

8. 对植物的影响　$NO_2$ 对植物有损害作用。高浓度的 $NO_2$ 可使植物叶片出现不规则的坏死斑块；低浓度的 $NO_2$ 能抑制植物的生长。蚕豆和番茄持续暴露 2mg/m³ $NO_2$ 12～22d，植物鲜重和干重可降低 25%。植物在光照弱和阴暗的条件下，对 $NO_2$ 的敏感性增加。这是因为植物叶片中有一种酶只有在光照条件下才能使叶中吸收的 $NO_2$ 还原成铵盐，供植物生长需要。在弱光下，这种反应受到抑制，使硝酸盐累积起来产生较大危害。

## 三、一氧化碳（CO）

CO 是一种无色、无臭、无味、无刺激性的有毒气体，比空气略轻。吸入时不为人们所察觉。CO 在空气中很稳定，转变为二氧化碳（$CO_2$）的过程很缓慢，因而是室内、外空气中常见的污染物。CO 主要作用于血液，造成组织缺氧，引起急性和慢性中毒，甚至死亡。

### （一）CO 污染来源

CO 是由于含碳物质不完全燃烧产生的。在人类生产和生活活动中燃烧煤、石油、植物茎叶等含碳物质时均可产生 CO。

大气中 CO 污染主要来自工矿企业、交通运输、家庭炉灶、采暖锅炉、燃放烟花爆竹、木炭燃烧及吸烟等。汽车废气中含 CO 4%～7%，是城市大气污染的重要污染源。冬季燃煤取暖对居室内 CO 污染影响最大。此外，火山爆发、森林火灾、矿坑爆炸、地震等，也能造成局部地区 CO 浓度增高。

### （二）对人体的危害和机理

**1. CO 毒作用机制**　CO 经呼吸道吸入，再通过肺泡进入血液，大部分与红细胞内的血红蛋白结合，小部分（10%～15%）和血管外的血红素蛋白如肌红蛋白、细胞色素氧化酶等结合。CO 与血红蛋白的亲和力比氧与血红蛋白的亲和力大 200～300 倍。因此，CO 进入机体后很快与血红蛋白结合，生成碳氧血红蛋白（HbCO），而 HbCO 的解离速度比氧合血红蛋白（$HbO_2$）慢 3 600倍，所以 CO 与血红蛋白结合减弱了红细胞携带和运输氧气的能力。

同时，CO 还能抑制和减缓 $HbO_2$ 正常解离释放氧的能力，加重组织缺氧，导致低氧血症。吸入高浓度 CO 时，还可与组织细胞内含铁呼吸酶（细胞色素、细胞色素氧化酶等）结合，直接抑制组织细胞的呼吸，其中以大脑皮质和苍白球等受到影响最严重。

**2. 影响 CO 吸收和排出的因素**　CO 是一种非蓄积性毒物。其与血红蛋白的结合是紧密的，然而也是可逆的。脱离 CO 暴露后，血液内的 HbCO 发生解离其含量随之下降，释放出的 CO 由呼气排出。一氧化碳吸收后，在体内被氧化为二氧化碳的很少，约占 1%，绝大多数仍以原型由肺排出。肺泡气中的

CO浓度与血中碳氧血红蛋白（HbCO）值之间存在着很好的正相关。因此，可以测定肺泡气的CO浓度，以了解CO的排出情况和反映体内HbCO浓度。据报道，CO在人体内的半衰期（$t_{1/2}$）为128～429min，平均为320min，CO排出时间的长短与HbCO浓度有关。

在最初20～30min内，HbCO含量下降迅速，以后逐渐减缓。在常压空气下，HbCO的半衰期为4h左右；在海拔1 600m的高原为5.5h。如吸入98.07kPa的纯氧，CO半衰期可缩短为80min左右；若吸入294.20kPa的纯氧，则只有23min左右。

3. CO中毒症状

（1）CO急性中毒　CO中毒与血液中HbCO的浓度密切相关。HbCO在血液中的含量在5%或以下时，人的视觉敏感度降低，行为和工作能力受到影响；7%时，发生轻度头痛；12%时，中度头痛、眩晕；25%时，严重头痛、眩晕；45%～60%时除上述症状外，还发生恶心呕吐、意识模糊、昏迷；90%时死亡。

（2）CO的慢性毒性作用　长期接触低浓度CO，是否可导致慢性中毒，目前尚有争论。有的学者认为，CO是非蓄积性毒物，只要脱离暴露，形成的HbCO可以逐渐解离，使其毒作用停止。同时，对低浓度CO可产生适应性，故认为不存在慢性中毒。近年来，动物实验和流行病学调查发现，长期暴露于低浓度CO会对健康产生危害，特别是对神经、心血管系统有一定损害。

正常人体内含0.1%～1%HbCO，这是由人体内的血红蛋白、肌红蛋白、细胞色素和其他血色素蛋白中的a-甲烷部分降解生成的CO与血红蛋白结合形成的。正常人体内HbCO含量与职业有关。接触能衍生甲烷的卤烃者其血液HbCO含量增高：吸烟者血液中HbCO含量可达4%～5%；司机、交通警察等接触汽车废气职业者，可达3%左右。但是，一般对正常健康人不会产生明显影响。

（3）CO对神经系统的影响　神经系统如心血管系统对缺氧最为敏感。当空气中CO浓度引起血液中HbCO水平轻微升高时，可引起行为改变和工作能力下降。当血液中HbCO浓度为2%时，时间辨别能力发生障碍；3%时，警觉性降低；5%时，时光敏感度降低。当交通频繁、汽车阻塞，空气CO浓度剧增至62.5～312.5mg/$m^3$，持续0.5～2.5h，可使人的警觉性和理解力受到影响，尾随汽车司机的光感敏锐度下降而不能及时刹车。

（4）CO对心血管系统的影响　心血管系统对CO非常敏感。日本曾报告，居民长期吸入高浓度CO（空气中CO浓度为0.2%～0.3%，即2 500～3 750mg/$m^3$），其血液中HbCO饱和度达20%～30%，在1 022名居民中患心瓣膜病的占 35.5%，其中大部分是中年妇女，在青年人中也有患动脉硬化性心脏病者。

动物实验也发现高浓度 CO 可诱发心血管疾病。兔吸入 225mg/$m^3$ CO，2 周后，HbCO 达 16%～18%，心肌发生退行性改变。大鼠吸入 3 375mg/$m^3$ CO，15min 后，出现窦性心动过速、血压下降、体温下降。

(5) CO 对胎儿的影响　CO 可经胎盘进入胎儿体内。正常胎儿血中 HbCO 浓度为 0.7%～2.5%，比母体血中 HbCO 高 10%～15%。胎儿的 HbCO 半减期较母体的长，在血液中达到平衡时的 CO 浓度比母体为高。胎儿对 CO 的毒性比母体更敏感，急性 CO 中毒后幸存的孕妇，其胎儿可以致死或于出生后遗留神经障碍。流行病学调查表明，吸烟孕妇的胎儿出生时体重减轻，并有智力发育迟缓的现象。

世界卫生组织工作组根据大量动物实验及流行病学调查资料，提出 2.5%～3% HbCO 为一般居民暴露极限值，认为在此浓度下一般不会出现不良的主观感觉和病理改变。为了不超过这一限值，对非吸烟人群提出了 CO 暴露条件指标（表 6-3）。

**表 6-3　非吸烟人群 CO 暴露条件指标**

| CO 浓度 | 暴露时间 |
|---|---|
| 125mg/$m^3$ | 不得超过 15min |
| 62.5mg/$m^3$ | 不得超过 30min |
| 31mg/$m^3$ | 不得超过 1h |
| 16mg/$m^3$ | 不得超过 2h |
| 12.5mg/$m^3$ | 8～24h |

## 四、臭氧（$O_3$）和光化学烟雾

$O_3$ 是光化学烟雾的主要成分之一。光化学烟雾是大气中的烃类、氮氧化物等污染物在强烈日光作用下，经一系列光化学反应生成的二次污染物蓄积于大气中形成的一种浅蓝色烟雾。光化学烟雾主要是 $O_3$、过氧乙酸硝酸酯（PAN）、醛类、酮类、过氧化氢以及由硝酸盐、硫酸盐及某些高分子有机化合物所形成的气溶胶颗粒等。光化学烟雾具有特殊的气味，化学氧化性强，对眼和呼吸道有强烈刺激作用。这种光化学烟雾多发生在夏秋季的晴天和汽车众多的城市，首先在美国的洛杉矶发生（故也称“洛杉矶烟雾”），近年来在日本的东京、大阪、川崎，澳大利亚的悉尼，意大利的热那亚，印度的孟买以及我国的兰州等城市也曾发生大气光化学烟雾污染。

汽车尾气、工厂和生活排放物、含氮化肥产生光化学烟雾，致使环境中的$O_3$浓度不断增加，污染严重时峰值最高可达 0.65mg/L 时。当$O_3$浓度大于 0.04mg/L 时，对臭氧敏感植物的生长就会受到影响，浓度大于 0.1mg/L 时，人会受到伤害，所有植物都会受伤害。除直接伤害动植物外，对流层$O_3$间接地影响环境。在红外光谱范围有个很强的吸收带，单位质量$O_3$的热辐射吸收能力是$CO_2$的 2 000 倍，因此，近地面$O_3$是重要的温室气体；$O_3$在许多大气污染物的转化过程中起重要作用。例如，它参与液相$SO_2$的氧化，在特定地区$O_3$在酸雨形成过程中起重要作用。

### （一）光化学烟雾的形成

大气中$NO_x$和烃类主要来自汽车废气，其次来自石油、化工、油漆、氮肥、硝酸制造等工业生产。形成光化学烟雾的光化学反应过程极为复杂，主要可归纳为以下几个过程：①在日光下$NO_2$吸收光能分解为 NO 和原子态氧（O），O 和$O_2$反应生成$O_3$。②烃类化合物与 O、OH 及 O 等反应生成各种自由基，包括烷基、烷氧基、过氧烷基、酰基、过氧酰基等。③自由基促使 NO 转化成$NO_2$，$NO_2$继续光解形成$O_3$；自由基与 O、NO、$NO_2$等反应生成醛、酮、醇、酸类化合物，以及过氧酸基硝酸酯类化合物（PANs）；自由基还可与烃类发生反应形成更多的自由基。如此反复循环，直至一次性污染物 NO 和碳氢化合物耗尽为止。

光化学反应产生的$O_3$、PANs［主要为过氧乙酰硝酸酯（PAN），其他还有过氧丙酰硝酸酯和氧苯酰硝酸酯等］、醛类，以及过氧化氢等均具强氧化能力，统称为光化学氧化剂，它们的总量称为总氧化剂，其中$O_3$约占 85%，PANs 占 10%左右，其他物质仅占很小比例。这些光化学氧化剂可由城市污染区扩散到 100～700km 以外的地区。

光化学反应所产生的光化学产物，一般可在大气中扩散而浓度下降，不会形成烟雾。只有在以下条件下才能形成光化学烟雾：①在汽车众多或工业发达的大城市，大量汽车废气或工业废气向大气排放，使$NO_x$和烃类化合物同时严重污染大气；②有足够的太阳辐射使$NO_x$和烃类化合物能进行光化学反应；③具有不利污染物扩散的地理和气象条件，如地处山谷盆地、强逆温、微风或无风等。

### （二）臭氧及其他光化学烟雾成分的毒性

1. 光化学烟雾对眼和呼吸道的刺激效应　光化学烟雾对眼睛和呼吸道黏膜有较强的刺激作用，能引起眼红肿、干涩、流泪、畏光、头晕、头痛、喉痛、咳嗽、胸闷、气喘、呼吸困难等症状。氧化剂浓度为 0.05mg/L 时持续 1h，即可引起头痛；0.15mg/L 时可引起刺激症状；0.27mg/L 时可引起咳嗽；

0.29mg/L时出现胸部不适。此外，氧化剂浓度为0.1～0.25mg/L时，儿童的肺功能受到影响、运动员的竞技状态降低、哮喘病人症状加重。如1980年，兰州西固地区大气氧化剂浓度为0.1～0.2mg/L，最高达0.3～0.4mg/L，对2 501人进行了调查，结果发现，76.5%的人眼睛干涩、流泪、畏光等，49%的人头晕，37%的人头痛，36%的咳嗽、胸闷、呼吸困难，22.5%的人咽干、喉痛等。

2. $O_3$的毒性

（1）刺激作用　$O_3$是光化学烟雾氧化剂的主要成分，是一种淡蓝色气体，氧化能力很强，主要刺激和损害深部呼吸道，对眼睛也有轻度刺激作用。$O_3$浓度为0.1～1.1mg/$m^3$时，人可闻到$O_3$的不愉快的气味，并能使眼肌平衡失调，眼睛的视觉敏感度和暗适应下降；0.6～1.1mg/$m^3$时，使呼吸道阻力增加，咳嗽、头痛、思维能力下降，严重时可导致肺气肿和肺水肿等病变。研究表明，上呼吸道纤毛细胞对$O_3$特别敏感，浓度为0.4～0.6mg/$m^3$的$O_3$，每天暴露8h，连续7天，可引起大鼠、小鼠、猴上呼吸道纤毛细胞受损。吸入1.9mg/$m^3$ $O_3$ 6～12h，可引起肺纤毛细胞坏死。$O_3$对肺的损伤，主要表现为支气管上皮纤毛丧失及肺泡上皮细胞的坏死和脱落。

（2）氧化损伤　$O_3$的毒性效应是由其氧化性所致。$O_3$可直接氧化细胞膜磷脂、蛋白质等产生有机自由基RO或ROO，也可直接氧化脂肪酸和不饱和脂肪酸而形成有毒的过氧化物，从而损害膜的结构和功能，改变膜的通透性，导致细胞内酶的外漏，引起组织损伤。

（3）对肺功能的损伤　$O_3$引起肺功能改变的阈值为0.4～0.9mg/$m^3$。人体暴露于1.1mg/$m^3$ $O_3$中3h，用力肺活量（FVc）、1s用力呼气量（$FEV_1$）、用力呼气中段流速（$FEF_{25\sim75}$）等显著下降。运动可以增加对$O_3$的敏感性，一般运动员对$O_3$敏感性比一般人高。$O_3$对肺功能的影响可能与其直接氧化细胞膜、刺激中性粒细胞和肥大细胞释放炎症介质组胺有关。

（4）对免疫系统的毒性　在低浓度$O_3$下长期暴露，可损伤T淋巴细胞和B淋巴细胞的功能，使免疫功能下降、呼吸道对感染的敏感性增加，使潜在的感染如肺结核活动化，使存在的肿瘤进一步恶化。Seltzer报道，人体暴露于0.6mg/$m^3$ $O_3$中3h，肺泡巨噬细胞吞噬活性下降；暴露于0.9mg/$m^3$ $O_3$中3h，中性粒细胞杀菌功能降低。

（5）加速动物衰老、诱发肺癌及其他作用　长期吸入$O_3$能加速动物衰老，如使胸骨和胸肋骨过早钙化。$O_3$能降低血液的输氧功能，使组织缺氧。$O_3$还能引起甲状腺功能损害。动物实验表明，$O_3$能诱发肺部肿瘤和染色体畸变。小鼠吸入0.6～1.1mg/$m^3$ $O_3$ 6h，肺癌发生率明显增加。

3. 过氧酰基硝酸酯类和醛等氧化剂的毒性　此类氧化剂对眼睛有强烈的刺激作用，是引起眼结膜炎的主要因素。过氧乙酰硝酸酯（PAN）是一种极强的催泪剂，相当于甲醛的 2 000 倍。从而使在光化学烟雾期间有许多人患有眼结膜炎。此外，醛类对皮肤和呼吸道均有刺激作用。

4. 气溶胶　光化学烟雾中的气溶酸颗粒主要是由硝酸盐、硫酸盐及某些高分子有机化合物所形成。它能吸附和凝集气体污染物，将其带入呼吸道深部，加重气体污染物的毒害作用。

5. 光化学烟雾的其他作用

（1）对植物的危害　很多植物对光化学氧化剂比较敏感，这些植物可用作为监测大气氧化剂污染的指示植物。对植物损害的主要化学成分是 $O_3$、PAN、$NO_x$。植物在 0.06mg/m$^3$ $O_3$ 浓度下暴露 8h，或在 0.2mg/m$^3$ $O_3$ 暴露 1h；在 1mg/m$^3$ PAN 浓度下暴露 30min，或在 0.5mg/m$^3$ $O_3$ 中暴露 1h，植物叶面可出现点彩样和青铜色伤斑。暴露时间延长，可使树木枯死，农作物和果树大幅度减产，甚至死亡。

（2）降低大气能见度　光化学烟雾可以降低大气能见度，影响飞机飞行和汽车行驶的安全，增加事故的发生。光化学气溶胶是该烟雾中影响能见度的主要物质，因为气溶胶颗粒小、易散射光线，导致大气混浊。气溶胶主要由硫酸盐、硝酸盐等无机物（约占 60%）组成，其次为有机物（约占 15%）与水分等。

（3）对物质材料的损坏作用　光化学烟雾尤其是其中的 $O_3$、PAN 及一些反应中间产物如原子态氧、激发态分子氧、自由基（OH、HOO、ROO 等），对建筑材料、衣物及其他物质材料有损坏作用，加速橡胶和塑料制品的老化和脆裂，降低纺织纤维的强度和使染料褪色等。

## 五、氟 化 物

氟是生物必需的微量元素，但当其量超过一定的临界水平时，即成为生物的有毒污染物。

氟是一种在自然界广泛存在的活泼的非金属元素，它能与其他元素结合形成稳定的氟化物，岩石及土壤中都含有氟化物。已知的含氟矿物很多，有萤石（$CaF_2$）、氟镁石（$MgF_2$）、氟盐（NaF）、冰晶石（$Na_3AlF_6$）和磷灰石［$Ca_5F(PO_4)_3$］等，以含氟矿物为主要原料或辅助原料的钢铁、铝、磷肥、水泥、砖瓦、陶瓷、玻璃等制造行业及煤的燃烧都是主要的氟污染源。

氟化物主要以气态四氟化硅（$SiF_4$）、氟化氢（HF）和含氟粉尘等形式进入大气。不同污染源排放的氟化物形态有所不同。如砖瓦厂以气态 HF 为主，而水泥厂以尘态氟化物为主。尘态氟化物粒径较大，不易通过气体进入植物体内；气态氟化物中 $SiF_4$ 所占的比重较少，且其毒性较轻，对植物危害起主导作用的氟化物是 HF。HF 对植物的毒性比 $SO_2$ 大，且比重比空气轻，扩散距离大，因而危害性强。

在我国，大气氟化物污染对农业生产构成了严重的危害，对农业生态系统的影响仅次于二氧化硫，它的排放量虽然没有二氧化硫那么多，但对植物的毒害作用比二氧化硫大 20～300 倍。此外，氟化物被植物吸收后能在体内转移和积累，并可通过食物链进入人和动物体内，引起人和动物氟中毒。江苏、浙江、广东、云南、海南等省曾多次发生过大面积的蚕桑和人、畜、植物的氟中毒事件，主要是由于大气氟化物污染造成的。因此，大气氟化物污染问题受到了人们的广泛关注。

**（一）氟化物引起人体中毒**

氟化氢是常见的大气污染物之一，是无色有刺激性的气体，对空气的相对密度为 0.713，易溶于水。氟化氢的水溶液称氢氟酸，是无色的液体，有强烈的腐蚀性和毒性。长期饮用含氟高的水，可造成地方性氟中毒。

氟化氢对人体的危害比二氧化硫约大 20 倍，空气中氟化物含量超过 $1mg/m^3$ 时，就会对人的眼睛、皮肤和呼吸器官产生直接危害。当大气中氟化物含量 $45～90mg/m^3$ 时，植物的叶组织就会坏死，牲畜饮用含氟高的水和饲料，会引起慢性中毒。据报道，氟化氢质量浓度为 $0.03～0.06mg/m^3$ 时，发现儿童氟斑牙、尿氟量较对照区高 1～2 倍；在 $2mg/m^3$，甚至质量浓度在 $1mg/m^3$ 时，也可引起慢性氟中毒；长期饮用含氟超过 1.5mg/L 的水，可产生氟骨症。一般认为饮用水中含氟量以 0.5～1mg/L 为宜。

氟化物对人体危害，主要使骨骼受害，表现肢体活动障碍，重者骨质疏散或变形，易自发性骨折。其次是牙齿脆弱，出现斑点、损害皮肤，出现疼痛、湿疹及各种皮炎。氟化氢对呼吸器官有刺激作用，引起鼻炎、气管炎，使肺部纤维组织增生。

近年来，氟化物对生殖系统的影响逐渐引起人们的关注，而且也在印度和世界上一些受氟中毒危害的人群中发现了广泛流行的不育症。高氟区不育症男子精液的含氟量、精子自毙率、精子密度及不育的总率均显著高于非高氟区。Chinoy 研究结果证实，染毒小鼠血清睾丸酮水平比对照组低 40%。Neelam 等报道，印度安得拉邦、旁庶普邦高氟区居民无生育力者比率很高，这可能是由于睾酮转化成它的强有力代谢物（5α-二氢睾酮和 5α-二氢睾酮还原酶）的功能改变，或是由于性激素受体相互作用功能受到损害及由于氟的作用导致前列腺素 $E_2$ 和前列腺素 $PGF_2$ 增加引起靶组织反应能力受到损伤所致。已知这两种前列腺素对男性生殖系统有明显的抗雄激素的作用。

氟化物对生殖系统的影响是多方面的。首先，氟能使生殖器官的结构、超微结构及代谢等均受到损伤，致使生精功能、精子生存的内环境等发生改变，生殖内分泌功能紊乱，性激素、相关酶类等活性改变。作用于细胞染色体而使生殖细胞畸变，这就是氟化物所谓的“遗传毒性”。其次，氟化物还能直接作用于精子或卵子使其形态和功能发生改变。所有上述诸因素均能使生育力下降，最终导致不孕或造成遗传疾病，其发病机制如何还有待于研究。但无论是从地方性氟中毒的防治，还是从优生优育，提高人类素质方面，深入研究氟化物的生殖毒性是非常必要的。

**（二）氟化物污染对植物的危害**

大气中氟污染物主要是氟化氢（HF）。它是一种强酸，故对植物产生酸性烧灼状伤害。$F^-$是烯醇化酶的强烈抑制剂，可使糖酵解受到抑制；$F^-$还能够抑制同纤维素合成有关的葡萄糖磷酸变位酶的活性。氟在植物组织内还能与金属离子如钙、镁、铜、锌、铁或铝等结合，容易引起这些元素的缺乏症，如缺钙症等。氟化物的排放量和污染范围比$SO_2$小得多，但对植物的毒性却更强。当空气中含 ppb 级浓度 HF 时，接触几个星期可使敏感植物受害。氟是积累性毒物，植物叶片能继续不断地吸收空气中极微量的氟，吸收的$F^-$随蒸腾流转移至叶尖和叶缘，在那里积累至一定浓度后就会使组织坏死。

植物受氟害的典型症状是叶尖和叶缘坏死，伤区与非伤区之间常有一条红色或深褐色界线。氟化物污染最容易危害正在伸展中的幼嫩叶片，使之出现枝梢顶端枯死现象。此外，氟伤害还常伴有失绿和过早落叶现象，使生长受抑制，对结实过程也有不良影响。实验表明，氟化物对花粉粒发芽和花粉管伸长有抑制作用。氟污染使成熟前的桃、杏等果实在沿缝合线处的果肉过早成熟软化，降低果实质量。

各种植物都能从大气中吸收积累氟。研究表明，大部分氟化物气体通过叶片的气孔进入植物体内，小部分是通过表皮渗透或茎上的气孔进入的。另外，植物表皮角质层也能渗入小部分氟化物。在黑暗中暴露于氟化物的紫花苜蓿仍能吸收氟，只是积累速度较光下低（为光下的 40%）。如果角质层受污染引起表皮细胞扩展，出现可见性的伤害（裂缝或腐蚀孔等），氟化物就更易透过。因此，植物表皮角质层的完好对氟化物伤害有一定的防护作用。HF 等氟化物从叶片气孔侵入后，首先溶于气孔下腔的溶液中，后通过蒸腾作用转移到叶尖与叶缘，并在那里积累，所以，叶尖与叶缘首先受害。氟化物在植物体内的分布与积累有显著的特征：一是叶片氟化物的积累量最高，而且其内部的氟化物极少向外输送；二是老叶氟化物的积累总是高于嫩叶，而不同叶位氟化物的分布是基部>顶部>中上部；三是在不同的器官中，氟化物的分布规律一般是叶大于茎，茎大于根，但当土壤氟污染严重时会出现根、叶倒置的情况。如包头市大气氟化物污染区小麦叶部含氟量为根部的 2.8 倍，而在另一地小麦根系的含氟量超过叶部的 71.2%。不同植物对氟的吸收积累有明显的差异。如氟在茶树叶片中的生物积累效率非常高，为土壤可溶性氟的 1 000 倍，为土壤总氟的2～7 倍，而且 97%的氟积累在叶片中，其他部位只有 3%，嫩芽中氟含量远少于老叶。据资料分析，植物茎叶积累的氟化物比周围空气中的氟化物含量普遍高 1 000 倍左右。在不超过植物忍受限度的含量范围内，植物能不断地吸收氟化物而不受伤害，但当其含量过高时，植物就会出现伤害症状，甚至全株死亡。

1. 氟化物对植物的急性伤害症状　植物叶片对氟化物的吸收能力很强，吸收的氟化物对植物会产生严重的伤害。叶绿体是氟化物积累的主要场所。慢性的氟伤害可引起整个叶片或沿叶脉的褪绿。急性氟伤害的典型症状是叶尖、叶缘部分出现坏死斑，然后这些斑块沿中脉及较大支脉蔓延，受害叶组织与正常叶组织之间常形成明显的界限，甚至有一条红棕色带状边界，有的植物还表现为大量落叶。对氟污染植物叶片亚显微结构研究表明，细胞损伤最普遍的现象是细胞发生皱缩、干瘪、萎陷。在细胞器中，叶绿体结构破坏严重，造成叶绿体片状结构难以辨认，外膜内陷。HF 熏气后，橡胶树叶片气孔发生变形，部分气孔关闭，而且熏气 HF 浓度越高，气孔变形越厉害。

不同植物氟伤害症状也不完全一样。柑橘类受 HF 危害时，叶片萎缩或呈黄色，叶尖和叶缘有伤斑，萎缩现象一般在新叶展开前后即出现，叶缘停止发育，中部继续生长，因而凹陷成勺状，受害严重时叶片脱落。禾本科作物首先在新叶尖端和边缘出现黄色，特别是抽穗前后的剑叶与幼穗最敏感，危害加重时叶尖和叶缘的伤斑迅速扩散，危害进一步严重时叶片出现褐斑，短时间内枯萎。葡萄受害时，先在叶缘出现圆形或不规则的绿褐色斑块，以后逐渐扩大坏死，也有早期落叶。梅树对 HF 敏感，受害之初叶尖与叶前缘出现水渍状斑痕，此后逐渐变成淡褐色、褐色，斑痕与叶的正常部分分界处有明显的棕红色分界线，最后引起落叶。

2. 植物对大气氟伤害的反应　氟化物污染对植物的伤害作用很强，当大气中 HF 的质量浓度高于 $1\mu g/m^3$ 时，就可使敏感植物受到伤害。但不同的植物抗氟化物的性能有很大的差异。已有资料表明，芸豆、黄瓜、韭菜、大葱、水稻、玉米、高粱、杏、桃、葡萄等对氟化物污染敏感，而茄子、大椒、芹菜、番茄、小麦、桑树等对氟化物污染有一定的抗性。因此，通过剂量反应试验，同时甄别出主要常见植物对氟污染的反应类型（敏感、中等或抗性），并找到相应的伤害阈值，有助于氟污染的防治。

目前公认的氟监测植物是金荞麦和唐菖蒲。筛选出抗氟性较强的植物，用于在氟污染源附近营造防护林带。目前常用的树种是银杏、梧桐、香樟等。

3. 氟化物对植物有机物代谢的影响

（1）氟化物对植物碳代谢的影响　急性氟伤害症状的表现是叶绿素破坏。将菜豆和番茄放在1.7～16.0μg/$m^3$氟化物中熏气24h，发现其叶绿素a、叶绿素b和原叶绿素的形成都受到轻度的抑制。

有关氟化物抑制光合作用、降低光合速率的报道很多。有报道认为，植物暴露于氟化物中，其光合作用受到抑制，主要是由于积累在叶绿体内的氟化物抑制了核酮糖1,5-二磷酸（RuBP）羧化酶的活性。RuBP羧化酶是绿色植物光合过程中固定$CO_2$的一种重要酶。当大气中氟化物含量超过0.5mol/$m^3$时，离体小麦叶片的RuBP羧化酶的活性就会受到抑制，从而抑制其光合作用。也有试验表明，30mmol/L NaF溶液可使叶绿体ATP酶的活性平均下降54.25%，因而降低了叶绿体ATP酶合成ATP的能力，而ATP是植物光合过程中重要的中间产物，ATP合成量的减少意味着暗反应中植物固定$CO_2$的能力，即同化力的下降。此外，氟化物能引起植物叶片气孔关闭，继而降低光合作用。

已有研究表明，植物受氟化物污染后淀粉含量增加，还原糖含量上升，蔗糖和可溶性糖含量均下降。氟对桑叶离体淀粉酶、磷酸葡萄糖变位酶及磷酸果糖激酶的活性有抑制作用；对橡胶叶活体淀粉酶、果糖二磷酸醛缩酶和琥珀酸脱氢酶的活性有抑制作用。总之，氟化物的侵入有利于植物淀粉的积累，糖代谢的主要过程受阻，而在氟污染桑树中戊糖磷酸途径增强。氟不利于蔗糖的合成。蔗糖是高等植物光合作用的主要产物，是碳水化合物储存和积累的主要形式，也是碳水化合物在植物体内运输的主要形式。蔗糖含量的下降，说明氟能抑制植物的生长和发育。另外，叶绿体内淀粉的额外积累所产生的大的淀粉颗粒能破坏叶绿体的结构，因此，氟化物通过干扰碳水化合物的代谢也会抑制植物光合作用的进行。

（2）氟化物对氮代谢的影响　氟化物能加速蛋白质和核酸的分解，抑制二者的合成。对桑叶用HF熏气后发现，蛋白质的含量随着熏气时间的延长而减少，游离氨基酸含量增加，RNA含量下降。氟化物抑制了谷酰胺合成酶、谷氨酸脱氢酶和丙氨酸转氨酶的活性，使得植物的固氨能力下降，减少了蛋白质合成所需的原料氨基酸的供应，抑制了蛋白质的合成。桑叶中参与蛋白质分解的蛋白酶在较低浓度氟化物（0.5mmol/L）作用下活性提高，但在较高浓度氟化物（10mmol/L）的作用下，其活性完全受到抑制，不能参与正常的蛋白质代谢。

(3) 氟化物对乙烯含量的影响　乙烯是植物激素之一，在正常条件下含量低，外界条件的改变，特别是在逆境条件下，如干旱、低温以及 $SO_2$ 和汞污染，植物体内往往会出现乙烯含量增加的现象。小麦用 HF 熏气后，乙烯含量显著增长，而且增长的幅度与 HF 的浓度和熏气的时间密切相关。有报道，氟化物通过抑制大豆 SOD 的活性，合成大量的乙烯，而乙烯的产生则诱导了纤维素酶的大量合成，最终导致叶片过早脱落。

(4) 氟化物对植物生殖生长的影响　已有众多研究表明，大气氟污染不但影响作物、果树的生长和开花，而且会造成落花，导致作物产量的降低、果树坐果率的下降。但至今对其机制尚未明了。

在含有一定浓度的氟化物培养基中，荔枝花粉的萌发会受到抑制，大量积累在柱头上的氟化物既可对柱头造成伤害，又可直接影响落在柱头上的花粉的萌发。草莓的开花期受氟化物影响时，柱头上氟化物含量明显提高，抑制了花粉粒的发育，使受精受阻，从而增加了花托畸形率。

(5) 氟化物对植物抗氧化系统的影响　为了保证植物的正常代谢，必须有效地清除由正常代谢及各种外在环境胁迫下所产生的自由基，而抗氧化系统能够转移、消灭自由基。植物抗氧化系统由抗氧化酶类和抗氧化剂类两部分组成。抗氧化酶类主要包括超氧化物歧化酶（SOD）、过氧化物酶（POD）、过氧化氢酶（CAT）等。大气氟污染作为一种典型的植物生长逆境，对植物的抗氧化系统也应有一定的影响。

植物氟污染后，SOD 活力的下降，削弱了抗氧化系统的能力，最终会引起可见伤害。对大豆和菜豆进行 HF 熏气处理结果表明，SOD 对氟最敏感，CAT 活性基本无变化；大豆的抗氧化酶对氟比菜豆敏感；开花期的抗氧化酶对氟的敏感性较苗期大。在高浓度 HF 熏气下，小麦、玉米叶片中 SOD 的活力下降，而在低浓度 HF 熏气下，叶片中 SOD 的活力先升后降。氟污染区植物叶片的 POD 活性升高。

### （三）对动物的危害

氟是动物必需的微量元素，氟对牙齿和骨骼的形成与结构均有重要功能，氟缺乏或过多都可使动物产生不良的影响。关于动物氟中毒，北非早就知道牛、马、羊有一种称为氟中毒的疾病。我国一些氟污染的工厂附近，也曾多次发生耕牛氟中毒的事件，起因大都为牧草与饮水受到氟污染或钙磷补充物中氟含量过高所致。动物摄入氟过多时，可使牙齿及骨骼变色，形成斑齿，影响齿和骨骼的正常结构。食入过多量的氟，可出现代谢障碍，影响体内氟、钙、磷的正常比例，形成大量的氟化钙，引起骨密度增加，骨质变硬、骨质增生、韧带钙化，影响骨骼的正常发育。随着氟化钙在骨骼中的过量沉积，必然会使血钙降低，进而可引起骨骼的脱钙作用。血钙降低还可导致手足抽搐症。氟污染工厂附近的耕牛受氟化物的毒害，一般表现为牙齿发黄、松动、缺损、牛蹄变形及蹄趾角质异常。

## 第三节　大气颗粒物的毒性作用及其机理

颗粒物是大气中的主要污染物，其粒径波动在 0.001～100μm 之间。颗粒物这一名词，过去在国内称为烟尘，并按其自身重力作用而沉降的特性分为降尘和飘尘。粒径大于 10μm 者称降尘，可因其自身重力作用而降落到地面；粒径小于 10μm 者称飘尘，能长时间浮游在空中。目前则将颗粒物分为总悬浮颗粒物、可吸入颗粒物和细颗粒物。总悬浮颗粒物（Total Suspended Partictes，TSP）是指粒径≤100μm 的液体、固体或液体和固体结合存在并悬浮于空气介质中的颗粒物；可吸入颗粒物（inhalable partictes，IP）是指粒径≤10μm、能被吸入人体呼吸道的颗粒物；细颗粒物（fine particulates，PM2.5）是指颗粒≤2.5μm 能被吸入人体、下呼吸道深部直至肺泡的颗粒物。

可吸入颗粒物成分较复杂，除含有严重危害健康的二氧化硅外，还含有许多重金属如铅、汞、铬、镍、镉、铁、铍等，并具有很强的吸附性，常吸附一些有害气体和具有致癌性的碳氢化合物，是多种有害物质的载体，对人体危害较大。TSP 和 IP 是大气污染的指标，可用以评价大气污染的程度。IP 以 $mg/m^3$ 表示，TSP 以每月每平方公里面积上降落的吨数［t/（$km^2$·月)］表示。

### 一、大气颗粒物的来源

大气环境中颗粒物的来源分为两类：自然源和人为源。自然源是指由于自然因素所产生的颗粒物，如火山爆发、森林火灾、宇宙尘埃、海盐渍溅及土壤颗粒；人为源是指在人类生产和生活活动中所产生的颗粒物，如煤炭、石油及木材的燃烧产生的颗粒物，汽车和飞机等交通工具排放的颗粒物，以及工业生产产生的尘粒等。钢铁厂有色金属冶炼厂、火力发电厂、水泥厂、石油化工厂等的燃料燃烧和生产过程都是常见污染源。

### 二、颗粒物的形态和化学组成

#### （一）颗粒物的形态

颗粒物的形态与化学成分随其来源不同而异。燃煤排放的颗粒物多是灰褐色，形似球形，且较平滑，表面主要含有 Al、Si、Fe、S 等元素；燃油排放的颗粒多呈黑色，凸凹不平，表面含 Pb、V、Si、S 等元素；冶金工业排放的颗粒呈红褐色、不规则，且具金属光泽，含 Fe、Al、Mn 等元素；建筑工业排放的水泥尘多呈灰色，形态多样，含 Ca 等元素。

颗粒物粒径越小，在大气中稳定程度越高，沉降速度越慢，被吸入呼吸道的几率就越大。一般 100μm 粒径的颗粒物沉降到地面需要 4～9h，而 1μm 者需 19～98d，小于 0.1μm 需 5～10 年。

颗粒物的粒径与其化学成分密切相关。60%～90%的有害物质存在于小于 10μm 的可吸入颗粒中。有毒元素如 Pb、Cd、Ni、Mn、V、Br、Zn 及 $PAH_S$（如 BAP）等，主要吸附在小于 2μm 颗粒物上，而这些小颗粒物易沉积于肺泡区。肺泡表面积大、毛细血管丰富，颗粒物成分容易被吸收。有人报道，沉积在肺泡区的 Pb，其吸收效率达 70%，难溶的硫酸钡也可在几天内被吸收入血液。

**（二）颗粒物的化学组成**

颗粒物的毒性与其化学组分关系密切。其化学组分为数百种以上，一般可分为有机和无机两大类。有机组分包括碳氢化合物、羟基化合物、含氮、含氧、含硫有机化合物、有机金属化合物、有机卤素等。无机组分，如金属、金属氧化物、无机离子等。

颗粒物的化学组分与其来源有关。来自地壳风化、火山爆发等自然源颗粒物，含无机组分较多，特别是亲石元素如 Al、Ca、Fe、Si、Mg、Ba 等较丰富。煤、石油等燃料燃烧排放的颗粒中有机组分含量高，排放的亲气性元素如 As、Br、Cu、Zn、Pb、F 等可被吸附或凝集在颗粒物表面，这些元素的浓度随粒径减小而增加，50%～70%分布在粒径小于 2μm 的颗粒中。

$PAH_S$是有机物燃烧不完全产物产生的，90%分布在粒径小于 10μm 可吸入颗粒物中。杨文敏等分析太原市大气颗粒物 5 种 PAH [BaP、苯并（a）蒽、掘、芘] 的浓度，结果表明 60%～70%的 PAH 富集在小于 2μm 颗粒物上。

大气颗粒物中还含有多种硝基- $PAH_S$，其由大气中 $PAH_S$与 $NO_x$反应生成，也可在燃料燃烧中产生。硝基- $PAH_S$中的很多化合物有致癌变、致突变作用，从而增加了颗粒物的毒作用。

## 三、颗粒物的一般毒性

颗粒物进入呼吸道后，能刺激和腐蚀呼吸道黏膜和肺细胞，降低呼吸道防御机能，使呼吸道发病率增加，甚至造成使死亡率增加。

1. 对呼吸道黏膜的刺激和腐蚀作用　由于颗粒物除含有潜在有毒物质外，还在其表面吸附了有毒气体（如 $SO_2$、$NO_2$、HF、$Cl_2$等）和大量有毒金属及其他化合物，可刺激和腐蚀呼吸道黏膜。长期作用下，可使呼吸道防御机能降低，发生慢性支气管炎、支气管哮喘等疾病。

2. 对肺细胞的腐蚀和损伤　可以吸入并到达肺泡区的颗粒物，不仅含有多种有毒物质，而且其表面也吸附有多种有害气体、金属及其他化合物，可对肺泡细胞和其他种类的肺细胞产生刺激、腐蚀，甚至破坏作用，引起肺气肿、肺水肿等疾病。动物实验证明，1 次大剂量（1.5mg/kg 体重）注入城市颗粒物悬液，即可引起肺细胞损伤，表现为肺部出现急性炎症；肺水肿和肺出血；肺巨噬细胞吞噬功能下降；各种胞浆酶（如乳酸脱氢酶）及溶酶体酶（B-N-乙烯葡萄糖酰酸酶、过氧化氢酶及弹力蛋白酶）等活性增加，继而导致肺的防御功能下降，且易并发支气管炎。不同颗粒物对肺细胞的毒性：燃煤烟尘＞城市颗粒物＞地面扬尘。

3. 诱发心血管病　粒径 0.01～5$\mu$m 的颗粒物对健康危害最大。它可以进入呼吸道深部，沉积肺泡壁，引起慢性阻塞性肺部疾病（包括慢性支气管炎、支气管哮喘、弥漫性肺气肿和肺纤维性变）。由于肺深部的支气管、肺泡和肺泡壁没有清除微粒的黏液层和纤毛层，使微粒可长期腐蚀肺泡壁，导致纤维断裂而发生弥漫性肺气肿，因肺气肿而有大量的肺泡受损害，使氧在肺泡内失去弥散交换的功能，引起低氧血症，肺泡壁的纤维增生、变性，损害了肺泡壁上的微细血管，导致小动脉和小静脉狭窄阻塞，造成肺部血管阻力增加，使肺动脉压升高，进而使右心室肥大，最终导致肺性高血压和肺心病。

4. 免疫毒性　颗粒物可引起抗体免疫功能下降。小学生长期暴露在颗粒物污染（0.47mg/$m^3$）中，其免疫功能受到明显抑制。居民长期居住在颗粒物污染严重的地区，呼吸道患病率和呼吸道疾病有关症状如咳嗽、咳痰、气急的出现率增加。

动物实验也证明，颗粒物对局部淋巴结和巨噬细胞的吞噬功能有抑制作用，导致免疫功能下降。同时，还可增加动物对细菌感染的敏感性，导致肺对感染的抵抗力减弱。研究表明，颗粒物粒径愈小，其免疫毒性和肺毒性愈大，小于 2$\mu$m 颗粒物毒性＞大于 10$\mu$m 颗粒物毒性＞总悬浮颗粒物毒性。

5. 影响颗粒物毒性的主要因素

（1）颗粒物的粒径大小　一般随粒径减小，颗粒物毒性增大。粒径大于 10$\mu$m 的颗粒因自身重力作用易沉降，被吸入呼吸道的几率较小，即使被吸入也多停留在鼻咽区，往往随鼻涕和痰液排出呼吸道，对身体影响不大。粒径小于 10μm 者，可以被吸入呼吸道，其在呼吸道的沉积部位取决于其颗粒的大小。一般颗粒愈小愈不易沉降，愈易进入深部直达肺泡壁。

粒径小于 2μm 的颗粒物，90％以上到达肺泡区，对健康危害最大（粒径较小的颗粒表面吸附能力较强，往往吸附有更多的有毒气体、金属及其他化合物，含有的毒物浓度大、种类多，也是小颗粒物毒性较大的原因）。但是，过小的微粒又因不易沉降而随呼气呼出，反而降低了其毒性作用。

（2）颗粒物的浓度　颗粒物在空气中的浓度越大，毒性就越强。例如，英国伦敦 1952 年和 1962 年两次烟雾事件，其可吸入性颗粒物浓度分别为 4.46mg/$m^3$和 2.80mg/$m^3$，1962 年比 1952 年降低了近 50％。然而，1962 年 $SO_2$浓度为 4.1mg/$m^3$，1952 年为 3.8mg/$m^3$。由于颗粒物浓度的降低使死亡率显著下降。

（3）颗粒物的化学组成　颗粒物所含化学毒物的种类和浓度与颗粒物的毒性密切相关。不同来源的颗粒物，其化学组成有很大差异。取决于颗粒物在大气环境中可吸附的有毒气体、金属及其他化合物的种类和浓度。当大气中毒物污染严重时，颗粒物表面吸附的毒物增多，颗粒物的毒性增大。

## 四、颗粒物致突变、致癌变作用

### （一）致突变作用

近年来，国内外对大气颗粒物的有机提取物和无机提取物致突变作用进行了广泛地研究。

1. 有机提取物的致突变作用　采用 Ames 试验对颗粒物有机提取物的致突变性研究发现，不同国家和地区的颗粒物有机提取物，均有不同程度的致突变性，且以移码突变为主。表明颗粒物中既含有直接致突变物，又含有间接致突变物。城区大气颗粒物的致突变活性强于郊区及乡镇，城区中又以工业区致突变性最强。颗粒物粒径愈小，致突变活性愈高。

颗粒物中还含有硝基- PAHs 类化合物，其中 1 - $NO_2$-芘、3 -硝基荧蒽、6 -硝基䓛、6 -硝基 BaP、3 -硝基芘等均有致突变性，甚至致癌性。除了上述 Ames 试验之外，对颗粒物有机抽提物的遗传毒性，采用多种方法进行了研究。在小鼠骨髓细胞染色体畸变试验、V79 和 CHO 细胞姊妹染色单体互换试验、非程序性 DNA 合成（UDS）试验、微核试验等都表明颗粒物具有遗传毒性，对染色体和 DNA 均有损伤作用。此外，有机提取物还可以引起细胞恶性转化，并能与 DNA 形成多种加合物等。

2. 无机提取物的致突变作用　采用枯草杆菌试验、SOS 显色试验、小鼠骨髓细胞微核试验、DNA 单链断裂试验及 UDS 试验等对颗粒物无机提取物的致突变性进行了研究。结果表明，大气颗粒物的无机提取物也具有遗传毒性，可引起染色体断裂和 DNA 损伤。

然而，近来 Iwad 报道，颗粒物中还含有抗突变性物质，经鉴定是长链脂肪酸类化合物，如棕润酸、硬脂酸、油酸和亚油酸等。

**（二）致癌变作用**

大气颗粒物成分复杂，含有多种致癌物和促癌物。动物实验证明，皮肤涂抹或皮下注射颗粒物均可诱发局部肿瘤。

孟紫强等在太原市某焦化厂焦炉顶采集烟尘，以甲醇提取有机物，采用肺叶支气管内注入法进行大鼠致癌实验，同时分析 17 种多环芳烃成分。结果表明，烟尘提取物诱发大鼠肺癌率 75%，自第一次注入提取物后 281d 即发生肺癌，证明了多环芳烃是致肺癌的主要因素。

## 第四节　紫外辐射的生物效应

紫外线是电磁波谱中波长从 0.01～0.40μm 辐射的总称。大阳光中有一定量的紫外线辐射，紫外线对人类的生活和生物的生长有很大影响。紫外线按其波长可分为三个部分：A 紫外线波长位于 0.32～0.40μm 之间，A 紫外线对我们的影响表现在对合成维生素 D 有促进作用，但过量的 A 紫外线照射会引起光致凝结，抑制免疫系统功能，太少或缺乏 A 紫外线照射又容易患红斑病和白内障；B 紫外线波长位于 0.28～0.32μm 之间，B 紫外线对我们的影响表现在使皮肤变红和短期内降低维生素 D 的生成，长期接受可能导致皮肤癌、白内障及抑制免疫系统功能；C 紫外线波长位于 0.01～0.28μm 之间，C 紫外线几乎都被臭氧层所吸收，对人类影响不大。紫外线对人类的影响主要表现为 A 紫外线和 B 紫外线的综合作用。

1974 年美国学者罗兰德提出，大气圈的臭氧（$O_3$）量正在减少，臭氧量的减少越来越受到关注。人类排放了大量消耗臭氧的物质（四氯化碳、氟氯烃、一氧化二碳、甲烷等），经上升气流送到太空，与臭氧发生反应，形成氧气和其他氧化物，使臭氧量减少。根据国际臭氧趋势专题研究组的观测资料统计表明，在 1969—1986 年的 17 年间，全球总臭氧量的平均值明显下降，在北半球 30°～60°N 范围内，年平均减少率为 1.7%～3.0%。预计到 2050 年，平流层臭氧量将减少 4%～20%，地球的“保护伞”遭到严重的破坏。1984 年有关专家首次在南极上空发现了臭氧洞，美国的云雨 7 号卫星证实了这个事实。之后北极上空也发现了范围较小的臭氧洞。平流层臭氧量减少、臭氧层的被破坏，使得到达地面的紫外线辐射量（UV）增多，其中 UV - B（0.280～0.32μm）波段增加更多。UV - B 辐射增加将会对人体健康产生很大影响。

长期以来，人们只知道紫外线对人体有益，因为它有利于维生素 D 合成，促进骨骼组织发育等。成长期的儿童多晒些太阳，可防止佝偻病，皮肤晒得又黑又红则是健康的象征。但是，现代科学研究认为，紫外线对人体的危害远大于它的有利作用，人们应当注意防御紫外线带来的危害。

据报道，近年来世界各地皮肤癌发病率明显提高。澳大利亚每 10 万人中有 800 人患皮肤癌；美国每 10 万人有 250 人，日本目前大约每 10 万人中有 5 人。目前我国虽还没有皮肤癌发生率的确切统计和报道，但是人们务必给予充分重视。因为紫外线致皮肤癌的潜伏期可长达几十年之久，紫外线对人体的影响是多年蓄积起来的。

## 一、紫外辐射对躯体的损伤

紫外线 UV - B 的增加对人类健康有严重的危害作用。一般将来自太阳的紫外辐射按照波长的大小分为三个区：波长在 315～400nm 之间的紫外光称为 UV - A 区，该区的紫外线是地表生物所必需的，它可促进人体的固醇类转化成维生素 D；波长为 200～280nm 的紫外光称为 UV - C 区，它不会到达地表造成不良影响；波长为 280～315nm 的紫外光称为 UV - B 区，这一波段的紫外辐射是可能到达地表，并对人类和生态系统造成最大危害的部分。

紫外线 UV - B 对人潜在的危险包括引发和加剧眼部疾病、皮肤癌和传染性疾病。实验证明，紫外线会损伤角膜和晶状体，如引起白内障的晶状体变形等。据分析，平流层臭氧减少 1%，全球白内障的发病率将增力 0.6%～0.8%。

过量的太阳紫外线辐射对人类健康最直接的危害是破坏脱氧核糖核酸（即 DNA），而 DNA 的损伤会导致癌症。紫外线 UV - B 段的增加会损害皮肤细胞中的遗传物质，导致皮肤癌。研究资料表明，大气中的臭氧每减少 1%，到达地表的紫外线辐射量将增加 2%，皮肤癌发生率则增加 4%。英国科学家认为，由于臭氧减少，英国的皮肤癌患者至少增加 15%；美国医生预测，到 2060 年，美国的皮肤癌患者将达到 4 000 万人。

过量的辐射照射皮肤，刺激皮肤产生红斑效应，最终诱发皮肤癌。夏天暴晒后皮肤会变成褐色，这是因为紫外线辐射产生黑色素，沉着于皮肤色素细胞而形成的。接受紫外线辐射一定时间后破坏皮肤组织的连接，灼伤皮肤。紫外线辐射增加皮肤癌的几率。导致的皮肤癌主要为非黑瘤皮肤癌包括基底细胞癌、鳞状细胞癌；黑瘤、结状黑瘤、恶性小痣黑瘤和未归类的黑瘤。

## 二、紫外辐射对陆生植物的影响

在已经研究过的植物品种中，超过50%的植物存在有来自UV-B的负影响，如土豆、番茄、甜菜等的质量下降。

植物的生理和进化过程都受到UV-B辐射的影响，对森林和草地，可能会改变物种的组成，进而影响不同生态系统的生物多样性分布，并对植物的竞争平衡、食草动物、植物致病菌和生物地球化学循环等都有潜在影响。

过量的紫外辐射可使农作物如大豆、玉米、棉花、甜菜等的叶片受损，抑制其光合作用，导致减产，还能改变细胞内的遗传基因和再生能力，使农产品质量劣化。实验表明，过量的紫外线辐射会使植物叶片变小，减少了植物进行光合作用的面积，从而影响作物的产量。同时，过量紫外线辐射还会影响到部分农作物种子的质量，使农作物更易受杂草和病虫害的损害。

## 三、紫外辐射对水生生态系统的影响

在水生生态系统中，太阳光紫外线也有显著的作用。这些作用直接造成UV-B对水生生态系统中碳循环、氮循环和硫循环的影响。UV-B对水生生态系统中碳循环的影响主要体现于UV-B对初级生产力的抑制。

如果平流层臭氧减少25%，浮游生物的初级生产力将下降10%，这将导致水面附近的生物（鱼类、贝类等）减少35%。研究人员还发现，阳光中的UV-B辐射对鱼、虾、蟹、两栖动物和其他动物的早期发育阶段都有危害作用，最严重的影响是繁殖力下降和幼体发育不全。

除对初级生产力的影响外，阳光紫外辐射还会抑制海洋表层浮游细菌的生长，从而对海洋生物地球化学循环产生重要的潜在影响。

紫外辐射能穿透水下10m，过量的紫外线会杀死水中的微生物，削弱浮游植物的光合作用，破坏水生生物的食物链，引起水生生态系统发生变化，降低水体的自然净化能力，导致水生生物大批死亡。

## 四、预防紫外线辐射危害

近年来由于臭氧层遭到日趋严重的破坏，地面接受的紫外线辐射量增多，因此，如何防范紫外线辐射已引起人们的广泛关注。自从发现大气臭氧层被破坏以来，世界各国越来越重视紫外线辐射量的监测、研究和预报，并通过各种媒体公开发布，指导人们自觉地加以防范。日本为了提防紫外线危害，全国进行紫外线观测，并发布观测资料和预报的网点已从原来的几十个增加至 900 多个，形成了一个十分密集的发布网络。另外，近几年加拿大、英国、瑞典、德国、法国、新西兰等，也纷纷行动起来，密切关注臭氧和紫外线的变化，定期公布观测结果或发布预报信息。

我国科学家也一直重视紫外线的观测研究工作，近年来北京、天津、广州、上海等市的气象部门，已经开展了紫外线观测和紫外线指数预报发布工作，帮助人们根据不同的紫外线强度指数采取适当的防护措施，加强自我保护。

紫外线指数是指一天当中太阳在天空中的位置最高时（也即中午前后），到达地面的太阳光中紫外线辐射对人体皮肤的可能损伤程度。紫外线指数一般用 0～15 表示。通常规定，夜间紫外线指数为 0，在热带或高原地区，晴天无云时，紫外线最强，指数为 15。可见紫外线指数值越大，表示紫外线辐射对人体危害越大，也表示在较短时间内对皮肤的伤害愈强。有时又可将紫外线指数分为 5 级发布，即指数值为 0、1、2 时，为 1 级，表示太阳辐射中紫外线量最小，对人体基本没有什么影响；紫外线指数为 3、4 时，为 2 级，表示太阳辐射中的紫外线量比较低，对人体的影响比较小；紫外线指数为 5、6 时，可称 3 级，表示紫外线辐射为中等强度，对人体皮肤有一定程度的伤害；紫外线指数为 7、8、9 时，可视为 4 级，表示紫外线辐射较强，对人体危害较大，应注意预防，外出应戴太阳帽、太阳镜或遮阳伞，也可涂擦一些防晒霜（SPF 指数应大于 15）。当紫外线指数≥10 时，可视为 5 级，表示紫外线辐射强，对人体危害大，人们应减少外出时间（特别是中午前后），或采取积极的防护措施。表 6-4 给出了不同的紫外线指数对人体的可能影响。

**表 6-4　不同的紫外线指数对人体的可能影响**

| 紫外线指数 | 紫外线照射强度 | 对人体的可能影响 |
|---|---|---|
| 0，1，2 | 最弱 | 安全 |
| 3，4 | 弱 | 正常 |
| 5，6 | 中等 | 注意 |
| 7，8，9 | 强 | 较强 |
| ≥10 | 极强 | 有害 |

电脑的紫外线能造成眼睛提早老化，比如生成白内障、眼癌、角膜炎等。长期盯着电脑荧屏，容易造成头痛、双眼发红等病状。

为了把电脑荧屏对眼睛的伤害减低到最小程度，不妨考虑配戴具有防紫外线功能的隐形眼镜，给眼睛多一层保护。

另外，平常的防护工作也不可少，让眼睛与电脑荧屏保持35～40cm的距离，并调整荧屏比视线低10°～20°，以确保双眼舒适、健康。每隔一段时间必须闭目养神或看看远方景物，最好做做眼保健操，可以减轻眼睛的不适。

# 第七章　水环境毒理学

## 第一节　概　　述

### 一、水体及水体污染

1. 水体概念　水体是河流、湖泊、沼泽、水库、地下水、冰川和海洋等贮水体的总称。在环境科学中，水体不仅包括水，还包括水中的悬浮物、底泥及水中生物等。水体可以根据类型或区域划分；

按照类型分为海洋水体、内陆水体（地表水体和地下水体）。地表水体可分为河流、湖泊、水库等。

按照区域划分的水体，是指某一具体的被水覆盖的地段，例如长江、黄河、太湖等。

在环境科学中区分水与水体非常重要。例如，重金属元素容易从水中转移到底泥中，生成沉淀或被吸附和螯合。水中的重金属含量一般不很高，水似乎未受到污染，但从水体来看，则很可能受到严重污染，沉积在底泥中的重金属将成为该水体的长期污染源。

2. 水体污染　水体污染是指由于人类活动排入水体的污染物在数量上超过该物质在水体中的本底含量和水体的环境容量，从而导致水体的物理特征、化学特征和生物特征发生不良变化，破坏了水中固有的生态系统，破坏了水体的功能及其在经济发展和人民生活中的作用。

水体污染的原因可以分为三个方面：改变了水体的自然状况；水体质量变劣，破坏了原来的用途；超过了水体的自净能力。

### 二、水体自净作用及机理

1. 水体自净作用　自然环境包括水环境，对污染物质都具有一定的承受能力，即所谓环境容量。水体能够在其环境容量的范围内，经过水体的物理、化学和生物的作用，使排入的污染物的浓度和毒性随着时间的推移在向下流动的过程中自然降低，称之为水体的自净作用。简单说：水体受到污染后，逐渐从不清洁到清洁。

2. 水体自净作用的机理　水体自净作用的过程非常复杂，其机理分为：

(1) 物理过程　包括稀释、混合、扩散、挥发、沉淀等。这一系列过程使污染物浓度得以降低。稀释和混合是水环境最普遍的现象，又是复杂过程，在水体自净中起重要作用。

(2) 化学及物理化学过程　通过氧化、还原、吸附、凝聚、中和等反应使其浓度降低。

(3) 生物化学过程　污染物中的有机物，由于水体中微生物的代谢活动而被分解、氧化并转化为无害、稳定的无机物，从而使其浓度降低。

## 三、水体中主要污染物种类及类型

水体中的污染物按其种类和性质一般可分为无机无毒物、无机有毒物、有机无毒物和有机有毒物四大类。另外，还有放射性物质、生物污染物质和热污染等。

### (一) 无机无毒物

三种类型：一是属于砂粒、矿渣一类的颗粒状的物质；二是酸、碱无机盐类；三是氮、磷等植物营养物质。

### (二) 无机有毒物

无机有毒物分为两类：一类是毒性作用快，易为人们所注意；另一类是通过食物在人体内逐渐富集，达到一定浓度后才显示出症状，不易为人们及时发现，但危害一经形成，则就可能铸成大祸，如日本发生的水俣病和痛痛病。

1. 非重金属的无机毒性物质

(1) 氰化物（CN）　水体中氰化物的来源主要是电镀废水、焦炉和高炉的煤气洗涤冷却水、某些化工厂的含氰废水及金、银选矿废水等。我国饮用水标准规定，氰化物含量不得超过 0.05mg/L，农业灌溉水质标准为不大于 0.5mg/L。

(2) 砷　砷是累积性中毒的毒物，是常见的污染物之一，对人体毒性作用也比较严重。工业生产排放含砷废水的有化工、有色冶金、炼焦、火电、造纸、皮革等。其中以冶金、化工排放砷量较高。我国饮用水标准规定，砷含量不应大于 0.04mg/L，农田灌溉标准不大于 0.05mg/L，渔业用水不超过 0.1mg/L。

2. 重金属毒性物质　石化燃料的燃烧、采矿和冶炼是向环境释放重金属的最主要污染源，然后通过废水、废气和废渣向环境中排放重金属。重金属在水体中不能为微生物所降解，只能产生各种形态之间的相互转化以及分散和富集。沉积在底泥中的重金属是一个长期的次生污染源，很难治理，它们逐渐向下游推移，扩大污染面，而且每到汛期，河流径流量加大，对河床冲刷力增强，底泥中的重金属随底泥进入径流。一般污染物，在汛期水量的稀释下，其浓度是降低的，而重金属却往往是增高的。

**（三）有机无毒物**（需氧有机物）

1. 水体中需氧污染物的来源　主要来自生活污水、牲畜污水以及屠宰、肉类加工、罐头等食品工业和制革、造纸、印染、焦化等工业废水。从排水的量来看，生活污水是需氧污染物质的最主要来源，未经处理的生活污水，其 $BOD_5$ 值平均为 200mg/L 左右，牲畜饲养场污水的 $BOD_5$ 值可能高于生活污水 5 倍左右。

2. 有机污染物对水体的危害　有机污染物对水体污染的危害主要在于对渔业水产资源的破坏。水中含有充足的溶解氧是保证鱼类生长、繁殖的必要条件之一，绝大部分鱼类只能用鳃以水中的溶解氧呼吸、维持生命活动。一旦水中溶解氧下降，各种鱼类就要产生不同的反应。

**（四）有机有毒物**

这类物质多属于人工合成的有机物质，如农药（DDT、六六六等有机氯农药）、醛、酮、酚以及聚氯联苯、芳香族氨基化合物、高分子合成聚合物（塑料、合成橡胶、人造纤维）、染料等。

## 第二节　污染物在水体中的迁移转化

### 一、污染物进入水体的途径

1. 通过大气沉降进入地表水环境　降水（湿沉降）或吸附沉降（干沉降）是空气中的污染物质和过量的 $CO_2$ 等气体进入地表水体及产生环境污染的两种途径。

2. 通过下渗进入地下水环境　由于粪池、垃圾填埋场、地下输油管、灌溉、农药等的渗漏以及来自天然污染源的海水入侵等原因造成地下水污染。

3. 通过地表径流入地表水环境　污染物进入地表水环境的途径：①有毒化学物质在化学品生产、排放、流通和使用过程中，直接或间接被释放于环境，或随废水排入水体。②有毒化学品由于突发事故造成了大量外泄，污染水体。③有毒有害废弃物处理、处置不当，其中有毒的化学品通过淋溶、渗透等途径进入水体。

## 二、污染物在水环境中的分布、转移

污染物进入水体后，会在水体中进行分布。可溶性的污染物在水中溶解，然后逐步在水体中扩散。在流动的河流等水体中会随水的流动向下游扩散。非水溶性的污染物进入水体后，会很快的沉降到水体的底部。水体中的污染物还会被水生生物吸收或吸附在其表面而进入生物体。在风的作用下，沉降在水体底部的污染物也可以重新在水体中悬浮，使污染物混合。

夏天随着温度的升高，水体可能发生分层，浮游植物大量繁殖，所有这些改变了湖水中的污染物结构。较大的颗粒和与之相结合的污染物沉降到达深水层中。还有一些污染物能被水底的沉淀物所吸附，并与之结合，因此污染物不均匀地分布在河流或湖水的沉淀中。

污染物在水环境中的迁移转化主要取决于其本身的性质以及水体的环境条件。根据污染物的不同性质可产生不同的污染过程。有机污染物在水体中一般是通过吸附作用、挥发作用、水解作用、光解作用、生物富集和生物降解作用等过程进行迁移转化的。重金属污染物在水体中的迁移转化主要与重金属的沉淀、络合、螯合、吸附和氧化还原等作用有关。

## 三、生物对污染物的吸收

哺乳动物对污染物的吸收主要通过三种途径:经消化道吸收、经呼吸道吸收和经皮肤吸收。对于水生生物鱼类,其主要的吸收途径是通过鱼鳃,被动扩散是其主要机理。影响污染物进入鱼体的主要因素有:①换气速度(水通过鳃的速度);②通过鳃瓣的扩散速度;③血液流过鳃的速度;④水体中污水层的厚度与鳃的形状。

水生植物对水中的污染物吸收主要通过根部，浮水和沉水植物与水接触面积较大，通过植物根、茎、叶的表面都可以吸收污染物。

植物的细胞壁是污染物进入植物体内的第一道屏障，植物细胞壁中的果胶成分为结合污染物提供了大量的交换位点。研究表明，当铅的浓度较低和吸收的开始阶段，铅被细胞壁吸附；当外界铅浓度相当大时，有部分细颗粒铅通过细胞壁，穿过质膜进入细胞质。

## 四、生物浓缩、生物积累和生物放大

1. 生物浓缩　生物浓缩是生物机体从周围环境中蓄积某种元素或难分解

的化合物，使生物体内该物质的浓度超过环境的浓度现象，生物浓缩程度的大小与物质本身的性质以及生物和环境因素相关。

**2. 生物积累**　生物积累是生物在其整个代谢活跃期通过吸收、吸附、吞食等各种过程，从周围环境中蓄积某些元素或难分解的化合物，以致随着生长发育，浓缩系数不断增大。例如牡蛎暴露于 50μg/L 氯化汞溶液中，测定 7d、14d、19d 和 42d 时牡蛎体内汞含量的变化，其浓缩系数分别为 500、700、800 和 1 200，表明在代谢活跃期内的生物积累过程中，浓缩系数不断增加。

水生态系统中，单细胞的浮游植物能从水中很快地积累污染物，如重金属和有机卤代化合物。其摄取主要是通过吸附作用。在水生态系统的水生食物链中，对重金属和有机卤代化合物积累得最多的通常是单细胞植物，其次是植食性动物。

**3. 生物放大**　生物放大的结果使食物链上高营养级生物机体中这种物质的浓度显著地超过环境浓度。生物放大的程度，同生物浓缩和生物积累一样，也用浓缩系数来表示。

生物放大是针对食物链关系而言的，如不存在这种关系，机体中物质浓度高于环境介质的现象，则分别用生物浓缩和生物积累的概念来阐述。以美国长岛河口区生物对 DDT 的富集为例，该地区大气中 DDT 的含量为 $3\times10^{-6}$ mg/m$^3$，其溶于水中的量微乎其微。但是水中浮游生物体内的 DDT 含量为 0.04mg/kg，富集系数为 1.3 万；浮游生物为小鱼（如银汉鱼）所食，小鱼体内 DDT 含量增加到 0.5mg/kg，富集系数为 16.7 万；小鱼为大鱼所食，大鱼体内 DDT 含量增加到 2mg/kg，富集系数为 66 万；海鸟捕食鱼，其体内 DDT 含量增加到 25mg/kg，富集系数高达 833 万。如果人吃鱼和海鸟，DDT 就会在人体内大量富集，导致 DDT 中毒。

各种水生生物对不同物质的生物放大作用也有差别。例如，汞和银都能被脂首鱼（*Pimephales pronela*）积累，但脂首鱼对汞有生物放大作用，而对银没有。又如在一个海洋模式生态系统中研究藤壶、蛤、牡蛎、蓝蟹和沙蚕等 5 种动物对铁、钡、锰、镉、硒、铬、汞等 10 种重金属的生物放大作用，结果发现，藤壶和沙蚕的生物放大能力较大、牡蛎和蛤次之，蓝蟹最小。

由于生物放大作用，进入环境中的污染物，即使是微量的，也会使生物尤其是处于高位营养级的生物受到毒害，甚至威胁人类健康。近年来，研究发现许多环境致癌物质在环境中是极其微量的，如二噁英，它具有难降解和生物放大作用，通过食物链转移，导致人群健康的危害。因此，深入研究生物放大作用，特别是鉴别出食物链对哪些污染物具有生物放大的潜力，对研究污染物在环境中迁移转化规律，确定环境中污染物的安全浓度、评价化学污染物的生态风险和健康风险等都有重要的理论和现实意义。

4. 生物浓缩系数　阐述生物浓缩、生物积累和生物放大这些现象，都用浓缩系数的值来表示相应的数量关系。

生物通过吸收、吸附、吞食等过程，从周围环境中浓缩某些元素或难分解的化合物，在这种生物积累过程中，元素或难分解的分合物不断进入生物体又不断从生物体排出，这种物质交换过程要经历一定时间才能达到动态平衡状态。此后，浓缩系数就不再继续增大，而只在一定幅度范围内波动。这种达到动态平衡时的浓缩系数又称为平衡浓缩系数。通常所说的某种生物对某种物质的浓缩系数数值，一般都是指平衡时浓缩系数，而不是指生物积累过程中任何一个特定时刻所测定和计算得到的浓缩系数。

## 第三节　污染物在水体中的转化

### 一、转化的反应类型

水体中污染物的转化过程十分复杂。它包括物理、化学、生物、物理化学、生物化学等基本作用及其综合作用。但在一定条件下往往又以某种作用为主。

1. 物理作用　它是指污染物进入水体后改变其物理性状、空间位置，而不改变其化学性质，不参与生物作用的过程。

2. 化学与物理化学作用　它是指污染物进入水体后，以简单或复杂的离子或分子状态随水迁移，不仅在位置上移动，而且发生了化学性质或形态、价态上的转化，水质发生了化学性质的变化。但未参与生物作用。例如，酸化、碱化、中和、氧化—还原、分解—化合，沉淀—溶解、吸附—解吸、胶溶—凝胶等作用过程。这些作用主要取决于污染物和水体的化学、物化特征以及水体的边界、背景条件。

3. 生物与生物化学作用　进入水体的污染物，特别是有机污染物，除能发生一般的化学转化外，还能发生光化学作用和生物化学作用。生物与生物化学作用是指污染物通过生物的生理生化作用及食物链的传递过程中发生特有的生命作用过程，生化作用大致分为生物转化作用和生物放大作用。

（1）生物转化作用　物质在生物作用下经受的化学变化，称为生物转化或代谢（转化）。生物转化、化学转化和光化学转化构成了污染物质在环境中的三大主要转化类型。通过生物转化，污染物质的毒性也随之改变。对于污染物质在环境中的生物转化，微生物起着关键作用。这是因为它们大量存在于自然界中。生物转化呈多样性，又具有大的表面/体积比，繁殖非常迅速，对环境条件适应性强等特点。生物物化的结果既可能促进转化成毒性强的物质，也可能促进转化成毒性弱的物质，即有恶性转化（生物转化）和良性转化（生物解毒）两种作用。例如，无机汞化合物在微生物作用下，既能转化为毒性更大的有机汞，也可能在另一类微生物作用下还原成毒性较小的单质汞。

绝大多数的生物转化是在机体的酶参与和控制下进行的。酶是一类由细胞制造和分泌的、以蛋白质为主要成分的、具有催化活性的生物催化剂。其中，在酶催化下发生转化的物质称为底物或基质；底物所发生的转化称为酶促反应。酶催化作用的特点在于：第一，催化专一性高。一种酶只能对一种底物或一类底物起催化作用，而促进一定的反应，生成一定的代谢产物。例如，蔗糖水解酶仅能催化蔗糖水解：

$$\text{蔗糖分子}+H_2O\xrightarrow{\text{蔗糖水解酶}}\text{葡萄糖}+\text{果糖}$$

蛋白酶只能催化蛋白质水解，而不能催化淀粉水解。第二，酶催化效率高。例如，蔗糖酶催化蔗糖水解的速率较强酸催化速率高 $2\times10^{12}$ 倍。第三，酶催化需要温和的外界条件。我们知道，化学催化剂在一定条件下会因中毒，失去催化能力。酶的本质为蛋白质，比化学催化剂更容易受到外界条件的影响，而变质失去催化效能。诸如强酸、强碱、高温等激励的条件都能使酶丧失催化效能。酶催化作用一般要求温和的外界条件，如常温、常压、接近中性的酸碱度等。

酶的种类很多，已知的酶有 2 000 多种。根据起催化作用的场所，酶分为胞外酶和胞内酶两大类。这两大类都在细胞中产生，但是胞外酶能通过细胞膜，在细胞外对底物起催化作用，通常是催化底物水解；胞内酶不能通过细胞膜，仅能在细胞内发挥各种催化作用。如多糖水解，在胞外水解酶催化下水解成二糖和单糖，尔后才能被微生物摄入细胞内。二糖经胞内水解酶催化，继续水解为单糖。

有机物在生物体细胞内的氧化称作为生物氧化，并伴随有能量释放。有机物通过生物氧化及其他生物转化，可以变成更小、更简单的分子，这一过程就是有机物的生物降解。如果有机物降解成 $CO_2$、$H_2O$ 等简单无机物，则为完全降解；否则，为不完全降解。

通常，好氧微生物进行有氧氧化，厌氧微生物进行无氧氧化，兼性厌氧微生物视生存环境中氧含量的多少而可进行有氧或无氧氧化。通过微生物作用，糖类、脂肪在有氧氧化下能被完全降解为 $CO_2$ 和 $H_2O$，在无氧氧化下通常不能完全降解，生成简单有机酸、醇及 $CO_2$ 等，使体系 pH 下降；而蛋白质在有氧氧化下可被完全降解成为 $CO_2$、$H_2O$ 和 $NH_3$（或 $NH_4^+$），在无氧氧化下不能完全降解；含硫的半氨酸则分别有 $H_2SO_4$（有氧氧化）或 $H_2S$ 产生（无氧氧化）。

（2）生物放大作用　许多有机氯农药和多氯联苯等都有明显生物放大现象。生物放大的结果使食物链上高营养级生物机体中这种物质的浓度显著地超过环境中的浓度。例如，通过下列食物链的传递过程：

| 水 | 浮游生物 | 小鱼 | 大鱼 |
|---|---|---|---|
| （0.1μg/L） | （1～2μg/L） | （0.2～0.5mg/L） | （1～5mg/L） |

可将水中痕量级的汞，逐步浓缩到较高浓度，会使食鱼受到毒害甚至威胁人类健康。

但是，生物放大并不是在所有条件下都能发生。有些物质只能沿食物链传递，但不能放大；有些物质既不沿食物链传递，也不能放大。这是因为影响生物放大的因素是多方面的。如果生物体通过非吞食方式，从周围环境吸收某种元素或难分解的化合物，在体内蓄积，使其浓度超过环境中浓度的现象，称为生物富集作用。其富集程度与环境中元素的种类和浓度、不同生物的生理特征以及环境因素有关。通常，重金属元素和许多难分解、脱溶性高的有机物具有较高的浓缩系数。

生物放大或生物富集是属于生物积累的一种。其积累程度也与生物特征、营养等级、食物类型、发育阶段与接触时间、物质的性质及浓度等有关。化学性质稳定的脂溶性污染物 DDT、PCBs 等很容易在生物体内积累。

总之，生物积累、放大和富集可从不同侧面探讨环境污染物的迁移、转化及可能造成的危害。

## 二、影响转化的因素

水体中污染物质的转化是错综复杂的，影响因素也很多。例如，水文、水中微生物、水面上的氧气交换速度、水温、太阳辐射、污染物质的性质与浓度、水体的化学性质、时间等。

1. 水文　一般的污染物进入水体后，利用天然水体扩散加以分布。但这种扩散分布情况因每个水体的水文条件不同而异。这些水文条件包括水体的地理特征、形态、流速、流量、潮汐、海流等。

2. 水中微生物　水体中有机污染物的分解，主要是由于存在水中的各种微生物造成的生物化学好气性分解和嫌气性分解。也就是说，这种转化在很大程度上要受到存在水中微生物的数量和种类的支配。特别是对于特定的污染物质来说，存在着可使它特殊分解的微生物，具有重要意义。

3. 水面上的氧气交换速度　水中溶解的氧气量对自净作用有很大的关系。因而从空气通过水面的氧补给速度对自净作用很重要。气体交换速度本身，受到各种因素支配，如大气及水中的氧气压、温度、水面状态、水的流动方式。水中含有物质本身，有些也影响气体交换。例如，洗涤剂在水面形成的泡沫或油膜覆盖水面，都会使气体交换速度大大降低。

4. 水温　水温不仅对参与污染物质分解的化学反应速度有影响，而且对微生物的活动力也是一个重要因素。另一方面，水温高，水中溶解氧饱和量低。但当水温低至水面结冰时，空气与水面气体交还被隔绝，水中溶解氧因补给减少而降低。

5. 太阳辐射　光的条件与自净作用关系很大。有许多污染物在太阳辐射下（特别是紫外线）下能直接分解，如除草剂五氯酚（钠）等。浮游植物与水中植物与太阳辐射进行光合作用，产生大量氧气，供应有机物分解所需要的部分氧。此外，紫外线对某些分解污染物的微生物也有抑制作用。

6. 污染物的性质与浓度　不同的污染物质转化的速度有显著的差异。如碳水化合物、油脂的分解速度比六六六要快得多。有些污染物质在好气条件下易分解，有些在嫌气条件下易分解。当污染物低于某一浓度时，对微生物的活动有促进作用；当污染物浓度高于这一浓度，微生物的活动就会受到抑制。

7. 水体的化学性质　水体的化学性质对污染物的转化有重要影响。酸、碱条件不但影响水体中微生物的活性，而且对污染物质的化学反应、迁移、沉淀都有重要的作用。氧化还原电位的不同也能使某些金属发生价态变化，生成不同的化合物，影响迁移的性质。

8. 时间　污染物与水体的混合，水体对污染物的稀释以及微生物对有机物的生物化学分解，都需要时间。

## 第四节　水体污染物的毒性作用及机理

### 一、水体污染类型及其对生物影响的途径和方式

水生生态系统处于不断的运动状态。而人类每时每刻都会影响甚至改变水

域外境。人类的生产活动和生活活动所产生的物质，在进入水生生态系统后，如果量值达到一定限度，并在一定时间内产生直接或间接有害水生生物的作用，则称之为有毒有害物质或污染物。

引起水体污染的污染物类型各种各样，它们对水生生物产生的影响途径与方式不尽相同，但所造成的危害都是一样的。

1. 有机污染（城镇生活污水） 城镇生活污水含氮、硫、磷较高，在厌气细菌的作用下，易产生有恶臭的物质，如硫化氢。这种气体毒性很大，可直接杀死许多种类的生物。有机物在水中的矿化或细菌的分解，需要消耗大量的氧气，使水中的溶解氧很快下降，严重时溶解氧降至零。在这种条件下，绝大部分种类的水生生物就会窒息、死亡。

在正常河流中，生物的种类繁多，但每种生物的个体数量较少。当河流受到有机污染时，随着污染物浓度在河流中的变化，生物相和量也相应地发生着一系列规律性的变化。在污染最严重的河段，几乎所有的生物种类消失，甚至连细菌的数量也受到影响。随着污染物浓度的降低，最耐污染的生物，如污水丝状菌首先出现。此后，耐污染的藻类、原生动物和摇蚊幼虫相继形成数量最高峰。当水质净化到一定程度时，耐污染种类的个体丰度下降，种类多样性上升，最后，出现清洁型种类，表明水质已得到改善。

2. 重金属污染 由许多工矿企业排入水体的重金属，如汞、铜、铬、锌、镉等有毒有害物质都能引起生生物体的急、慢性中毒。当进入生物体内的重金属达到阈值浓度时，能扰乱或破坏生物的正常生理功能，引起暂时或持久的病变，甚至中毒死亡。铜和锌的协同作用所产生的毒性比同量的单独的铜或锌的毒性大 8 倍。

即使在水体中重金属浓度较低的条件下，经过食物链作用，浓度也可以逐级累积和放大（生物浓缩和生物放大)。无机汞在水中微生物的作用下会转化成毒性更大的甲基汞，对水生生物和人体健康均构成潜在威胁。

3. 农药污染 近 40 年来，人工合成农药迅速发展，广泛应用。残留在农作物、果树、森林、土壤表面的农药经雨水冲刷及其他途径进入水体，直接或间接对水生生物产生危害。据报道，有些有机氯农药，如异狄氏剂、毒杀芬分别在 0.001 9mg/L 和 0.005 6mg/L 浓度下可直接杀死水体中许多种浮游植物、浮游动物和一些鱼的种类。一些敏感的鱼类，会在很低浓度的对硫磷、马拉硫磷影响下中毒死亡。而尚存的某些忍耐种类如鲫鱼则出现脊椎骨粘连和扭曲，鱼体严重畸形的症状。

另外，有些有机氯农药如六六六和 DDT，不仅毒性大，而且在水环境中残留时间长，容易在生物体中积累，被水生生物逐次依营养等级而放大。毒物的这种随食物链的放大作用对水生生物构成潜在威胁，特别是对位于食物链末级的生物危害更大。如食肉的鸟类吃了富集了高浓度 DDT 的鱼类，可大批死亡。

4. 赤潮　赤潮的发生机制与日益加剧的海洋环境污染关系密切。大量含有氮、磷等营养盐类的有机污水的排放大大刺激了某些单细胞的鞭毛藻类，如夜光藻、原甲藻、裸甲藻等急剧繁殖和高度密集，很快遍布海湾、河口，使这一带的水体改变颜色，恶化水体环境。其危害包括：①引起海水缺氧或无氧状态，致使许多需氧生物窒息死亡，特别是营底栖生活的虾、贝类受害程度更加严重，几乎可全部死亡。②赤潮引发甲藻产生杀鱼毒素，微小的含量即可造成鱼类大批死亡。③某些赤潮生物排出的分泌黏液及这些藻类死亡分解产生的黏液能附着于贝类和鱼类的鳃上，造成它们的呼吸困难，严重者可能致死。

由于赤潮的频繁发生，海洋生物资源遭到极大破坏，海洋养殖业蒙受巨大损失。如我国近几十年来，海产资源迅速减少，主要的鱼类如大黄鱼、小黄鱼、带鱼捕获量逐年减少。据统计，1956—1959 年，黄海、东海大黄鱼资源量为 23 万～27 万 t，20 世纪 80 年代初降至 2 万～3 万 t，下降了 90%；小黄鱼由 12 万 t 下降至目前的 2.5 万 t。舟山群岛四周海域的捕鱼量占全国捕鱼总量的 1/10，1974—1980 年间，上网的黄花鱼数量下降了 88%。闽东渔场已连年捕不到大黄鱼。据专家们预测，如果不采取有效的保护措施，无论大黄鱼，还是小黄鱼将很快灭绝，其他如虾、蟹、贝类的天然资源量的枯竭也只是时间问题。另外，由于赤潮主要发生在近岸浅海水域，尤其对潮间带生物的影响很大，使生物种类大幅度地减少或消失。

5. 酸雨　酸雨主要由于煤和石油在燃烧过程中排放的大量二氧化硫和氮氧化物在长程传输中形成的，又以湿和干的沉降形式返回地面。

酸雨的最严重后果是降低湖泊、河流、水库的 pH，使水体酸化，破坏水生生态系的平衡，甚至直接杀灭众多水生生物种类，引起物种组成的变化和多样性的大幅度减少。

大多数生物种类仅能忍受 pH5.5 左右，而在 pH4.5～4.8 范围内将被杀死。pH6.0～6.5，鱼卵的孵化率显著下降；pH5.0～6.0 鱼苗的存活量明显减少。在自然水体中，许多的敏感鱼种，均会因 pH 稍有降低而死亡。鱼类如长期生活在低 pH 的水环境条件下，生长和繁殖受到抑制，结果是鱼的种类减少，种群密度逐渐变小，最后导致鱼群消失。

酸雨对水生生态系统中的生产者高等水生植物和藻类的影响也十分明显。在 pH5 左右的湖泊中，一种泥炭藓的植物成了优势种群铺满湖底，其他的高等水生植物都消失了。水体中 pH6 以上时，浮游植物的种群正常。随着 pH 降低，种群发生变化。研究表明，酸性湖泊由于磷的输入减少，藻类对磷的利用能力减弱，引起生物量减少，湖泊的初级生产力降低。

浮游动物在水生生态系统中起着有机物转化和鱼类生产的饵料基础作用。在酸性影响的湖泊中，浮游动物种群数量减少，多样性降低，生物量下降。

底栖动物对酸雨的侵害反应尤为敏感，软体动物在酸化水体中很少出现。因为螺类、蚌类的介壳形成需要大量的碳酸钙，而水体酸化后碳酸钙含量很少或甚至完全没有，妨碍了介壳的形成，软体动物难以生存。

两栖类动物以坑塘洼淀为产卵场所，受酸雨危害严重。据观测，青蛙蝌蚪在 pH3.7～4.6 时，发育异常（畸形），于 pH4.0 时出现死亡。

综上所述，尽管各种污染的影响途径和方式不尽相同，但结果都是造成水生生物种类减少，群落组成发生改变，最后导致水生生态系统的结构与功能遭到破坏。

## 二、水体污染物对人类健康的影响

水是自然环境中化学物质迁移、循环的重要介质，与人类的衣、食、住行关系密切。人类活动产生的污染物很大一部分以水溶液的形式排放。同时，其他类型的环境污染最终也常常通过各种途径进入水体。所以，环境污染物非常容易进入水体，对人体健康产生多种危害。常见的有生物地球化学性疾病，急、慢性中毒，致突变、致癌变、致畸变作用，公害病以及介水传染病等。轻者对身体健康产生一定的影响和危害，严重者引起严重疾病甚至死亡。

1. 饮用水污染　经饮用水传播的疾病，主要有霍乱、伤寒、痢疾、胃肠炎（可分别由致病性大肠杆菌、沙门氏菌、肠道病毒或寄生虫原虫等多种病原体引起）及肝炎等。饮水中的化学物质可分为有机物、无机物和放射性物质三类。饮用水经氯化物消毒而产生的副产物具有生殖毒性。例如氯仿、2-氯酚和 2,4-二氯酚被母体摄入后，对胚胎和幼仔具有低毒性；卤乙氰对子宫具有毒性。其他的一些氯化副产物也有一定的致癌变作用。

居住在软水地区的人，一旦进入饮用水极硬的地区，可因一时的不适应，出现腹泻和消化不良等胃肠道功能紊乱症状和体征；对皮肤敏感者，沐浴后还可有不舒适感。另外，动物实验和现场调查结果揭示，硬水对泌尿系统结石的形成可能有一定影响。

2. 水环境污染　随着人类对自然资源的大规模开发和利用，同时，向水体排放大量的各类污染物，危害人类健康。如在工业（包括矿业）、农业和城镇生活排放的污水中，许多对人体健康有害的化合物如有机污染物、重金属物质和病菌等，通过各种途径进入人类生活用水的水环境中，从而给人类健康带来严重的威胁。

3. 食用受污染的食品　水中的污染物通过食物链进入到人类每天都在食用的各种食品中，对人体健康产生严重的危害。例如，污灌会引起农作物有害物质含量增加，许多国家禁止在干旱地区生食污灌作物，对烧煮后食用的作物在收获前20～45d停止污水灌溉等。从我国水污染的现状看，水污染较为严重，绝大部分污水未经处理就用于农田灌溉，灌溉水质不符合农田灌溉水质标准，污水中污染物超标，已达到影响食品的品质，进而危害人体健康的程度。抽样调查表明，中国辽宁省沈阳市张士灌区52人尿镉含量为0.05～3.83μg/kg，平均0.42μg/kg，明显高于对照区，污灌区人群中镉已在体内积累；桂林阳朔镉污染区农民中已有类似痛痛病早期和中期的症状和体征的病例。污染区居民日摄镉量达0.422mg，是世界卫生组织规定的日摄镉量的6倍。污灌区居民普遍反映，稻米的黏度降低，粮、菜味道不好，蔬菜易腐烂，不耐贮藏，土豆畸形、黑心等。沈抚灌区高浓度石油废水灌溉水稻后，引起芳香烃在稻米中积累，米饭有异味。

## 三、水体污染物对水生生物（鱼、藻、蚤）的影响

在正常水体中，生存着各种各样的生物类群，它们之间维系着十分复杂的食物链和食物网关系，相互制约、相互依存、发挥各自的功能作用，保持着它们的生命繁衍。当水体受到严重污染时，改变了水生生物赖以生存的环境条件，从而导致生物的生理活动受到不同程度的抑制、干扰、破坏，使生物的群落结构发生改变，种群、个体、直到细胞和遗传密码等发生变化。其最直接的影响结果是某些忍耐型种类的个体数量大为增加（特别是有机污染）而形成优势种群，而许多敏感型种类则衰落直至死亡。如果这种污染是暂时的，那么被消灭的种类可以重新移植，得以重新恢复。如果污染是严重而持续的、种类的恢复过程则十分缓慢，甚至成为不可能。因此，水体污染的程度与水生生物种类多样性丧失幅度关系十分密切。同时，根据水生生物种类的丰富与匮乏，生物群落的兴盛与衰落，优势种类个体丰度比例大小及生物多样性指数的增减等综合指标，可以监测水体的污染状况及其水质的变化趋势。

1. 对鱼类的影响　在水生资源中，鱼类资源具有最大的经济价值，与人

民生活关系最为密切。水体受到污染后，鱼类首当其冲，受危害程度十分严重。

对我国878条河流的调查表明，在92 806km河道中，已有5 322km成为鱼虾灭绝的臭水。黄河局部河段的污染十分严重，破坏了鱼类赖以生存的环境。目前的鱼类的规格变小，产量下降。

长江水质污染也日趋严重，导致鱼的产量大幅度下降。目前的年均产量仅为20世纪50年代的30%左右。如长江鲥鱼是我国的名贵鱼类。1985年鲥鱼的产量仅是10年前的1/58，目前的产量仍在急速下降。松江四鳃鲈曾是黄浦江的名产，目前已无踪影。

松花江是吉林省最大河流，现在水质明显变坏，导致一些鱼类由常见种或优势种已变成稀有种或达到绝迹边缘。

图们江在历史上以盛产大麻哈鱼著名。现在图们以上江段，大麻哈鱼已绝迹多年。有的江除有少数的泥鳅小型鱼类外，其他鱼类均已消失。

府河全长62km，原是河北保定市主要地表水源，也是白洋淀重要水源之一。现在府河已成为一条恶臭的排污河道，鱼类已绝迹多年。

湖泊面积占我国内陆水域总面积的42%，是获得鱼产品的天然基地。近年来，许多湖泊水质变劣，富营养化程度加剧，给鱼类及其他水产品资源造成十分严重的影响。

上海淀山湖由于近年来许多企业的兴起，流入湖泊中的污染物总量骤增，改变了水生生物的栖息环境，导致了鱼类群落发生很大变化：一是种类组成趋于简单；二是食性结构发生变化；三是体型向小型化发展。

白洋淀是华北地区最大的淡水湖泊，素有华北明珠的美称。但是，目前淀区水质污染日趋严重，特别是氮、磷含量的大大过剩，促进了湖泊的富营养化进程。

白洋淀水体的污染直接给鱼类和其他水产品资源带来严重危害，致使水产品数量逐年下降。据调查，1958年有鱼类53种；1989—1990年，仅发现24种。

2. 对底栖动物的影响　底栖动物是一个庞杂的生态类群，最常见的门类有环节动物、软体动物和节肢动物。许多种类对污染压迫反应敏感，因此，国内外学者常利用底栖动物群落结构的变化作为一种良好的水质监测指标。与其他水生生物一样，底栖动物多样性的丰盛度与水体污染的程度密切相关。

在未受污染的河流环境中，底栖动物分布较为均匀，种类数量较多，显示了正常的水生生物群落结构特征。河流受到污染后，生物的种类和数量发生变化，底栖动物的群落结构也发生相应的改变，一般特征是种类数量减少，耐污种类的个体数量增加。

例如，40 年前河北白洋淀底栖动物种类繁多，尤其是软体动物的种类，如蚌类、螺类在淀区广为分布。但是，从 1975 年至现在的调查中可以看到，白洋淀局部地底栖动物已发生明显的变化。种类减少而耐污种类的个体丰度增加。主要因素是白洋淀水体目前日益加重的污染程度所致。

又如，多年化学监测资料表明，湘江已被污染，且局部江段相当严重。调查结果指出，各采样站江段的水质状况不同，底栖动物的种类组成和多样性指数存在十分明显的差异。位于上游对照采样站的仙人掌江段，远离工业区和城镇，接近自然生态条件，水质清洁，底栖动物种类丰富，共采到 42 种。多样性指数值 3.95。湘江延伸至松柏段面采样站，由于该江段接纳来自水口铅、锌矿和柏坊铜矿以及铅、锌、砷等冶炼厂排出的废水，底栖动物种类减少到 14 种，多样性指数降至 2.72。至株洲的霞湾江段采样站，污染严重，在右岸没有采到任何种类的底栖动物种类，多样性指数为零。结果表明，水体污染是导致湘江底栖动物种类多样性减少的主要因素。

3. 对浮游生物的影响　浮游生物包括浮游植物和浮游动物。前者主要由各门类的藻类组成；后者主要包括原生动物、轮虫、枝角类和桡足类。

浮游植物为淡水水域一大生态类群，是水域初级生产力的重要组成部分。其通过光合作用产生的有机物为其他水生生物的繁衍提供了所必需的能量来源。浮游植物的产量和现存量是衡量水域生产能力的主要参数。

浮游动物在淡水生态系统中发挥着重要的作用。它一方面是鲢、鳙等经济鱼类的基础饵料，另一方面制约着藻类和微生物的过剩发生和发展，加之某些种类本身能吸收、吸附和代谢一定量的污染物质，因此，在污染水体的自净过程中起着重要的作用。

浮游生物对污染反应敏感，许多种类被广泛用来作为水质评价的指示生物。当水体受到污染后（特别是有机物污染），浮游生物的群落结构会发生一系列的变化，许多敏感种类消失，一些忍耐型种类大量繁殖，出现很高的个体数量而形成优势种群。在较高浓度的重金属污染水体中，许多浮游生物种类可被直接杀死，使其种类多样性受到十分明显的损害。

例如，对江西乐安江的调查表明，矿山废水对藻类和浮游动物的影响十分明显。乐安江上游干净对照采样站海口，共采到藻类 75 种，多样性指数 d 值在 4 以上；枝角类、桡足类和轮虫采到 30 种，多样性指数为 8.3；原生动物发现 37 种，多样性指数接近 9.3。可是至古口采样站，藻类下降至 11 种，多样性指数降为 0.71；原生动物种类数为零。高浓度的铜含量和强的酸性废水无疑成为杀灭许多浮游生物种类的关键因素。

又如，京密运河——北京排污河是北京市重要的供水和排污河道。京密运河引密云水库清洁水供北京市工农业生产及生活用水。河水流入市区的南护城河和通惠河后，接纳了来自市内的大量工业废水和生活污水，汇集北京排污河，最后注入渤海湾。中国科学院动物所的许木启等曾对京密运河——北京排污河的浮游生物的群落结构特征及其与水质的关系进行了比较系统的调查研究。结果发现，水体污染对浮游生物种类组成影响十分明显。京密运河的木樨地至西田各庄 6 个采样站水质较为清洁，浮游生物种类比较丰富。其中藻类在 45～64 个属之间，且有诸多喜清型的种类分布。至护城河后，由于接纳废水和污水，水质恶化，浮游生物种类减少，左安门和右安门两个采样站的藻类分别降至 42 和 43 种，清洁种类消失，主要是些广布型和耐污种类；浮游甲壳动物和轮虫的种类下降到 15～10 种。河水流入市东郊的通惠河后，水质更为恶化、污染最严重的双桥和北关两个采样站，藻类种类继续下降，仅分别发现 22 和 21 种，耐污种类形成优势种群；浮游动物在双桥采样站减少到 7 种，而北关仅采到两种，主要是些高度耐污的种类。

当湖泊受到污染，向富营养化和超富营养化发展时，浮游生物种类组成发生改变，群落演替现象明显。据调查，我国许多湖泊由于富营养化程度加剧，对浮游生物种类多样性已产生越来越明显的影响。

例如，武汉东湖，属国家重点保护水域。中科院水生生物研究所的科研人员对东湖的水质变化与水生生物特征的相互关系进行了全面系统的研究。结果表明，东湖的富营养化程度越来越加重，湖水的透明度 30 年来逐年降低。东湖富营养化现象主要特征为浮游植物年平均总数几十年来成倍增长，种类组成发生明显的变化。从 20 世纪 50 年代甲藻和硅藻占主要比例演变为现在蓝藻和绿藻占主要比例。同时，一些种类减少或消失。浮游动物的优势种同样发生变化。浮游动物的种类减少，群落结构趋于简单化。东湖富营养化对浮游生物种类多样性的影响十分显著。

又如，河北的白洋淀富营养化也日趋严重，直接后果是导致浮游生物种类多样性的减少，个体数量迅速增加。藻类从 20 世纪 50 年代的 129 个属降至 90 年代的 69 个属，其个体数量从 50 年代的 75 154 个/L 猛增到 90 年代的 2 149 000 个/L；50 年代浮游动物有 95 种，个体数量为 324 个/L，90 年代种类减少至 74 种，而个体数量却上升到 6 940 个/L。这种生态效应特征表明，水体污染是引起白洋淀浮游生物群落结构发生明显改变，尤其是种类多样性降低的主要原因。

### 四、水体污染物对植物的影响

水体污染对陆生生物的影响主要通过污灌（污水灌溉）的方式进入。污灌会引起农作物有害物质含量增加，污灌可不同程度污染农田生态环境。若引灌不当则造成农田重金属和有机污染物积累，破坏土壤内部以及土壤与其他系统间的生态平衡，使有害污染物在农产品中富集，并通过食物链危害人体健康。

如，对沈阳西郊农田污灌区污水和土壤监测结果表明，土壤中 Cd、As、Hg、Cu、Pb、Cr 和 Zn 等含量为当地环境背景值的 1.55～5.29 倍，其中 Cd 和 As 含量分别为国家土壤环境质量 2 级标准的 3 倍和 1.42 倍。污水中 7 种重金属含量为农田灌溉水质标准的 4.8～34 倍，部分有机污染物含量为灌溉水质标准的 1.10～1.87 倍。以 3 级标准为最大容量限值，土壤重金属达土壤环境容量的污灌年限估算结果依次为 Cr＞Hg＞Pb＞Cn＞Zn＞Cd，污土清灌和污水直接灌溉均影响盆栽水稻的正常生长，其中污染土壤持续污灌可导致部分秧苗死亡。

又如，通过对贵溪市污灌水田土壤及水稻植株的重金属含量进行研究，初步发现该区土壤已受到严重污染，特别是 Cu、Cd 含量全部超标，其中 Cu 的污染是引起水稻减产的主要原因，而 Cd 污染使得该区稻米品质迅速下降。

再如，沈抚污灌区随着污灌的进行，土壤中石油烃含量增加的结果最终导致水稻的米糠及精白米石油烃含量的增加，而且随着污灌年限的增加，这种危害也将越来越严重。石油烃中除了烷烃和环烷烃之外，我们最关注的是环芳烃中毒性较强的致癌物质的代表苯并（a）芘。据当地居民反映，沈抚灌区附近地区癌症发病率也相应较高，因此，污灌对土壤的污染和对人类的危害是不容忽视的。

## 第五节　水体的富营养化

### 一、水体富营养化的定义、类型及特征

1. 水体富营养化的概念　由于氮、磷等植物营养物质含量过多而引起的水质污染现象称为水体富营养化。一般发生在湖泊、江河、海湾等缓流水体中。

富营养化是湖泊分类和演化的一种概念，是湖泊水体老化的一种自然现象。在自然界物质的正常循环过程中，湖泊将由贫营养湖发展为富营养湖，进一步又发展为沼泽地和干地，但这一历程需要很长的时间，在自然条件下需几万年甚至几十万年，但富营养化将大大地促进这一进程。

2. 水体富营养化的类型

（1）天然富营养化　湖泊演变的自然过程，湖泊形成的幼年时期，均处于贫营养状态，随着时间的推移和环境的变化，逐渐使湖水中营养物质的浓度增加。其来源为天然因素：a. 天然降水；b. 地表土壤的侵蚀、淋溶；c. 浮游动植物生长、死亡、分解、释放。

经过这种方式和途径，经过千万年的天然演化过程，原来的贫营养型就逐渐演变成富营养型。

（2）人为富营养化　由于工农业生产的迅速发展，使营养物质大量进入湖泊水体，加速了湖泊演化的过程。其来源：

①城市生活污水带来大量氮、磷。目前我国年产合成洗涤剂约 300 万 t，平均含磷酸盐 15%，每年约有 45 万 t 磷酸盐被排入江河湖海中。人类每年将 3 500 万 t 氮和 375 万 t 磷排入江河湖海中，全世界有 30%～40%的湖泊水库出现富营养化，我国对 5 500km 河段调查，不符合饮用水和渔业用水标准的为 4 700km，占 85.9%，污染严重。鱼虾绝迹的河段有 24 000km，巢湖磷含量超标 3.4 倍。

②农村施用的化肥、牲畜粪便，经面源污染而进入。一般认为，农业区排出的磷为森林地区输出量的 5～10 倍，而城市又为农业区的 5 倍左右。

3. 水体富营养化的特征

①浮游生物大量繁殖，水中溶解氧含量降低。

②水体中藻类的种类减少，个体迅速增加，特别是蓝藻、红藻的个体数量猛增，而其他藻类逐渐减少（硅、绿）。

③因占优势的浮游藻类颜色不同，水面往往呈现蓝、红、棕、乳白等颜色，海水中出现叫赤潮、淡水中出现的称水华。

## 二、水体富营养化的成因及营养物质的主要来源

1. 水体富营养化的成因　根本原因是营养物质的增加使得藻类和有机物增加所致。营养物质主要是磷，其次是氮，还有碳、微量元素或维生素等。目前判断水体富营养化一般采用的指标是氮含量超过 0.2～0.3mg/L，磷含量大于 0.01～0.02mg/L，生化耗氧量 BOD 大于 10mg/L，pH7～9 的淡水中细菌

总数超过10万个/ml，叶绿素a含量大于10μg/L。

水体的富营养化过程可用下列反应式表示：

$$106CO_2 + 16NO_3^{-} + HPO_4^{2-} + 122H_2O + 18H^{+} + 能量 + 微量元素$$
$$— C_{106}H_{263}O_{110}N_{16}P_1（藻类原生质）+ 138O_2$$

2. 营养物质的主要来源

（1）生活污水及工业废水　我国近海水域富营养化、频繁发生赤潮的重要原因是大多数处于人口稠密处的湖泊、水库至少80%的氮和50%的磷来自于污水排放。我国每年产生的污水约400亿t，其处理率不到30%，绝大部分直接排到地表水中。据国家环保总局文件（环发［2003］84号），仅2000年，蓄水量为15.8×$10^8$ $m^3$的滇池就接受了工业废水和城市生活污水2.4×$10^8$ $m^3$，CODCr、总氮和总磷分别达到43 960t、10 940t和1 321t，而污染1t水只需要大约1.86g氮和0.17g磷。污染治理速度跟不上污染负荷新增速度，是水体富营养化难以根治的首要原因。其次，当前我国的污水处理厂大多为二级处理工艺，氮的除去率为20%～40%，磷的除去率仅为5%～20%，尾水仍能造成水体富营养化。

（2）农业面源污染　农用化肥的主要成分是磷和氮。农田被大量施肥后，若农田水流失以后，土壤中的氮、磷进入水体，造成水体的富营养化。据资料统计，农用化肥的全球产量从1950年到1990年氮量由不足1 000 × $10^4$t上升到8 000 × $10^4$t。专家预计到2030年将达到13 500 × $10^4$t。

（3）大气　工业废气或汽车燃烧的尾气直接排入大气后，造成空气中的氮、磷化合物的含量严重超标，当降雨时，这些化合物就随雨水降落汇集到水体中，导致水体的富营养化。

（4）水产渔业养殖　目前人工渔业养殖规模集约化，投喂的高蛋白饵料及鱼虾排泄物等这些营养物质造成水体富营养化。这种人工渔业养殖既给经营者带来利益，同时给他们带来损失。原因在于随着水体中的营养物质的增加，藻类物质的大量繁殖，水体中的溶解氧就会大量的减少，影响鱼虾生长，暴发鱼病。近几年，淡水养殖业已由池塘转向湖泊、水库等大水面，并将池塘精养高产技术与大水面优越的生态条件相结合发展“三网”养殖，虽然提高了水产品的质量和数量，但加速了我国湖泊、水库富营养化的进程。有资料报道，在网箱养鱼时，每生产1t鱼，每年要产生15kg的磷和1.037kg的生化耗氧量(BOD)，因而引起水体富营养化。因此，北欧国家对网箱养鱼加以控制。

（5）底泥中氮、磷的溶出　营养元素在水体及其底部沉积物间存在溶解—沉积动态平衡。外源性营养物进入水体后通过物理、化学和生物学作用，沉积到底泥中；而当水体营养物含量降到一定限度时，底泥中的营养物将释放到水体中。

## 三、水体富营养化的危害

近年来，水域富营养化污染普遍加剧。据中国环境状况公报，1999 年我国近海出现赤潮为 15 起，2000 年为 29 起，2001 年猛增至 77 起，2002 年为 79 起；全国 85％的湖泊呈富营养化状态，而且形势日趋严重。

这样就带来一系列的严重后果：藻类在水体中占据的空间越来越大，使鱼类活动的空间越来越少，衰死藻类将沉积塘底；藻类种类逐渐减少，并由以硅藻和绿藻为主转为以蓝藻为主，而蓝藻有不少种有胶质膜，不适于做鱼饵料，而其中有一些种属是有毒的；藻类过度生长繁殖将造成水体中溶解氧的急剧变化，藻类的呼吸作用和死亡的藻类分解作用消耗大量的氧，有可能在一定时间内使水体处于严重缺氧状态，严重影响鱼类生存。这一系列后果将危害人体健康；降低水体经济价值；加剧水资源危机；影响水体寿命。

# 第八章　土壤环境毒理学

## 第一节　概　　述

土壤是指位于地球陆地表面具有肥力的疏松表层。它具有独特的组成成分、结构和功能。它通过为植物生长提供机械支撑能力，为植物生长发育提供所需要的水、肥、气、热等肥力要素，而向人类提供粮食、蔬菜等植食性的食物，或者通过畜牧手段向人类提供肉类等动物性的食物，甚至通过向河流、湖泊、海洋等地表水体提供营养物质而向人类供给鱼虾等水生食物。所以，土壤是人类赖以生存的物质基础，在人类的长期发展过程中，土壤对人类的生活和居住环境，甚至人类文明的产生与发展产生了深远的影响。

近一个多世纪以来，由于人口急剧增长，工业迅猛发展，固体废物不断向土壤表面堆放和倾倒，有害废水不断向土壤中渗透，大气中的有害气体及飘尘也不断随雨水降落在土壤中，导致了土壤环境的破坏或污染，使土壤资源的质和量在局部地区正在发生不利于人类生活和生产活动的变化。

在环境科学中，土壤是地球环境的重要组成部分，是地球表层大气、水、岩石和生物等要素的枢纽，是连接有机界与无机界的中心环节。地球表层的很多重要的物理、化学和生命过程都离不开土壤。因此，土壤环境不仅与大气和水体的化学组成密切相关，而且土壤的营养物质会通过食物、空气和水体来影响人体的生理功能。另一方面，当土壤环境遭受污染时，污染物质对土壤的环境功能，对土壤生态系统的健康，以及对人类的健康和持续发展有着非常重要的影响，使土壤环境问题直接成为威胁人类生存的重要环境问题。

土壤环境毒理学就是研究土壤中各种化学污染物质的环境行为及其对土壤生态系统影响和危害的科学，是环境科学的学科生长点，属于环境毒理学科的重要分支之一，是污染生态学的重要组成部分。

### 一、土壤的功能

土壤作为独立的历史自然体，不仅有其发生、发展的历史，而且在其形态、组成、结构、功能等方面具有其独特的特征。土壤在农业和环境等不同领域的功能是不完全相同的。在环境科学领域，土壤的功能可以归纳为以下几方面。

1. 土壤是可更新的农业自然资源　土壤的本质是具有肥力，土壤肥力是土壤物理、化学与生物学特性的综合反映，它能为绿色植物不断利用太阳能进行生产提供原料。只要利用合理，土壤就可以越种越肥。但是，如果利用不合理，不仅对土壤的性质有很大的影响，也使肥沃的土壤会越来越贫瘠。

2. 土壤是一个强大的净化场所　从环境科学角度来看，土壤是环境的一个重要组成要素。它具有同化和代谢土体外来物的能力，这种使原来有害、有毒外来物质变为无害、无毒，从而化害为利的功能称为土壤的净化作用。土壤的这种净化作用主要来源于土壤中数量巨大的微生物和土居动物，它们可以分解、转化外界进入土壤的物质；也与土壤中有复杂的有机、无机复合胶体有关。它们能吸附、螯合各种离子和某些分子，并有较大的蓄积作用。还与土壤本身的结构有关。土壤是一个疏松的多孔体，能同外界以及进入土壤中的物质进行多界面的交换与迁移等复杂的物理、化学作用。

3. 土壤具有自动调节的能力　土壤是地球生态系统的重要组成成分，也是整个生态系统的一个子系统。和其他生态系统一样，土壤生态系统具有维持本系统生态平衡的各种结构与功能，因而具有自动调节的能力。

## 二、土壤污染与自净

所谓土壤污染是指进入土壤的污染物的数量和速度超过土壤本身的自净能力，使污染物在土壤中积累，导致土壤理化性质变劣，肥力下降，从而影响作物的生长、发育，影响农产品的产量和品质，或者有毒物质被作物吸收，在农产品中残留，通过食物链危害人体和动物健康，这种现象称为土壤污染。

土壤自净是指受污染的土壤通过土壤自身的物理、化学或生物的作用，使土壤中污染物的浓度降低或消失，并逐步恢复到污染以前的水平。进入土壤的污染物，可通过挥发、扩散、分解等作用，逐步降低污染物浓度，减少毒性，或经沉淀、胶体吸附等作用使污物发生形态变化，变为难以被植物利用的形态存在于土体中，暂时退出生物小循环，脱离食物链，或通过生物和化学降解，变为毒性较小或无毒性甚至有营养的物质。

土壤的自净过程很复杂，主要有以下几个方面：

1. 物理作用　主要是日光、土壤温度、风力等因素的作用。日光可使土壤表层温度升高，再加上风的作用，可使某些污染物挥发，能减少其在土壤中的含量。

2. 土壤的过滤作用和吸附作用　污染物通过土壤时，比孔隙大的固体颗粒被阻溜；土壤颗粒表面还具有很大的吸附作用，能吸附溶于水中的气体、胶体微粒及其他物质，并将它们聚积或浓缩在土壤颗粒表面，逐渐形成一层胶质薄膜（生物膜），增强了土壤的吸附作用。

3. 化学作用　土壤中某些金属离子，可与进入土壤的污染物发生中和、氧化、还原、水解等反应，改变污染物的化学性质而降低其毒性。例如酸、碱可被中和，铜在碱性土壤中可生成难溶性的氢氧化铜，使铜的生物活性下降。

4. 生物化学作用　有机污染物在各种土壤微生物（包括细菌、真菌、放线菌）的作用下，将复杂的有机物逐步无机化或腐殖质化而达到自净。不同的有机物在土壤中所发生的生物化学过程是有差别的。有机污染物进入土壤后，有两条转化路径：一是被彻底地无机化，即最终产物是二氧化碳和水；另一是腐殖化过程。

（1）含氮有机化合物的无机化　含氮有机物（蛋白质、氨基酸、硫氨、尿素等）在微生物的作用下，首先分解成氨或铵盐，称为氨化阶段。在氧气充足条件下，氨（铵盐）在亚硝酸菌作用下，被氧化成亚硝酸盐，并进一步在硝酸菌作用下氧化成硝酸盐，称为硝化阶段。硝酸盐是蛋白质无机化的最终产物，表示土壤已达自净。

（2）含硫和磷有机物的无机化　在氧气充足的条件下，它们分解迅速而彻底，最终转化为硫酸盐或磷酸盐而达到无机化。但在厌氧条件下，产生硫醇、硫化氢或磷化氢等。脂肪在水解能力很强的细菌、真菌及放线菌作用下分解为甘油和脂肪酸，再分解为水和二氧化碳。

有机物的无机化可在需氧和厌氧两种条件下进行。在需氧条件下自净过程迅速，氧化完全，不产生恶臭物质。在厌氧条件下的腐败发酵过程时间长，并产生许多还原性产物，如各种有机酸、氨、硫化氢、沼气等，大都有恶臭。有机酸在土壤中积聚过多，常抑制土壤微生物的生长，减弱土壤的自净能力。

有机物的腐殖质化过程是有机物在土壤微生物作用下，不断分解又不断合成的过程。参与这一过程的微生物有细菌、真菌、放线菌等，腐殖质化的最终产物是腐殖质。它是一种疏松的褐色物质，含有多种有机化合物，其中主要的是腐殖酸，即胡敏酸（腐土酸）、乌敏酸（腐木质酸）、克连酸（矿泉酸）等。另外，尚有木质素、纤维素、蛋白质、脂肪酸等多种物质。腐殖质的性质较稳定，不再继续腐败和产生臭气。随着有机物的腐殖化，病原菌（芽孢菌除外）及寄生虫卵逐渐死灭，因此，在卫生上也是安全的。土壤中的有机物达到腐殖质阶段便达到了无害化要求。腐殖质还具有持续提供植物养料、促进植物生长发育、改善土壤的物理性质、提高土壤的蓄水和缓冲能力以及促进土壤微生物活动的作用。

5. 病原体在土壤中的死灭　有机污染物的无机化过程和腐殖质化过程是促使病原微生物和蠕虫卵死亡的重要条件。此外，日光的照射、土壤中温度的改变、土壤微生物的拮抗作用和噬菌作用、一些植物根系所分泌的植物杀菌素对某些真菌类的杀灭作用等，都影响病原微生物和蠕虫卵的生存。例如，日光中的紫外线能杀灭土壤表层中的蛔虫卵，土壤中的蚯蚓、昆虫及其幼虫也能吞食蠕虫卵，对土壤中蠕虫卵的死灭也有一定的意义。

由于上述自净作用，使进入土壤中的各种污染物质包括一些有机物、化学毒物的有害作用降低或消失。但土壤的自净作用有一定限度，超过了限度就会造成危害。某些重金属和农药等污染物质，在土壤中尽管也可以发生一定的迁移、转化，但最终并不能完全降解、消失而仍蓄积在土壤中。对这些污染物质就更应加强预防措施，以减少污染和危害健康。

## 第二节　污染物在土壤中的环境行为

### 一、土壤污染物来源及其污染特点

1. 土壤污染物来源　土壤污染物泛指进入土壤并影响土壤正常作用与功能的物质。根据污染物的性质不同，污染土壤的污染物可以分为：①无机物（重金属，如汞、镉、砷、铅、铬等和一些酸碱盐类）；②有机物，包括有机农药、有机污染物、有机废弃物；③化学肥料；④污泥、矿渣和粉煤灰；⑤放射性物质；⑥寄生虫、病原菌及病毒等。

土壤污染物进入土壤的来源很多，一般是经过大气污染或水体污染转化而产生，有时是单独产生，有时是几种来源相互叠加和交叉。随着农业上大量化肥和农药的使用，土壤也因此而遭受不同程度的污染，甚至日益严重。此外，水土流失和风蚀等的影响，使土壤污染的面积越来越大。根据污染物的来源，可将污染分为以下几种类型。

（1）水体污染型　指利用工业废水或城市污水灌溉，使污染物质进入土壤。我国大城市周围都出现面积不等的污灌区。在北京、上海、西安、成都、沈阳等郊区的污水灌溉区土壤均出现了重金属污染。

（2）大气污染型　空气中各种颗粒沉降物经干湿沉降而进入土壤。其中重金属和有机污染物会直接溶于土壤，造成对土壤的危害；而二氧化硫、氮氧化物及氟化氢等气体，则分别以硫酸、硝酸、氢氟酸等随降水进入土壤。

（3）农业污染型　主要是农业生产过程中向农田大量不合理施用化肥和农药所造成。

（4）生物污染型　对农田施用垃圾、污泥、粪便和生活污水时，未进行适当的消毒和灭菌处理，使土壤遭受生物污染，成为某些病原菌的疫源地。

（5）固体废弃物污染型　主要由垃圾、矿渣、粉煤灰等物质进入农田，使土壤遭受污染。

2. 土壤污染的特点　土壤污染具有隐蔽性和滞后性。大气污染、水污染一般都比较直观，有时通过人的感官就能发现。而土壤污染则不同，它比较隐蔽，往往要通过对土壤样品进行分析化验和农作物的残留检测才能确定。因此，土壤污染从产生污染到出现问题有一个较长的隐蔽过程或滞后时间。如日本的痛痛病经过了10～20年之后才被人们所认识。

（1）土壤污染的累积性　污染物质在大气和水体中，一般都比在土壤中更容易迁移。这使得污染物质在土壤中并不像在大气和水体中那样容易扩散和稀释，因此，容易在土壤中不断积累而超标。同时，也使土壤污染具有很强的地域性。

（2）土壤污染的可逆转性差　重金属对土壤的污染基本上是一个不可逆转的过程，许多有机化学物质的污染也需要较长的时间才能降解。譬如，被某些重金属污染的土壤可能要100～200年时间才能够恢复。

（3）土壤污染的难治理性　如果大气和水体受到污染，切断污染源之后通过稀释作用和自净作用有可能使污染问题解决，但是积累在污染土壤中的难降解污染物则很难靠稀释作用和自净化作用来消除。

（4）土壤污染的间接有害性　首先，污染物可以通过食物链危害动物和人类健康；其次，土壤污染还可以通过地下渗漏造成地下水污染，或通过地表径流污染地表水体；第三，土壤污染地区若是遭受风蚀又可将污染的土壤颗粒吹扬到远方，扩大污染面。所以，土壤污染还间接地污染了水和大气，是二次污染源。

## 二、污染物在土壤环境中的行为

污染物质在环境中所发生的各种物理和化学现象统称为环境行为。污染物质的环境行为与其自身的理化特性关系密切。

1. 表面挥发　一些土壤污染物在土壤中可在很大范围内以气态进行水平或垂直运动。这种污染物以分子形式从土壤表面逸入大气的现象称为表面挥发。一般来说，有机污染物，如农药易发生表面挥发。

农药从土壤表面挥发的速率与农药本身的理化性质如蒸汽压、水中的溶解度有关。也与土壤含水量及土壤对农药的吸附作用等有关。农药从土壤中的挥发速率可以用以下公式来表示：

$$V_{sw/a} = c_w/c_a(1/r + K_d) \qquad (1)$$

式中：$V_{sw/a}$——农药从土壤中的挥发速度；

$c_w$——农药在土壤中水溶液中的浓度；

$c_a$——农药在空气中的浓度；

$r$——土壤中土壤与水的重量比；

$K_d$——土壤对农药的吸附系数。

$V_{sw/a}$值越小，表示农药的挥发性越强，越容易从土壤中向大气挥发；反之，其值越大，表示农药的挥发性越弱，越难从土壤表面向大气挥发。通常将农药的挥发性能划分为三个等级：$V_{sw/a}<10^4$，为易挥发；$V_{sw/a}$值在$10^4\sim10^6$之间，为微挥发；$V_{sw/a}>10^6$，为难挥发。从上面的计算式还可以看出，土壤的吸附系数对土壤中农药的挥发性能有很大的影响，吸附系数$K_d$越大，$V_{sw/a}$值也越大，农药也就不容易从土壤中挥发。吸附系数$K_d$一方面与农药本身的特性有关，如农药的水溶解特性。例如，甲基异硫磷、嘧啶氧磷和克草胺的水溶解度分别为50，710和950mg/L，其土壤吸附常数$K_d$分别为19.35，7.24，5.57。另一方面，与土壤胶体含量，特别是有机胶体的含量，有机质含量越高，$K_d$越大。研究表明，农药的挥发速度与土壤有机质含量呈负相关。有机质含量越低，表面挥发就越大。

2. 污染物在土壤中的移动　进入土壤的污染物，一般主要残留在表层。如农药主要残留在0～15cm的耕作层，或者0～30cm的表层土壤中，30cm以下的土层中残留量较少，100cm以下的土层中更少。这是因为污染物进入土壤后，会被吸附、解吸、降解，还可以随水或气向下或向其他方向移动。由于水分的向下运动而使污染物质随水分进入地下水的过程称为淋溶。

污染物在土壤中的移动性是一种综合性特性。如重金属离子在土壤中的吸附与解吸、酸碱平衡、氧化还原、络合平衡、沉淀平衡等会影响重金属在土壤的移动；农药的吸附性能、水解性能、农药在土壤中的降解性能等都会影响农药在土壤中的移动性。农药在土壤中的移动性是预测农药对水资源，特别是对地下水资源的污染影响中具有重要意义。

农药在土壤中的移动性一般以土壤薄层层析和淋溶柱法来研究。土壤薄层层析法是以自然土壤为吸附剂涂布与层析板上，土壤厚度为0.5～0.75cm，点样后，以水为展开剂，展开后以适当的方法来分析土壤薄层板每段的农药含量。以$R_f$值（农药的平均移动距离与溶剂前沿的比值）来衡量农药在土壤中的移动性指标。根据$R_f$值将农药在土壤中的移动性分为五个等级：即移动性很弱，$R_f$值在0.00～0.09之间；移动性弱，$R_f$值在0.10～0.34之间；移动性中等，$R_f$值在0.35～0.64之间；移动性强，$R_f$值在0.65～0.89之间；移动性很强，$R_f$值在0.90～1.00之间。表8-1列出了一些农药在土壤中的移动性（陈怀满等，2002）。

**表 8-1　一些农药在土壤中的移动性**

| $R_f$ 值 | 移动性 | 农药品种 |
|---|---|---|
| 0.00～0.09 | 移动性很弱 | 草不隆，枯草隆，敌草索，林丹，甲拌磷，对硫磷，敌草快，乙硫磷，代森锌，磺乐灵，灭螨猛，异敌氏剂，苯菌灵，百草枯，氟乐灵，七氯，艾氏剂，毒杀芬，滴滴涕，氟草胺，氯丹 |
| 0.10～0.34 | 移动性弱 | 环草隆，地散磷，扑草净，去草净，敌稗，敌草隆，利谷隆，杀草敏，禾草特，扑杀灭，敌草腈，灭草猛，克草猛，保棉磷，氯苯胺磷，二嗪磷 |
| 0.35～0.64 | 移动性中等 | 毒草安，非草隆，扑草通，抑草生，特草定，苯胺磷，伏草隆，草完隆，草乃敌，治线磷，草藻灭，灭草隆，秀去通，西马津，甲草胺，草达津，扑灭津 |
| 0.65～0.89 | 移动性强 | 毒秀定，伐草克，氯草定，2 甲 4 氯，杀草强，2，4-D，除草定 |
| 0.89～1.00 | 移动性很强 | 三氯醋酸，茅草枯，麦芽平，杀草畏，麦草畏，灭草平 |

在实验室条件下，根据土壤容重将一定重量的土壤样品装入淋溶柱中，将农药置于土柱表层，模拟一定的降水量进行一段时间的淋溶，结束后将土柱分段取样，测定每段土柱中的农药含量。以距土表的距离为横坐标，以测得的土柱各段中的农药含量为纵坐标作图，即可以得到待测物在土柱中的分布图，根据待测物在土柱中移动的远近来预测其在环境中迁移能力的强弱。田间土壤中农药的实际移动性能也可以用一定时期内农药在土层中的移动深度来衡量。俄罗斯麦尔尼科夫等人，在年平均气温为 25℃，年降水量为 1 500mm 条件下，根据农药在土壤中的移动性深度，将农药的移动性划分为四个等级：1 级＜10cm/a，2 级＜20cm/a，3 级＜35cm/a，4 级＜50cm/a。表 8-2 列出了部分农药的移动级别（陈怀满等，2002）。

**表 8-2　部分农药在土壤中的移动级别**

| 农　药 | 移动级别 | 农　药 | 移动级别 | 农　药 | 移动级别 |
|---|---|---|---|---|---|
| 谷硫磷 | 1～2 | 敌氏剂 | 1 | 2,4,5-T 丁酸 | 2 |
| 草不绿 | 1～2 | 乐果 | 2 | 对硫磷 | 2 |
| 艾氏剂 | 1 | 克菌丹 | 1 | 毒杀芬 | 1 |
| 苯菌灵 | 2 | 西维因 | 2 | 氟乐磷 | 1～2 |
| 七氯 | 1 | 马拉硫磷 | 2～3 | 倍硫磷 | 2 |
| 六六六 | 1 | 代森锰 | 3 | 磷胺 | 3～4 |
| 2,4-D | 2 | 速灭磷 | 3～4 | 氯丹 | 1 |
| 茅草枯 | 4 | 甲基一六〇五 | 2 | 代森锌 | 2 |
| DDT | 1 | 2 甲 4 氯酸 | 2 | 异敌氏剂 | 1 |
| 二嗪隆 | 2 | 砜吸磷 | 3～4 | 乙硫磷 | 1～2 |
| 二溴磷 | 3 | 敌稗 | 1～2 | | |

3. 地表径流和水土流失　污染物进入土壤后，可能从土壤中溶入地表径流或者吸附在土壤颗粒中随水土流失而离开土壤。由农田径流带出的水沙中污染物质流失量与农药的用量或土壤中污染物质含量的高低有关。地表径流等将污染物带入水体对相关水体的非点源污染及水资源保护等方面有重要的影响。

大量研究表明，污染物质的流失及迁移规律与土壤颗粒的流失相关密切。如土壤中氮、磷在暴雨径流中主要以泥沙形式迁移，随水溶失的量极微。同样，土壤中的重金属 Hg、Cr、As、Cu、Pb 及 Zn 等，可随暴雨径流，特别是流失泥沙的形式迁移。一般来说流失泥沙中营养盐及重金属污染物含量变化直接受泥沙粒径的控制。粒径越小，对上述污染物吸附作用越强，其含量也就越高。而农田径流泥沙中重金属含量的动态变化与降雨强度、雨前表土中重金属的含量及植被覆盖状况等有关。Clark 等（1985）报道，风蚀和水土流失每年从美国农田中带走约 360t 农药。Weber 等研究表明，农药从农田的流失量约占施用量的 0.5%～2.2%。但是，如果施用后遇上集中的降雨，则流失量可达 5%～15%。

4. 植物吸收　土壤污染物主要是通过植物根系吸收作用而积累于植物的根、茎、叶和果实部分。进入植物体的污染物可沿着食物链移动，进而危害动物或人类的健康。植物对污染物，特别是有机污染物的吸收是一个复杂的过程，受多种机理的控制。一方面，环境因子，如气温、土壤水分、pH、质地、有机质含量等都会影响植物对污染物的吸收。如一些农药的植物毒性随着大气温度和土壤水分含量升高而增大，但随着土壤有机质含量的增大而降低。植物对氯磺隆的吸收在土壤 pH5.9 时是土壤 pH7.5 时的两倍。

另一方面，污染物本身的性质对植物的吸收也有很大的影响。如重金属的种类、价态、存在形式等。Jones 等在施砷和不施砷的土壤上测定了蔬菜和牧草的含砷量，从测定结果来看，尽管两种土壤的含砷量相差 20～30 倍，作物的茎叶中的含砷量仅差 1.3～3.0 倍，根部则相差 4～15 倍。污染物半衰期也是一个重要影响因子。半衰期低于 10d 的化合物植物吸收的可能性较低，随着半衰期的延长，植物的吸收能力亦增长。

此外，植物种类以及植物的生长时期和生长期的长短也对污染物的吸收有很重要的影响。不同的植物在不同的生长期对污染物的吸收能力极不相同。一般来说苗期吸收较弱，而生长期长的植物积累的污染物较生长期短的植物要多得多。不同植物种类对污染物的吸收差异很大。但是至今也未总结出其规律，是植物对污染物吸收方面了解最少的领域之一。在施用 0.22mg/kg 砷酸铅的条件下，菜豆荚、甜菜、洋白菜、黄瓜、茄子、番茄、甘薯、马铃薯、胡萝卜等的新鲜可食部分含砷量都在 0.5mg/kg 以下，洋葱 0.5～1.0mg/kg，莴苣、萝卜和芜菁含砷 1.0～2.0mg/kg。可见土壤的含砷量和作物体内的含砷量随作物种类而有相当大的差别。

植物从土壤中吸收污染物后，一方面对其生长造成危害，另一方面在不同的器官中积累，在可食部位的积累则使有害物质沿着食物链转移。不同植物对污染物的耐受性不同，同一植物也因污染物不同而异。如豆类和黄瓜易受砷的危害，而谷类和牧草则难以受害。小山雄生等（1976）研究指出，水稻茎叶含砷 3mg/kg 为受害的临界浓度。盆栽实验表明，土壤含镉 30mg/kg 时水稻开始减产；土壤中含镉 4～13mg/kg 时，对菠菜、莴苣和大豆等产生危害，但番茄却能忍受 170mg/kg 的镉。进入植物体的污染物会沿着各自不同的路径代谢降解或解毒，在进入的量超过临界值时植物才会表现出受害症状。如砷在植物体中能阻止吲哚乙酸引起的呼吸作用增强，而磷可以抑制或减轻砷的这种作用。

利用植物从土壤中吸收污染物的特性是植物修复污染土壤的重要理论依据。所谓植物修复是通过植物系统及其根际微生物群落来移去、挥发或稳定土壤中的污染物。近年来，植物修复已成为一种经济、有效的污染土壤修复方法。根据修复作用的过程与机理，污染土壤的植物修复技术可归为：①植物萃取；②植物稳定；③植物挥发等类型。

植物萃取是利用超积累植物（hyperaccumulator）吸收一种或几种有毒金属，并将其转移、贮存到植物茎叶，然后收割茎叶，离地处理。示范实验表明，十字花科褐蓝菜属植物（Thlaspicaerulescens）具有很强的锌和镉的富集潜力。现在越来越多的超积累植物被发现。据报道，现已发现 Cd、Co、Cu、Pb、Ni、Se、Mn、Zn 超积累植物 400 余种。

植物稳定是通过植物、根际微生物的分泌作用螯合或沉淀土壤中有毒金属，以降低其生物有效性和防止其进入地下水和食物链，从而减少其对环境和人类健康的污染风险。植物还可通过保护污染土壤不受侵蚀、减少土壤渗漏来防止金属污染物的淋移，通过根部累积和沉淀或根表吸附来加强对污染物的固定。此外，根际微生物改变根际环境 pH 和氧化还原电位来改变污染物的化学形态，固定土壤中的重金属。

植物挥发是与植物吸收相连的，利用植物的吸收、吸取、积累、挥发而减少土壤污染物。目前这方面研究最多的是元素汞与硒。细菌在汞污染位点存活繁衍，通过酶的作用可将甲基汞和离子态汞转化为毒性小得多的单质汞而挥发到大气中。许多植物可从污染土壤中吸收硒，并将其转化成可挥发态（二甲基硒和二甲基二硒），从而降低硒对土壤生态系统的毒性。

显然，土壤污染的植物修复技术的成功应用，不仅依赖于植物的选择，而且，根际环境微生物类群与植物根系的相互作用也具有明显重要的意义。结合植物与根际微生物的应用可望提供更为有效的污染土壤的植物修复技术。

## 第三节　土壤中污染物的降解转化

土壤中污染物的降解转化主要是指土壤中有机污染物的降解转化。有机污染物在土壤环境中的重要转化过程包括化学降解、光化学降解和生物降解。土壤对有机污染物的降解与转化是形成土壤环境容量的主要因素，正是由于这个过程才使得不断进入土壤的有机污染物不至于积累到影响土壤生态功能的地步。

有机污染物在土壤中的降解和转化受有机污染物的化学特性和土壤特性的影响。一些污染物在水和氧气的存在下发生水解、氧化和异构化等化学反应。如有机磷酸酯类、磺酰脲类农药。有机污染物的水解过程是污染物（RX）与水发生离子交换的过程，可用如下的通用反应式来表示：

$$RX + H_2O \longrightarrow ROH + HX \quad (2)$$

水解作用分为生物水解和化学水解两类。生物水解是农药在生物体内通过水解酶作用产生的反应，大多数亲脂性农药在生物体内经过生物酶的催化水解后，可变成亲水性的化合物，从而提高其在水中的溶解度和从生物体内排出的能力。化学水解是指土壤环境中的酸碱度发生变化而引起的化学反应。有机污染物化学水解的速率主要取决于污染物本身的化学结构和土壤环境中的 pH、温度、离子强度及其他化合物，如重金属和腐殖质的存在。通常温度升高可使水解速度加快，而 pH 与土壤溶液中其他离子的存在既可增加，也可减少水解反应速度，如克草胺在 pH5，7，9 时的水解半衰期分别为 321，603，和 886d；甲基异硫磷在 pH5 时的半衰期为 375d，在 pH9 时的半衰期则为 18d。这些结果表明 pH 对农药水解的影响因农药品种而异。

在土壤表层几厘米的范围，可能发生受光控制的光化学分解。这是由于土壤表面受到太阳的辐射，日光的能量和紫外线的能量使有机污染物发生化学转化。光解的产物常和化学与生物化学反应的产物相同。但是，光分解也可能产生一些特殊构造的化合物。土壤中有机污染物等的光解只限于土壤表面或者非常接近表面的残留物，其分解的程度又与暴露时间的长短、光的强度与波长、化学品的状态、介质或溶剂的性质以及水、空气和光敏剂的存在等有关。

生物降解是土壤中有机污染物降解的主要途径，有时可使毒性很强的农药最终分解为水和二氧化碳。因此，有机污染物的生物降解一直是本领域的研究热点。

# 第四节　土壤污染物的生物效应

## 一、土壤污染物对土壤微生物的影响

微生物是土壤生态系统的重要组成部分，每1kg土壤中可能有5 000亿个细菌，100亿个放线菌和10亿个左右的真菌。土壤微生物是地球上包含最多单体数量、最复杂的生物多样性，它们对地球生境的持续和人类的生存起着决定性的作用。

作为土壤的重要组成部分，土壤微生物受土壤有机、无机影响而发生深刻的变化。污染物进入土壤后，其迁移转化均因微生物的生物活性强度不同而变化，而微生物的生态和生化活性也受污染物的毒害。污染物对土壤微生物各个部分都会有不同程度的影响，而微生物则有避开污染物的能力。这取决于微生物的生理学，形态学和生态学特征。如真菌的孢子和硬膜一般比菌丝更耐污染，而细菌的内生孢子一般比植物类型更耐污染。这是因为污染物不容易透过孢子囊和硬膜进入细胞内。微生物在环境污染胁迫下，能够从体内分泌出某些具有络合或分解转化污染物能力的有机物质，使污染物的移动性降低或极性改变，从而不容易进入微生物的体内。或者污染物在分泌的胞外酶的作用下，在体外就被分解转化成无毒、无害的物质。

土壤微生物对土壤中的重金属含量的改变较为敏感，稍有提高就会出现不良反应。一般来说真菌、酵母菌对重金属的抗性要高于放线菌、细菌。此外，微生物的繁殖和世代交替极为迅速，这有利于选择适应性强的微生物类型。从表8-3（陈维新，1990）可以看出，不同微生物对重金属的敏感性不同，且旱地与水田两种不同生境下衍生出来的微生物对重金属的敏感性也极不相同，水田中重金属的抑制作用高于旱地土壤34%。

**表8-3　重金属对土壤微生物的毒性**

| 土壤微生物类群 | 水　田 | | 旱　地 | | 水田与旱地之比（%） |
|---|---|---|---|---|---|
| | 平均抑制率（%） | 相对抑制百分数（%） | 平均抑制率（%） | 相对抑制百分数（%） | |
| 固氮菌 | 68.6 | 100 | 46.9 | 100 | 34.1 |
| 真菌 | 63.9 | 93.1 | — | — | — |
| 细菌+放线菌 | 63.1 | 91.9 | 41.6 | 88.7 | 34.1 |
| 细菌 | — | — | 39.6 | 84.4 | — |
| 放线菌 | — | — | 43.6 | 92.8 | — |

注：重金属为Cl、Hg、Pb、As、Cr。

不同重金属对土壤微生物的影响也存在着极大的差异。表 8-4 列出了几种金属对不同土壤微生物的临界浓度（陈维新，1990）。从表中不仅可以看出同一金属对不同微生物的差异，在淹水种稻与旱地条件下其临界浓度也有很大差异。

表 8-4　重金属的土壤微生物临界浓度（单位：mg/kg）

| 重金属与类金属 | | | Cd | Hg | Pb | As | As | Cr | Cu | 其他 |
|---|---|---|---|---|---|---|---|---|---|---|
| 作物 | 项目与试剂 | | 氯化镉 | 氯化汞 | 醋酸铅 | 砷酸氢二钠 | 砷酸钙 | 重铬酸 | 硫酸铜 | 矿物油 |
| 种植水稻条件 | 真菌 | 临界浓度 | 60.0 | 3.0 | 300.0 | 10.0 | 27.2 | 50.0 | 100.0 | 300.0 |
| | | 抑制率（%） | 48.9 | 84.4 | 84.0 | 63.9 | 35.7 | 45.2 | 85.7 | 22.9 |
| | 细菌+放线菌 | 临界浓度 | 1.0 | 2.0 | 1 000.0 | 10.0 | 27.2 | 100.0 | 110.0 | 300.0 |
| | | 抑制率（%） | 15.5 | 87.6 | 77.6 | 95.9 | 46.1 | 43.5 | 75.6 | 83.2 |
| | 固氮菌 | 临界浓度 | 10.0 | 3.0 | 500.0 | 10.0 | 27.2 | 50.0 | 95.0 | 300.0 |
| | | 抑制率（%） | 25.1 | 95.3 | 99.8 | 45.5 | 91.4 | 39.9 | 83.1 | 40.6 |
| | 临界浓度标准值 | | ≥15 | ≥84 | ≥77 | ≥45 | ≥35 | ≥39 | ≥75 | ≥22 |
| 种植小麦条件 | 细菌 | 临界浓度 | 7.0 | 2.0 | 500.0 | — | 54.3 | 50.0 | 90.0 | 500.0 |
| | | 抑制率（%） | 100.0 | 66.4 | 39.8 | — | 4.1 | 20.5 | 12.5 | 54.6 |
| | 放线菌 | 临界浓度 | 7.0 | 3.0 | | — | 54.3 | 50.0 | 90.0 | 20 万 |
| | | 抑制率（%） | 79.8 | 34.5 | 刺激作用 | — | 46.6 | 42.9 | 66.7 | 4.8 |
| | 固氮菌 | 临界浓度 | 10.0 | 3.0 | 1 000.0 | — | 54.3 | 50.0 | 95.0 | 300.0 |
| | | 抑制率（%） | 75.4 | 23.3 | 14.4 | — | 72.6 | 43.3 | 59.2 | 99.4 |
| | 临界浓度标准值 | | ≥75 | ≥23 | ≥14 | — | ≥4 | ≥20 | ≥12 | ≥54 |

重金属对微生物的主要毒性表现是使微生物体内带巯基（—SH）的酶失活。许多金属还对其他生物配位体，如核酸、嘧啶也有很强的亲和能力，也可以和细胞膜紧密结合。重金属元素中，Hg 的毒性最强，除了与酶蛋白中的巯基有极强的亲和力外，还会损害微生物的三羧酸循环和呼吸链。Hg、Pb、As 等无机毒物一定条件下，可在土壤中进行烷基化反应，生成有机金属盐，有的烷基金属盐的生物毒性比其无机金属盐更大，脂溶性更高。可通过食物链富集浓缩，危害人、动物健康。

## 二、土壤污染物对土壤呼吸作用的影响

土壤呼吸常常作为判断土壤微生物活性的重要指标。如果土壤受到外来污染物质的影响后，从中释放的 $CO_2$ 量减少，就表明土壤微生物的活性受到了影响，反之，就没有理由为土壤微生物的状况担心。

往土壤中添加重金属的实验研究表明，镉对土壤呼吸有强烈的抑制作用。这种抑制作用在添加镉后的前几周较强，随后减弱。而添加铬和镍则在第 70

周和第 4 周使土壤呼吸显著增加。而且，这几种金属对土壤呼吸的影响随土壤性质不同而异。这说明不同土壤中的微生物对重金属的毒害作用的适应过程是相当复杂的。此外，土壤呼吸强度也只能用来指示毒物进入土壤后微生物的最初反应。因为在胁迫因素的作用下，土壤微生物区系产生的变化经历一段时间后就会恢复，并导致 $CO_2$ 的呼出。Cornfield（1977）的研究证明，不同重金属对土壤呼吸的抑制程度如下：Ag＞Hg＞Zn＞Sn＞Sb＞Tl＞Ni＞Pb＞Cu＞Co＞Cd＞Bi。

农药对土壤呼吸的影响因农药的不同而有很大的差异。研究表明，有高持留度的氯化烃类对土壤呼吸的抑制作用极小，氨基甲酸酯、苯基脲、硫氨基甲酸酯等虽然持留性较弱，但却抑制呼吸作用。而氨化物、酰替苯胺、有机磷、苯基氨基甲酸酯和均三氮等只能暂时抑制呼吸作用。对某些有机磷农药的研究表明，氧的消耗率随农药量的增加而增加，这是因为化合物为微生物降解或被利用。

## 三、土壤污染物对土壤硝化与反硝化过程的影响

硝化作用是指土壤中的硝化菌群将铵盐转化为硝酸盐的过程。硝化作用受土壤 pH、土壤 Eh、土壤含水量和土壤结构等影响。土壤硝化菌群的活性受重金属和其他有毒污染物质的影响，与土壤氨化作用相比，硝化作用对重金属污染更为敏感。

胡荣桂等（1990）就添加镉和铅对硝化和氨化作用的影响进行了研究。结果表明，尽管镉和铅在低浓度时对硝化作用有刺激作用，但在高浓度时对硝化作用都有显著的抑制作用。在添加量分别为 30 和 250mg/kg 时，镉和铅即显著抑制土壤硝化作用。王惟咨等（1990）在其研究中发现，土壤硝化作用明显受铬的抑制，在铬（VI）的浓度为 10mg/kg 时即显著抑制硝化作用，但此时的抑制作用是短期的，随着时间延长，硝化作用会逐渐恢复；而当铬含量达 40mg/kg 时，硝化作用几乎全部受到抑制。

很多研究者认为，按田间常规用量施入土壤的大多数除草剂和杀虫剂对硝化作用没有什么明显的影响。Domsch 等（1974）研究了 35 种除草剂对硝化作用的影响。结果表明，田间常规用量时大多数除草剂的影响是微不足道的。实际上，农药对硝化作用的影响随农药的种类不同而异。如异丙基氯丙胺灵在 80mg/kg 时完全抑制硝化作用，而灭草隆在 40mg/kg 时对硝化作用没有什么影响。敌稗在 50mg/kg 时即完全抑制硝化作用，利谷隆和敌草隆从 2.5mg/kg 增加到 5mg/kg 时，显示出对 $NH_4$ 转化为 $NO_3$ 的强烈影响。此外，苯基氰、

溴苯腈和碘苯腈都是硝化作用的有效抑制剂。有研究注意到三氯双乙嗪 5mg/kg 时不影响 $NO_3$ 的转化，但是却显著抑制硝化细菌的活动。农药中，杀菌剂和熏蒸剂对硝化作用影响较大。如代森锰和棉隆分别以 100 和 150mg/kg 施入土壤时，即可完全抑制硝化作用。10mg/kg 的壮棉丹在一个多月的时间里完全抑制硝化作用。

由于农药进入土壤后会被土壤吸持，使其对土壤微生物的影响可能会延长一段时间。而一些农药则由于其在土壤中快速降解对硝化作用影响较弱。如有机磷农药仅在最初的 1～2 周会降低土壤霉菌和细菌的数量，但随后即迅速恢复到原来的水平，其间硝化作用也只有轻微的减弱。

反硝化作用是土壤中普遍存在的重要作用。反硝化作用与土壤硝酸盐含量、土壤碳的有效性、土壤 pH 和土壤温度以及土壤水分含量有关。段学军等（2004）等研究表明，添加镉量为 10mg/kg 时，对稻田土壤的反硝化作用抑制达 48%，不过，这种抑制作用随着时间延长而减弱。

表 8-5 列出了几种除草剂对不同土壤反硝化作用的影响，从中可以看出农药对反硝化作用的影响因农药种类而有极大的差别。

**表 8-5　几种除草剂对土壤反硝化作用的影响**（Anderson，1978）

| 除草剂 | | 土壤类型 | 影响 |
| --- | --- | --- | --- |
| 种类 | 浓度（kg or L/hm²） | | |
| 酰基酰胺 | 敌稗（10.5） | 水稻土 | 菌数和活性大降 |
| 二嗪 | 杀草敏（4） | 中壤质生草灰壤，1.5%有机质 | 菌数和活性增加 |
| 卤代脂肪烃 | 三氯乙酸（5，15） | 淋溶黑土 | 低剂量无影响，高剂量抑制活性 |
| 酚 | 五氯酚（0.8，1.6，3） | 黏土，1.3%；冲击土，1.1%；火山轻黏土，7.4%；冲击黏土，2.7% | 菌数增加 |
| 苯氧基酸 | 2甲4氯（4，40） | 沙黏土和粉黏土 | 无影响 |
| | 2,4,5-T（4，40） | | |
| Phthalaics | 敌草索（1.5～3） | 血清型草甸土 | 菌数稍有下降，但很快恢复 |
| 联吡啶 | 对草快（1～5） | 湖积土 | 无影响 |
| 三嗪 | 西马津（2～100） | 生草灰壤 | 除高剂量降低菌数和活性外无影响 |
| 脲 | 利谷隆（2，20） | 沙黏土和粉壤土 | 无影响 |
| | 伏草隆（100～400） | 石灰性土 | 无明显影响 |

## 四、土壤污染物对植物的影响

土壤污染对植物生长发育有直接毒害或影响通过破坏土壤环境性质或植物对营养物质的吸收而产生的间接影响。

1. 土壤重金属污染物对植物的毒害与其对植物的有效性有关　影响重金属对植物的有效性有以下几个方面：一是重金属在土壤液相中的形态及有效性。液相形态是指存在于溶液中的重金属所呈现的形态。一般来说，游离的重金属离子是有效性最高的形态。有机结合态的是否有效与配位化合物的分子量大小、金属种类和电性等有关。Homon 等（1995）研究了在盆栽条件下土壤中 K、Ca、Zn、Cd 等元素的形态变化（水溶态、有机态、离子态）与植物吸收量的关系，结果表明非结合态的锌和镉与植物的吸收量有很好的相关性，故认为游离离子态金属是主要有效态。二是重金属的固相形态与有效性。重金属的固相形态是指结合于土壤固相（矿物或有机质）表面的重金属所呈现的形态。一般认为水溶态和交换态对植物才是有效的，其他形态只有在转化为交换态或水溶态后才可能有效。不同固相形态向交换态或水溶态转化的可能性和难易程度大不相同，因而它们的有效性也不相同。三是植物本身的营养或生理状况也影响重金属的有效性。如合理施肥使植物生长发育正常能抵御一些重金属的不良影响，有些肥料，如钾能增强植物的抗逆性，从而间接地减弱了重金属的有效性。一些有机物料的施用能改变植物的生理活性，从而影响植物对重金属的吸收；有机物料的加入还会影响其他无机养分的有效性。植物无机营养的改变，势必影响植物对土壤重金属的吸收与运转。

2. 重金属进入植物体内的危害　在超过其允许的范围后势必对植物的生长发育产生危害。根据影响或危害的浓度大小，可以把重金属对植物的毒性分为毒性很大、中等和毒性较小三种。$Ag^{+}$、$Be^{2+}$、$Hg^{2+}$、$Sn^{2+}$，可能还有 $Cu^{2+}$、$Co^{2+}$、$Ni^{2+}$、$Pb^{2+}$ 和 $CrO_4^{2-}$，是毒性很大的重金属，在溶液中浓度达 1mg/L 时就对植物产生毒害。As、Se、Ba、Cd、Cr、Fe、Mn、Zn 等，在 1～100mg/L 范围对植物产生抑制影响，是中等毒性的重金属。而 $Ca^{2+}$、$Mg^{2+}$、$K^{+}$、$Na^{+}$、$Rb^{+}$、$Sr^{2+}$、$Li^{+}$、$NO_3^{-}$、$SO_4^{2-}$ 等，在溶液中元素浓度达 1 800mg/L 以上时才产生影响，是毒性较小的元素或基团。

3. 重金属对植物的毒害机制　重金属对植物的毒害机制各不相同。一些重金属，如汞、铜、铍、镉、银等，它们是在中毒浓度下抑制植物的酶活性。这些重金属易与有机化合物形成配合物从而可以透过细胞膜。它们主要对碱性磷酸酶、过氧化氢酶、氧化酶和核糖核酸酶产生抑制作用。类似钡、铁等重金

属可与 $PO_4^{3-}$、$SO_4^{2-}$ 等和其他阴离子形成沉淀，并与常见的代谢产物形成螯合物，干扰代谢产物再参与代谢，使一些重要的代谢产物如 ATP 降解。还有一些重金属能与细胞膜作用，改变细胞膜的透性和其他特性，如 Au、Cd、Cu、Fe 有时会引起细胞膜破裂。此外，一些重金属与植物生长所需的其他元素竞争，破坏其重要的生理功能，如 Cs 取代 K，Ba 和 Sr 取代 Ca，Cd 取代 Zn。

4. 不同植物对重金属的反应　不同植物对重金属的反应各异。重金属对水稻的毒性大小顺序是 Cu＞Ni＞Co＞Zn＞Mn。在 Cu 和 Ni 中毒的情况下，根生长受抑制的程度较地上部严重，而在 Zn 和 Mn 的影响下，根生长受抑制的程度没有 Cu 和 Ni 严重，但对茎和穗却有严重的影响。这些差异与重金属在植物体内的移动性有关，而重金属的移动性强弱则与其本身的电负性有关。在小麦和燕麦等作物上的实验表明，重金属的毒性大小顺序为 Zn＞Mn＞Co＞Cu＞Ni。

5. 同一重金属污染物对不同植物的影响　同一重金属污染物对不同植物的影响也不同，如水稻对重金属镉有一定的抗性，在添加镉量为 200mg/kg 的土壤上，水稻生长正常。而小麦在添加镉量为 20mg/kg 时，即出现受害症状。不同植物对镉的敏感性顺序：菠菜＞豌豆＞菜豆＞萝卜＞胡萝卜＞牧草＞莴苣＞燕麦＞番茄。镉在植物体内取代锌导致锌缺乏，破坏与呼吸及其他生理过程有关的碳酸酐酶、各种脱氢酶和磷酸酶，以及参与蛋白质和核酸代谢的蛋白酶、肽酶，从而造成植物生长受抑制以至死亡。

## 五、土壤污染物对土居动物蚯蚓的影响

土壤动物在土壤肥力的形成与发展过程中的作用早就为土壤研究者所重视。但土壤污染对土居动物的影响却并为引起广泛的重视。作为土壤生态系统的重要组成，土居动物对土壤生态系统中物质循环和能量的转递起着很关键的作用。重金属及农药等污染物进入土壤后不仅对土居动物生长发育有重要的影响，同时也破坏了土壤生态系统的正常功能。

在土壤动物中，蚯蚓一直是研究的热点。这不仅与蚯蚓在土壤生态系统中的特殊作用有关，也与蚯蚓对土壤污染较为敏感、且人类极易观察到污染对其的危害有关。一般来说，环境中的污染物质浓度越高，生活在该环境中生物体内的污染物质浓度就越高。研究表明，当土壤中镉含量为 9.8μg/kg 时，生活在该土壤中的蚯蚓体内的金属含量则为 47.3μg/kg。这一结果说明蚯蚓对土壤中的重金属污染物有较强的富集作用。

在土壤中添加一定量的重金属后，再加入赤子爱胜（*Esisenia foelide*）蚯蚓进行培养（宋玉芳等，2002）一段时间后，检查其毒害情况，结果表明，铜在 240mg/kg 以下时，对蚯蚓没有任何影响，300mg/kg 时有个别蚯蚓死亡和体重下降，随浓度增加蚯蚓死亡比率增加，至 450mg/kg 时死亡达 60%以上，至 480mg/kg 时，死亡达 90%。

对在污染土壤中生活的蚯蚓的研究表明，重金属污染使蚯蚓肠胃道黏膜上皮细胞的线立体肿胀或凝集，并使溶酶体增生（郭永灿等，1997）。重金属对蚯蚓的影响机理实际上与重金属对其体内的蛋白质、氨基酸代谢、ATP 的合成以及各种酶活性受到影响有关。

农药污染也对土壤中的蚯蚓构成严重的威胁。农药对蚯蚓的繁殖与发育，如蚯蚓卵的数量和孵化率有重要影响，在农药污染严重时也造成蚯蚓的大量死亡。

# 第九章　农药环境毒理学

## 第一节　概　　述

农药系指用于预防、消灭或者控制危害农业、林业的病、虫、草害和其他有害生物以及有目的地调节植物、昆虫生长的化学合成或者来源于生物、其他天然物质的一种物质或者几种物质的混合物及其制剂。

1. 根据成分来源农药可分为

（1）矿物源农药（无机农药）　大多数是由矿物原料加工制成的。如波尔多液、石硫合剂、磷化铝、硫磺粉等。

（2）生物源农药　①植物性农药是用天然植物加工制成的。如除虫菊、烟草、鱼藤等。②微生物农药。用微生物及其代谢产物制成的。一般药效较高，但不够稳定，对有益生物无害或残杀伤力不大。如 Bt、农抗 120 等。

（3）有机合成农药　人工合成的有机化合物农药，是当今农药的主体。特点是药效高，见效快，用量少，用途广。但易污染环境。有机合成农药又分：①有机汞剂如醋酸汞等；②有机铜剂如羟荃喹啉铜等；③有机锡剂如三苯锡氯等；④有机砷如甲基砷酸铁等；⑤有机硫如代森锌等；⑥有机氯如滴滴涕，六六六等；⑦有机磷如马拉硫磷、对硫磷等；⑧氨基甲酸酯类如：西维因，呋喃丹等；⑨拟除虫菊酯类如：溴氰菊酯、氰戊菊酯等；⑩有机氟类如氟乙酰胺等；⑪取代苯类如五氯酚等；⑫抗生素类如春雷霉素等。

2. 根据防治对象分　杀虫剂、杀螨剂、杀线虫剂、杀鼠剂、杀菌剂、除草剂、植物生长调节剂。

目前世界上化学合成的农药年产量（以有效成分计算）在 500 万 t 左右。农药已成为农业生产中的重要生产资料，科学合理地使用农药，对于农业生产起着重要作用。然而，农药是有毒化学品，又是一种特殊的生产资料，如不合理使用，将对农业生产环境及农产品产生直接污染。同时，随着食物链的传递，又可间接地污染食品以至破坏生态平衡，对农业生产和人体健康等产生危害。早在 1962 年，美国海洋生物学家 Rachel Carson 调查了有机氯农药使用后造成的环境污染状况，出版了《寂静的春天》一书，唤醒了人们对化学农药滥用给环境造成严重不良影响的认识，并由此推动了环境毒理学的发展。

农药环境毒理学是研究农药在环境（水、土、气等）介质中的行为和农药对非靶标生物有机体的毒害作用及其机理的科学。随着人类环保意识的日益增强，人们评价一种农药的价值已不再局限于它对有害生物的防治效果和提高作物产量的经济效益，更关注它有无损害环境质量的社会效益。

## 第二节　农药残留与污染

### 一、农药进入环境的途径

农药污染环境的主要来源是农药的直接使用及农药生产过程中的废水排放，当然也有通过降水将大气中的农药带入地表环境，或通过地表径流、地表水循环而将农药转运到不同地区。

### 二、农药残留

农药残留是指农药使用后残存于生物体、农副产品和环境中的微量农药原体及其有毒代谢物、降解产物和杂质的总称。残存的数量称残留量。农药残留是农药施用后的必然现象，但如果超过最大残留限量，将会对人、畜产生不良影响或通过食物链对生态系环境中的生物造成毒害。

农产品与食品中的残留农药主要来自三方面：一是施药后对作物（或食品）直接污染；二是从污染环境中对农药的吸收；三是通过食物链与生物富集

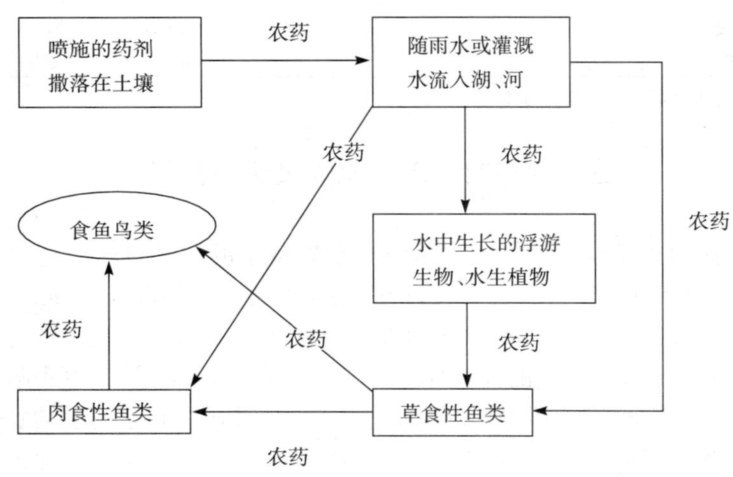


图 9-1　水生生物的生物富集与食物链模式途径

作用而产生间接污染。其中生物富集与食物链是促使食品中农药残留富集的一个重要原因。

生物富集又称生物浓集，是指生物体从环境中不断吸收低剂量的农药并逐渐在其体内积累的现象。食物链是指动物体吞食有残留农药的农产品或生物后，农药在生物体间转移的现象。水生生物的食物链与生物富集如图 9-1。

通过生物富集和食物链，使生态系统中不同级生物体的农药含量出现逐渐升高，如表 9-1，表 9-2。

**表 9-1 美国密歇根湖（Lake Michigan）湖内 DDT 含量及生物富集**

| 浓度与含量 | 富集倍数 |
|---|---|
| 湖水（0.000 000 2）mg/L | |
| 湖底污泥（0.014mg/kg） | 7 000 |
| 虾（0.041 0mg/kg） | 20 000 |
| 鳟鱼，石斑鱼（3～6mg/kg） | 1 500 000～3 000 000 |
| 海鸥（99mg/kg） | 49 500 000 |

注：摘自张宗炳等《杀虫药剂的环境毒理学》。

**表 9-2 动物食性与其体残留农药的关系**

| | 艾氏剂、狄氏剂残留量（mg/kg） | 食　性 |
|---|---|---|
| 土壤 | 0.31 | |
| 植物种子 | <0.02 | |
| 蟋蟀 | 0.23 | 植物、自相残食 |
| 蚯蚓 | 1.49 | 土壤，有机物 |
| 白足鼠 | 0.98 | 杂食 |
| 蟾蜍 | 3.56 | 昆虫 |
| 蛇蜍 | 1.25 | 小啮齿目，小鸟蛋 |
| 蛇 | 12.35 | 蚯蚓、蟾蜍、鸟及小动物 |

注：摘自张宗炳等《杀虫剂的环境毒理学》。

## 三、农药对土壤、水体及大气的污染

1. 农药对土壤的污染　土壤是农药在环境中的“贮藏库”与“集散地”。一般使用农药后有 80%左右的量将最终进入土壤。农药进入土壤的主要途径：一是农药直接进入土壤，包括土壤中施用的一些除草剂，防治地下害虫的杀虫剂及防治土传病害和线虫的拌种剂等；二是防治地上部分病虫草害喷洒于农田的各类农药，落入土壤表面或水面而进入土壤，或附着在作物上的农药落入土壤中；三是随着大气沉降、灌溉水和动植物残体而进入土壤。耕地土壤受农药污染的程度与栽培技术和种植作物种类有关。复种指数高的农田，农药施用频率高，农药残留量相应较大。农药对土壤的污染，与农药的理化性质、施药地区的环境条件以及农药使用的历史等密切相关。不同农药，由于其理化性质差异，其在土壤中的降解速率不同，从而使其在土壤中的残留时间也不一样。一般而言，农药在土壤中的降解速率越慢，越容易对土壤产生污染。农药在土壤中的消失与农药的氧化作用、土壤中渗透、水解、土壤表面的光解及土壤微生物分解等因素有关。然而其主要作用是土壤微生物的分解作用。

各类农药在土壤中的残留期长短的大致次序：含重金属农药＞有机氯农药＞取代脲类、均三氯苯类和大部分磺酰脲类除草剂＞拟除虫菊酯农药＞氨基甲酸酯农药、有机磷农药。农药对土壤污染还表现其在土壤中的移动污染。农药的移动性不仅与农药的性质有关，而且与土壤质地、有机质含量、土壤胶体所带电荷性质和降雨情况有关。一般来说，水溶性强的农药极易在土壤中下渗，从而污染地下水。而脂溶性强的农药易被土壤黏粒和有机质吸附，不易在土壤剖面中移动，使农药主要分布在土壤表面或施药层内。农药在土壤中的移动性可用多种参数表示，这些参数有农药渗滤率、农药淋洗溶率、农药土壤分配系数等。

2. 农药对水体的污染　水体农药污染的主要来源：一是直接向水体施药；二是农田施用的农药随雨水或灌溉水向水体的迁移；三是农药生产、加工企业废水的排放；四是大气中残留农药随降水进入水体；五是农药使用过程中，雾滴或粉尘微粒随风飘移沉降而进入水体，以及施药工具和器械的清洗等。

水体受农药污染的程度和范围与农药品种和水体环境质量有关。一般来说，农药水溶性越大、性质越稳定（或降解速率越小），农药使用后进入水体的可溶解性就越大、在水体中的残留也就越高。由于大气传输作用，目前地球上的地表水体都已不同程度地含有一定量农药残留。地下水也有一部分受到了农药的污染。美国在地下水中已检测出130多种残留农药或其降解产物，我国也有一些地区地下水中检测出六六六、阿特拉津、乙草胺等残留农药。

通常情况下，受农药污染最严重的是农田水，但其污染范围相对较小。随着农药在水体中的迁移扩散，从田水流至河水，污染程度逐步减弱，但污染范围逐渐扩大。自来水与深层地下水，由于其经过滤净化处理或土壤的吸附净化作用，一般污染程度较轻。海水因其巨大水域的稀释作用，农药浓度最低，通常海水中的农药浓度在ng/L以下。不同水体遭受农药污染程度的次序依次为农田水＞田沟水＞径流水＞塘水＞浅层地下水＞河流水＞湖泊水＞自来水＞深层地下水＞海水。地表水体中的残留农药，可发生挥发、迁移、光解、水解、水生生物代谢、吸收、富集和被水域底泥吸附等一系列物理化学过程。其中有机磷等农药的水解是水体中残留农药降解消除的一个重要途径。水解作用分为生物水解和化学水解两大类。生物水解是农药在生物体内通过水解酶的作用而产生的溶解反应，大多数亲脂性农药在生物体内经过生物酶的催化水解后，可转变成亲水性的化合物，从而提高其在水中的溶解度，增强从生物体内排出的能力。化学水解是由于农药与水体酸碱所进行的化学反应。农药的化学水解速率主要取决于农药本身的化学结构和水体的 pH、温度、离子强度等。通常温度升高可使水解速度加快，而 pH 与溶液中其他离子存在，可提高或降低水解反应的速率。地表水体中的残留农药，除发生水解作用之外，光解作用也是一条重要途径。地下水中的农药消解速度较缓慢，主要是由于其水温低，微生物数量少、活性弱，又缺乏阳光照射。

3. 农药对大气的污染　大气中农药污染的主要来源：一是地面或飞机喷洒农药时，药剂的微粒在空中飘浮；二是农药生产、加工企业排放的废气；三是残留于水体、土壤表面农药的挥发等。大气中的残留农药漂浮物，或被大气中的飘尘所吸附，或以气体与气溶胶的状态悬浮在空气中，随着大气的扩散传输运动，使农药的污染范围不断扩大。大气中悬浮的农药粒子经雨水溶解和淋洗，最后降落在地表，因而检测雨水中农药的含量成为调查大气污染状况的途径之一，可以用来表征大气污染季节变迁动态。

农药对大气的污染程度主要取决于施用农药的品种、数量及其所处的大气环境状况。一般情况下，农药的挥发与以下几种因素关系密切：①农药品种结构。农药蒸气压越高，其挥发能力越强，使用后通过挥发作用进入到大气中的农药量就越大。②农药剂型。农药挥发、飘移污染大气的程度表现为烟剂＞粉剂与水剂＞乳油＞粒剂。③施药方式。飞机喷施＞地面喷施＞地面撒施＞穴施。④环境状况。风速越大、气温越高，挥发量也越大。大气中的农药残留浓度，与距施药区的距离与施用后的时间关系极大。距离越远、时间越长，浓度越低，反之越高。除农药生产、加工和使用区外，大气中的农药残留一般含量很低，通常在 $ng/m^3$ 数量级水平以下。影响大气中残留农药迁移的主要因子有风、上升气流、蒸气散发和对流，而且农药迁移作用主要发生在地表以上0～20km 的对流层中。大气中的残留农药，在大气水和太阳光的作用下，可发生水解和光解而逐渐消失，其中光解是大气中残留农药消解的主要途径。

## 第三节　农药的降解代谢与迁移

农药在环境体系中的降解代谢是农药环境毒理学的重要内容，通过研究使农药母体物质对环境的危害性降低。农药在环境介质中的代谢是了解其环境作为、作用机理与安全性评价的重要组成部分。

## 一、非生物降解

1. 水解　农药的水解作用有生物水解和化学水解两大类。生物水解是农药在生物体内通过水解酶作用产生的反应；化学水解是农药在环境中由于酸碱的影响所引起的化学反应。化学水解属非生物降解中最普遍的反应之一，对于不同农药在环境中的稳定性及生物活性产生不同程度的影响。农药在环境中的非生物水解大多是在碱性条件下发生的碱性水解作用。因此，环境介质中的酸碱度对农药的非生物水解产生重要的影响作用。影响水解作用的程度的因子除水溶液中酸碱度外，非金属矿物、金属离子（$Al^{3+}$、$Cu^{2+}$）的矿化作用等也影响农药的水解程度。

除草剂在环境中的水解。是除草剂在自然环境中分解的重要途径之一。郑和辉等研究了乙草胺和丁草胺两种除草剂在恒温 25℃，pH 为 4，7，10 的蒸馏水和河水中的水解动力学。结果表明酰胺类除草剂的水解反应属于一级反应。乙草胺和丁草胺在蒸馏水和河水中速度差不多，在 pH4 水溶液中的水解速度较在 pH7 和 10 的速度快，$H^+$ 有催化水解的作用。丁草胺在 pH 为 4，7，10 的降解速率常数分别为 $1.1\times10^{-3}$/d，$6\times10^{-4}$/d，$6\times10^{-4}$/d，半衰期分别为 630d，115d，1 155d。

磺酰脲除草剂在酸性条件下的降解要高于碱性条件，土壤 pH 在 2～9 范围时，醚苯磺隆的化学水解为准一级动力学方程。除草剂的化学水解主要是指磺酰脲键桥断裂生成相应的磺胺及杂环型的胺类化合物。由于除草剂的化学结构各异，其化学水解的路径不同。因此，目前没有恰当的水解机制来解释磺酰脲除草剂的化学水解。Schneiders 等研究认为，砜嘧磺隆的水解实质是磺酰脲键桥缩短，而噻酚磺隆水解则是断裂磺酰脲键桥和在三嗪环甲氧基功能团上发生脱甲基反应。

2. 光解　农药分子在光诱导或光催化的作用下发生的化学反应过程。按光化学反应的过程可分为直接光解和间接光解。直接光解是农药分子吸收光能呈激发态后发生的光化学反应；间接光解是由于环境中存在的某些物质吸收光能呈激发态再激发农药分子的光化学反应。间接光解包括光敏化降解、光猝灭降解。光敏化降解是由于光敏剂把激发能量传递给农药分子，使农药分子光解速度加快的光化学反应。光敏剂有二苯甲酮、丙酮等。光猝灭降解是由于光猝灭剂从激发态的农药分子中吸收能量或阻碍农药分子吸收光解，从而使农药分子的光解速度延缓的光化学反应。光诱导降解是农药与光化学过程中生成的中间体进行反应而降解的过程，如二乙基苯胺、二苯基胺等可以诱导农药降解。

按光化学反应的类型，将农药分子的光解分为光氧化、光水解、光还原、分子重排、光异构化、光亲核取代反应等。

（1）光氧化反应　是重要的光解过程，主要是在光氧化剂存在发生的氧化反应。

（2）水解反应　在光照下对有酯键或醚键的农药，存在于水或水汽中发生的水解反应。如对硫磷的光解。

（3）分子重排　一些农药分子在光作用下,形成更加稳定异构体的过程。有机磷农药的光异构化主要是分子中硫逐型（ P═S ）转化为硫赶型（ P—S ）。

农药在环境中光分解的影响因素主要有光的波长、光敏剂、光猝灭剂、光照时间、介质或溶剂性质、溶液 pH、湿度、腐殖质等。

除草剂在环境中光解。近年来，国内不少学者对除草剂丁草胺的光解进行了系统的研究。花日茂等研究了丁草胺在氙灯、高压汞灯光照下于不同类型水中的光化学降解，结果表明丁草胺在氙灯光照作用下，其光解速率为纯水＞河水＞塘水＞稻田水；丁草胺在氙灯光源下的光解速度比高压汞灯低；其光解率与浓度（剂量）呈反相关；充 $N_2$ 脱 $O_2$ 使丁草胺的光解速度减缓。王一茹等人报道，丁草胺在太阳光下，纯水中稳定，田水中消解较快；在模拟太阳光的紫外光下，水体的 pH 和溶解氧对其光解无影响；丙酮可以加速其光解；$H_2O_2$ 可诱发化学氧化和水解，同时加速光解反应。以太阳光、氙灯、高压汞灯为光源，研究了胡敏酸（HA）、富啡酸（FA）对水中丁草胺光解的影响，结果表明在高压汞灯和氙灯光辐射下，HA 和 FA 均使丁草胺的光解速度减缓，而在自然光下 HA 和 FA 却使丁草胺光解速度加快。

3. 物理化学降解　物理化学降解主要是指颗粒物质对农药的吸附作用，实质上没有降解。但吸附作用对农药在土壤和水体中的行为起着重要作用。吸附作用可分为物理吸附、物理化学吸附和化学吸附三类。物理吸附主要是由于具有较大表面积和表面自由能的胶体如黏土矿物、腐殖质等。物理吸附能力取决于胶体的数量及其性质。颗粒粒径越小，吸附能力越大。物理吸附又是可逆的，温度升高可加速解析过程。物理化学吸附（又称离子交换），一些表面带正电荷的或负电荷的胶体，能吸附与所带电荷相反的阳离子或阴离子。化学吸附是吸附剂与被吸附物质发生的化学反应，是不可逆的吸附。由于大多数农药不是电解质，在溶液中主要以分子形态存在。因此，物理吸附是农药在土壤、底泥和水体中的主要吸附形式。一般来说，亲脂性农药易被土壤吸附，而水溶性分子农药较难被土壤吸附，吸附剂能力随土壤有机质的含量的减少而下降。

对于分子型的农药被土壤吸附可用 Freundlich 方程描述：

$$C_s = X/m = K_d \times C_e^{1/n}$$

式中：$C_s$，$C_e$——土壤—水系统中经振荡平衡后土壤和水中的农药浓度；

$X$——土壤所吸附的农药量（mg）；

$K_d$——农药的土壤吸附常数。

## 二、生物降解

生物降解是通过生物的作用将农药分解成小分子化合物的过程。其生物类型包括微生物、高等植物和动物。其中微生物降解是最普遍也是最重要。因为：①微生物具有种类多、分布广、个体小、繁殖快、比表面积大，易变异等特性；②微生物是有氧化还原作用、脱羧作用、脱氨作用、水解作用、脱水作用等各种化学作用能力，对能量的利用比高等生物体更加有效；③微生物能够使大多数有机化合物降解为无机物质（$CO_2$、$H_2O$ 和矿物质）；④微生物代谢的多样性，环境中的许多有机化合物，几乎都有相应的微生物能够使之降解。

根据有机化学农药降解的程度，可将生物降解分为三个阶段：

①初级生物降解（primery biodegradation）。是指有机化学农药在微生物的作用下，可使化合物的化学结构发生变化，并改变了原农药分子的完整性。

②环境容许的生物降解（environmentlly acceptable biodegradation）。是指可除去有机化学农药的毒性，或使其毒性降低，未超过环境允许标准。

③最终生物降解（ultimate biodegradation）。是指有机污染物通过生物降解，从有机化学农药向无机物转化，完全被降解为 $CO_2$、$H_2O$ 和其他无机物，甚至被同化为微生物的组成部分。

**1. 微生物降解**　环境中农药微生物降解的基本过程为农药＋微生物（酶）→微生物（酶）＋降解产物（中间产物、$CO_2$、$H_2O$），这个过程包括以下几个方面：

①农药在环境中的吸附、固定与存在形式。

②微生物在环境中的分布、酶在环境中的存在形态。

③环境介质（土壤）酶对污染物的分解作用。

④污染物的初级分解产物通过活体细胞壁进入细胞内。

⑤活体细胞内酶对污染物的进一步的分解作用。

**2. 微生物代谢农药的方式及途径**

（1）微生物代谢农药的方式　主要有酶促降解方式和非酶降解方式。

（2）微生物代谢农药的途径有以下几种类型

①氧化。是微生物降解农药的重要酶促反应。其中有几种形式，如羟基化、脱烃化、b-氧化、脱羧基、醚键开裂、环氧化、氧化偶联、芳环或杂环开裂等。

②还原。氯化烃类农药 DDT、BHC 的生物降解中常是还原性脱氯反应。

③水解。在氨基甲酸酯、有机磷酸酯和苯酰胺类具有醚、酯或酰胺键的农药中，水解是常见的。常有酯酶、酰胺酶或磷酸酶等水解酶的参与，水解酶是农药生物降解中最有实用前景的酶。

④合成。生物降解中的合成反应可分为缩合和结合两类。如苯酚和苯胺类农药及其转化产物在酚氧化酶和过氧化物酶作用下，可与腐殖酚类物质缩合。结合反应常见的有甲基化和酰化反应。

3. 影响农药生物降解的因素

（1）环境因素　主要有气候条件（温度、降水、风、光照等）、土壤特性（如好氧/厌氧状态、有机质含量、pH、矿物质等）、生物群落（植物、动物、微生物）。

（2）农药自身特性　农药的组成成分（包括溶剂、乳化剂、农药助剂等）。

（3）农药间的相互作用　可能会产生以下三种影响：加快降解、持久性增强、农药间或其残留物间结合形成混合物。

（4）农业措施　农药的施用方法、栽培技术等影响农药在环境中的持久性。

4. 除草剂在环境中的生物降解　丁草胺在土壤中的迁移转化主要是被土壤微生物所降解。Chakraborry 和 Bhattachrrya 研究表明，两种土壤真菌 *Fusarinm solani* 和 *F. oxyspomm* 在 pH5.2 的 0.02mol/L $KH_2PO_4$ 缓冲液中能有效降解丁草胺。被 *F. solani* 降解的丁草胺至少可以生成 30～32 种可以被 GC-MS 检测出的衍生物。主要的降解途径包括脱氯作用（dechlorination）、羟基化作用（hydroxylation）、脱氢作用（dehydrogenation）、甲氧基脱丁烷支链（debutoxymethylation）、碳端脱烃基作用（N-dealkylation）、氧端脱烃基作用（O-dealkylation）及环化作用（cyclization）。

国内有学者通过瓶培养法富集培养，从晚稻田中分离出一株属于节杆菌属菌 *Arthrobacter* sp. 的高效降解细菌 WY306。WY306 降解丁草胺的影响因素研究表明，丁草胺降解半衰期与初始菌近似成反比；当丁草胺的添加浓度分别为 5mg/L、9mg/L 时，其降解半衰期分别为 0.097h 和 1.86h，随浓度增大而增大；当丁草胺的添加浓度为 0.8mg/L 或其浓度被降至 1mg/L 附近处，降解变慢；当其浓度进一步降至 0.2～0.3 时，丁草胺就几乎不再被降解。

降解磺酰脲除草剂的微生物菌落主要是细菌、放线菌和真菌。微生物可以利用污染物作为C源或能源，从而达到降解目的。人们已成功地从土壤中筛选出了7种可降解噻磺隆的微生物，其中5种为放线菌属，2种为细菌属。液体培养时，这7种微生物能在3～8d内专一降解噻磺隆为噻磺隆酸。Kerry等研究发现，利用灰色链状真菌降解磺酰脲除草剂时，能产生如下降解产物：作用于三嗪环水解甲基生成苄基醇；作用于芳香碳环3″和4″碳时，生成酚和邻苯二酚产物；作用于丙基三氟化物侧链时，生成另一种苄基醇。微生物降解磺酰脲除草剂的机制可归结为脂肪族和芳香族一次水解和二次水解，断裂异恶唑的$N_2C$键以及脱掉异噁唑环形成氯苯醇。

除草剂在土壤中通过物理、化学与生物学过程而逐步消失。对于长残留除草剂而言，物理过程是次要因素，微生物降解与化学水解是其主要降解途径。通常土壤微生物不能降解被土壤胶体吸附的除草剂分子，吸附作用的强弱决定于土壤有机质含量、机械组成及土壤含水量。干土的吸附量显著大于湿土。酸催化的水解作用主要影响三氮苯与若干磺酰脲除草剂品种的降解与残留。pH显著影响磺酰脲、咪唑啉酮、三氮苯以及三唑嘧啶磺酰胺类除草剂在土壤中的吸附、可利用性以及降解与残留。咪唑啉酮类除草剂不挥发、不水解，主要通过微生物降解而消失，在嫌气性条件下不降解；在土壤中吸附性差，但能被土壤有机质强烈吸附，其吸附作用随有机质含量增加及pH下降而增强；所有促进微生物活性的因素均促进其降解，而在pH>6.5的土壤中由于除草剂呈负电荷，不能被有机质吸附，而在土壤溶液中呈植物易吸收及微生物降解的游离态，故降解作用增强，残留期缩短。如普施特与金豆使用后，气候温暖而湿润时，降解迅速，残留量减少；在高pH土壤分解速度比低pH土壤迅速。因而低pH土壤中的残留比高pH土壤严重。通常当土壤pH<6.5时，残留期长，这一特性恰恰与磺酰脲类除草剂相反，是使用中需要注意的问题。磺酰脲类除草剂不易挥发、光解慢，随着pH上升，水溶度增加；其在土壤中主要通过水解作用而消失。土壤pH与温度是控制水解作用速度的主要因素。高温促进水解。pH<7时，在土壤中呈未解离态（中性态），当pH增至7以上时，分子呈负电荷，不能与负电荷土壤粒子结合，呈易被植物吸收的游离态，而水解作用亦停止，故残留时期延长。因此，在pH>7.9的土壤，绿磺隆、甲磺隆、豆磺隆、油磺隆等长残留品种均不宜使用。三唑嘧啶磺酰胺类除草剂不易挥发与水解，在土壤中主要通过微生物降解而消失。土壤有机质对它们的吸附比黏粒紧密，低pH时吸附量比高pH大，因而低pH条件下活性低，高pH土壤活性大。土壤pH低于7时促进土壤有机质对它们的吸附。因为更多的除草剂分子不带负电荷，随着pH上升，更多分子带负电荷，虽然少数分子仍被有机质束缚，但游离分子则易被植物吸收及微生物降解。阔草清是此类除草剂中在我国推广应用的品种。它在温暖、湿润及pH5.9～7.8土壤中易降解。由于阔草清是弱酸性化合物，所以，其在土壤中的吸附系pH依赖型。在大多数土壤中，阔草清既呈中性态，也存在阴离子态；在高pH土壤中，阴离子态比例较大，吸附作用差，故降解速度快，残留期短。随着pH下降，中性态所占比例增多，吸附量相应增加，降解速度缓慢，残留期延长。总的趋势是，阔草清在中性与碱性土壤中降解较快，残留期缩短；在酸性土壤降解较慢，残留期延长。

三氮苯类除草剂不易挥发，光解慢。主要通过化学水解作用从土壤中消失。土壤pH对其水解速度的影响大于其他因素。当土壤pH<7.5时，大多数三氮苯除草剂品种带正电荷，从而被有机质束缚，不能被植物吸收及微生物降解；当pH>7.5时，较多除草剂分子具净中性电荷，不能与土壤黏粒及有机质结合，故呈游离态而易被植物吸收与微生物降解，但水解速度缓慢，导致残留期延长。

## 三、农药在植物体中的代谢与转运

### （一）代谢

高等植物与动物相比在生化过程和酶系统有很大差异。葡萄糖醛酸和硫酸酯型的轭合物广泛存在于动物体内，而在植物体内侧很少，而葡萄糖的轭合物在植物体内发生很普遍。高等植物中农药的主要代谢形式如下：

1. 氧化　氧化反应在植物体内的农药生物转化代谢中起着重要作用，研究表明，高等植物有与动物体内相同的碱基氧化酶系担负着农药的氧化代谢。其农药氧化代谢的酶系有过氧化物酶、多功能氧化酶。

2. 脱氯　DDT在植物体内首先被脱氯化氢酶缩合，脱去氯化氢产生稳定的代谢产物DDE，有的进一步还原DDD等氧化生成二氯二苯甲酮。

3. 水解　植物体中存在着水解农药的一些酶系如芳基酰胺酶，植物性酯酶可以催化多种农药的水解，小麦与高粱籽粒很快将乐果降解为单甲基乐果、O,O-二甲基硫代磷酸和单-O-甲基-S-羧甲基二硫代磷酸酯。

### （二）农药在植物体内的转运

农药在植物体内的迁移，可通过韧皮部、木质部及其质体—非原质体混合转运。一些酸性农药在植物体的韧皮部转运，如苯氧酸羧类除草剂2,4-D，二甲四氯，氨基甲酸酯类的苯胺灵也可在此系统中转运。苯脲类、均三氮苯类、三氮苯类和一些类似的化合物如敌草隆、阿特拉津等，可在植物木质部内自由转运。以共质体—非原生质体混合形式转运分布的药剂（如杀草强和抑芽丹）是由木质部转运和韧皮部转运两者结合在一起，药剂不仅可在被处理的叶片内分布，而且可以转运到植株其他消耗水合物的部位。许多杀虫剂被根吸收后可以迅速转运到植物的地上部位，如西维因在豆类和萝卜中。

药剂在植物地上部分的转运量与药剂本身性质、植物种类以及温度、空气湿度和蒸腾诸多因素有关。药剂在植物体内的转运速度差异很大，可以每小时几厘米至每小时数米。大多数内吸附性杀菌剂在植物体的木质部内随着水流从根向上达植物的地上部分，分布到蒸腾作用能力强的叶中，如三唑酮等。

## 四、农药在环境中的迁移

### （一）吸附与解吸附

丁草胺在土壤中的吸附与土壤有机碳含量紧密相连。土壤中黏土量、pH、CEC 对其影响不明显。Wang - QuiQuan 等研究了异丙甲草胺、甲草胺、扫弗特及丁草胺等一系列酰胺类除草剂在 8 种不同理化性状土壤中的吸附。吸附等温线符合 Freundlich 方程。除草剂吸附能力按以下顺序排列：异丙甲草胺＜甲草胺＜扫弗特＜丁草胺。4 种除草剂 Freundlich 方程的吸附常数（$K_d'$）与土壤有机质（OM）的相关性很好，表明土壤有机质是决定酰胺类除草剂吸附过程的主导因素。$K_d$ 与除草剂的水溶解度（$S_W$）及土壤有机质进行多元回归分析，发现 $K_d$ 与 $1/S_W$ 及 $OM/S_W$ 也表现出较好的相关性。上述结果表明，除草剂的溶解度越大，被土壤吸附的可能性就越小。红外光谱和 ESR 检测证实胡敏酸（HA）与除草剂之间的多功能氢键及离子键是除草剂主要的吸附机理。除草剂与胡敏酸形成这些功能键的能力同时提高了除草剂被吸附的范围。

### （二）迁移和挥发

丁草胺处理土壤后，很容易被土壤胶体粒子吸附，形成稳定的处理层，淋溶性小。郑和辉等以灌溉河水为展开剂，利用土壤薄层层析法研究了酰胺类除草剂乙草胺和丁草胺在土壤中的移动性。采用不同的土壤实验，丁草胺的相对移动性差异不明显。丁草胺在北京壤土和河北白洋淀砂土中的相对值 $R_f$ 的平均值分别为 0.031 和 0.032。丁草胺属于移动性很弱的农药品种，移动性等级为Ⅰ级。乙草胺和丁草胺虽然同属于酰胺类除草剂，但由于它们水溶解度的差异，它们在土壤中的移动性有较大的差别。以不同的阴、阳离子表面活性剂为展开剂研究表明，阴离子表面活性剂能够促进农药在土壤中的迁移，阳离子表面活性剂能促进农药在土壤中的吸附，从而阻止农药在土壤中的迁移。陈忠孝和樊德方研究了丁草胺在土壤中渗漏、残留及降解，结果表明，丁草胺在小粉土和涂土上能向下渗漏，而在青紫泥和红壤土上则难以渗漏；历经一季水稻生育期后，在剖面各层次和地下水中均无残留量检出。丁草胺在涂土等4类不同属性中的土壤中的渗漏性大小顺序，依次为涂土＞小粉土＞青紫泥＞红壤。

磺酰脲除草剂在土壤中随水迁移性较强，可随毛细管水上升和随淋溶水而下移，直至淋脱。同时，磺酰脲除草剂也具有横向扩散的性能。陈祖义等应用土壤薄层层析法测定绿黄隆在10种土壤中的移动率，研究表明绿黄隆在土壤中易迁移。不同的土壤类型，其移动性明显不同。绿黄隆在黑土、黄潮土、黄棕壤中极易移动，在白浆土和红壤中不易移动。不同土壤的移动差异与土壤pH呈正相关。随pH升高，移动性、淋溶性增大，与有机质、阳离子交换量（CEC）和黏粒含量则无明显相关性。磺酰脲除草剂随水迁移性较强，一定量的降雨量可使磺酰脲除草剂透过土层向下淋溶。在南方多雨区，除草剂可随水垂直下移而被淋脱或进入地下水；在北方旱田区因雨少、降水量不足以使其淋脱而滞留于土壤下层。当土壤水分由毛细管水上升时，它将随水上升而重新进入作物根际层或滞留于土壤表层。

# 第四节　农药的环境毒性

## 一、农药对土壤微生物及土壤酶的影响

### （一）农药对土壤微生物的影响

农药对土壤微生物的影响，包括农药对与土壤肥力、植物生长发育及植物病理相联系的有关微生物的种类、数量和活性所受的影响。主要表现在农药对土壤微生物区系的影响，对土壤微生物活性的影响如硝化作用、氨化作用、呼吸作用、根际微生物，及对根瘤菌的影响。在推荐用量下，一些有机氯农药和有机磷农药对土壤中细菌、放线菌和真菌的总数及微生物的呼吸作用影响都较小。对土壤微生物影响较大的是杀菌剂。这类农药不仅能杀灭或抑制病原微生物。同时，也危害了一些有益微生物，如硝化细菌和氨化细菌。杀虫剂和除草剂如果过量使用能够杀死一些土壤微生物或抑制其活动。除草剂在高浓度下能抑制固氮菌，而杀菌剂特别是杀真菌剂似乎更能影响固氮过程，如福美双、克菌丹、灭菌丹等都可显著抑制固氮作用。

### （二）磺酰脲除草剂对土壤酶的影响

土壤酶在土壤肥力的生物转化作用中起着重要作用，是土壤有机物质代谢中不可缺少的物质，它们在水解含氮或含磷等复杂物质时发挥着重要作用。土

壤脲酶能催化尿素水解为氨和 $CO_2$，蛋白酶在蛋白质水解的初始阶段，土壤有机氮转化为简单氨基酸的过程中起作用，而淀粉酶则催化水解多糖。磺酰脲类除草剂对土壤酶的活性有抑制作用。研究发现，甲磺隆浓度为 0.1μg/g 时不影响脲酶的活性，当甲磺隆的浓度提高为 0.5～2.0μg/g 时，脲酶活性显著降低。Pettit 等认为，起溶菌作用的细胞内酶的释放作用于微生物残骸，从而引起土壤酶活性的改变。磺酰脲类除草剂对土壤酶的影响受制于除草剂的类型、施用时间及方式、气候因素、土壤组成和有机质含量等因素，而除草剂对酶活性的影响程度则与土壤中微生物的存在有紧密联系。微生物对除草剂的拮抗能力不同，除草剂对酶活性的影响程度也不同。拮抗力强，则除草剂对酶活性影响小，反之，除草剂对酶活性影响大。

## 二、农药对植物的影响

农作物上施用农药的目的是防治病、虫、草害，提高作物产量。但是，往往由于使用不当或其他因素的影响，产生了对农作物的药害，轻者减产，重者可使作物绝收。

农药对作物是否产生药害，受许多因素的影响。主要有药剂本身的性质、植物的种类、生长发育阶段、生理状态，以及环境条件等因素的综合影响。

### （一）农药的性质

不同农药的化学组成不同，对植物的安全程度差别较大。一般来说，无机药剂较容易产生药害；有机合成药剂除非使用对象、使用浓度和次数超出正常范围，一般不会产生药害。但也有少数作物对某种或某类药剂特别敏感，如有机氯杀虫剂对瓜类容易产生药害，敌百虫、敌敌畏对高粱易产生药害，尤其是除草剂使用引发的药害事故最多。农药加工制剂或原药中的杂质，有时也是产生药害的重要原因之一，制剂质量不良或喷洒不均匀，也可能造成植物的局部药害。农药是否产生药害可用安全性指数（$K$）来表示 $K$ 值越小，说明药剂对植物越不安全，容易产生药害；$K$ 值越大，则越安全。

$$K=\frac{\text{植物对药剂能忍受的最高浓度}}{\text{药剂防治病虫害所需的最低浓度}}$$

### （二）植物的种类和生长发育阶段、生理状态

不同种类植物对药剂的敏感性不同，主要是由于其组织形态和生理的差别所致。叶面蜡质层厚薄、茸毛多少及气孔多少、气孔开闭程度等，都与是否容易产生药害有关。

### （三）环境条件

药害的产生不仅与药剂和作物有关，也与施药时的环境条件有密切的关

系。主要是施药当时和以后一段时间的温度、湿度等因素。一般情况下高温较易产生药害，高湿有时（如喷粉法施药时）也易引致作物产生药害。一些除草剂施用是否产生药害还与土壤质地有着密切关系。

### （四）除草剂对植物的影响

长残留除草剂使用后在土壤中的残留动态受制于当年气温与降水量及其分布、土壤特性等多种因素。在同等残留量条件下，不同作物的耐性存在着显著差异。如以咪唑啉酮类除草剂金豆为例，各种作物的耐性大小顺序为豆科＞禾本科＞葫芦科＞伞形花科＞菊科＞十字花科＞茄科＞甜菜（藜科）。在现有长残留除草剂品种中，甜菜是最敏感的作物，其次是油菜与十字花科作物以及瓜类。

由于各地气候条件及土壤特性差异很大，往往造成同一用药量的除草剂品种降解与残留水平的显著不同。所以，在安排后茬作物时必须根据具体条件，特别是土壤 pH 加以确定。近年来在黑龙江省发生的纠纷中，豆磺隆与绿磺隆残留伤害后茬水稻占较大比重。事实上，现用的长残留除草剂品种一年后对移栽水稻基本上是安全的。美国阿肯色州多点试验证明，大豆田正常用量的豆磺隆、灭草喹、普施特、广灭灵及莠去津次年对直播水稻没有影响。由此可知，对移栽水稻的安全性会更高。显然，在我们所发生的水稻受害事件中，盐碱危害起着重要作用。

## 三、农药对环境有益生物的影响

使用农药，特别是广谱性杀虫剂，不仅能杀死诸多害虫，同时也杀死了大量非靶标生物，包括传粉昆虫蜜蜂、家蚕以及害虫天敌等。

### （一）农药对蜜蜂的毒性

蜜蜂是自然界中有益昆虫，它能帮助多种植物授粉，对农业增产有着重要作用。同时，蜜蜂又能酿蜜，具有很高的经济价值。由于农药的广泛使用，不可避免地对蜜蜂的安全形成威胁。因此，农药对蜜蜂的毒性已是农药环境安全性评价中不可缺少的组成部分。

农药对蜜蜂危害的主要途径：一是农田喷药时，药粒或药液与蜜蜂直接接触造成的危害；二是蜜蜂采蜜时，摄入了受农药污染的花粉；三是某些挥发性农药经气门被吸入蜜蜂体内。农药污染不仅危及蜜蜂的安全，而且对蜂蜜的品质和产量也造成不良影响。蜜蜂发生急性中毒时，会突然出现大批采集群死亡，到第二天骤增，强群死亡量大，弱群死亡量少，中毒时在巢门前有大批采集蜂抽筋、打滚、肢节麻痹，迅速死亡。死蜂吻伸出，翅后翻，肢节内弯及中肠皱缩。

农药对蜜蜂的毒性可分为三类：$LD_{50}$＜1.99μg/蜂为高毒，此类农药在施药后数天，蜜蜂都不能接触，如拟除虫菊酯类农药、敌敌畏、甲胺磷、西维因等。$LD_{50}$为2.0～10.99μg/蜂属中毒，此类农药若喷药剂量及施药时间适当，可安全使用，但不能直接与蜜蜂接触，如硫丹等。$LD_{50}$＞11.0μg/蜂为低毒，此类农药可以在蜜蜂活动周围施用，如灭幼脲、敌百虫、苏云金杆菌等。

### （二）农药对家蚕的毒性

一般来说，家蚕比其他昆虫对农药更为敏感，蚕体直接接触农药或受农药严重污染的桑叶时，都可能引起家蚕急性中毒或慢性中毒。家蚕作为环境生物来评价农药的环境毒性，已是我国农药环境安全性评价的重要要素。

农药对家蚕污染的主要途径：一是桑园或附近农田使用农药，造成桑叶污染，通过食物链危害家蚕；二是蚕室、蚕具的药剂消毒以及防治蚕病药物使用不当，直接影响家蚕；三是某些家用卫生杀虫剂在蚕室附近使用不当造成间接污染危害。

农药对家蚕的毒性与药剂种类有关。有机磷和氨基甲酸酯类杀虫剂对家蚕的毒性依品种不同而有很大的差别。如敌百虫、甲基对硫磷、西维因等对家蚕毒性强，而乐果对家蚕的毒性很低；沙蚕毒素类和拟除虫菊酯类药剂对家蚕毒性很高；有些植物性杀虫剂如烟碱、鱼藤酮等对家蚕的毒性也很大。

### （三）农药对寄生性天敌昆虫的影响

农药对寄生性天敌昆虫的毒性随药剂品种、天敌种类及其发育阶段而有较大差异。如苦楝油对稻螟赤眼蜂成蜂的毒性很小，而甲基对硫磷对成蜂的毒性很高；农药对松毛虫赤眼蜂成蜂的毒性依次为氧化乐果＞毒死蜱＞对硫磷＞顺式氰戊菊酯＞三氟氯氰菊酯＞甲氰菊酯。

### （四）农药对捕食性天敌昆虫的影响

常用的有机磷杀虫剂对瓢虫的毒性较大，敌敌畏、对硫磷、甲基对硫磷、乐果、辛硫磷、敌百虫、乙酰甲胺磷等以推荐使用浓度处理龟纹瓢虫和异色瓢虫的幼虫和成虫，24h内死亡率可达100％。不同草蛉对不同药剂的敏感性不一样。中华草蛉幼虫对有机磷类杀虫剂非常敏感，对拟除虫菊酯类不敏感，但叶色草蛉卵对有机磷类农药反应迟钝，而对拟除虫菊酯类反应敏感。

## 四、农药对人体健康的影响

农药进入人和哺乳动物体内后会引起多种毒效应，从轻微的刺激、损伤到致病、致癌，甚至致死。农药毒理学评价指标主要包括急性毒性、亚急性毒性与慢性毒性以及生态毒性等。

### （一）农药的急性毒性与人体健康

农药可经消化道、呼吸道和皮肤等途径进入人体（图 9－2）而引起中毒。由消化道进入而发生农药中毒的方式主要有误服、误食、自杀性服用农药和食用喷洒农药不久的蔬菜、瓜果等农产品，以及食用因农药中毒死亡的畜禽、水产品等。粉剂、熏蒸剂及一些高挥发高毒农药，易从呼吸道进入人体而发生中毒。农药能溶解在脂肪和汗液中，常可以通过皮肤、毛孔进入人体。因此，农药配制、喷具漏水、逆风喷药等都能发生因农药经皮进入人体而中毒的可能。

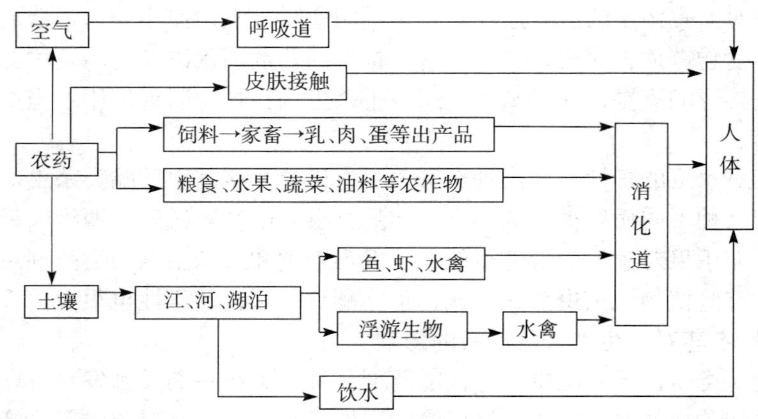


图 9－2 环境中农药进入人体的主要途径

所谓急性毒性是指一些毒性较大的农药如经误食或皮肤接触或呼吸道进入人体，在短期内（24h）可出现不同程度的中毒症状。急性中毒主要发生于高毒农药，尤其是高毒有机磷类农药和氨基甲酸酯类农药。

急性毒性是衡量农药毒性强弱的常用指标。农药对哺乳动物的毒性测定，国际上常用的实验动物有大鼠、小鼠、兔、狗和羊等。根据农药对动物的经口 $LD_{50}$、经皮 $LD_{50}$ 和吸入 $LC_{50}$ 数值大小，对农药进行急性毒性分级。

然而每一种农药的 $LD_{50}$ 数值都不能直接应用于人类，也不能仅以经口 $LD_{50}$ 数值的大小来判断农药对人、畜的安全程度。对于农药生产者和使用者，较多的是经皮及呼吸中毒，所以口服急性毒性指标不是唯一的。实际上对使用者来说，经皮毒性更为重要。此外，还有用毒效比值（大鼠口服 $LD_{50}$/家蝇 $LD_{50}$）来表示毒性程度。毒效比值小，说明安全性小，毒性高；反之毒效比值大，则较为安全。

### （二）亚急性毒性

亚急性毒性是较长时间连续接触一定剂量的农药，中毒症状表现往往需要一定的时间。测定亚急性毒性，一般以微量农药长期（至少 3 个月）饲喂动物，观察和鉴定农药对动物所引起的各种形态、行为、生理、生化的变化，包括动物中毒症状、体重的增减、取食与饮水量的变化、血象的改变、全血胆碱酯酶与血清谷丙转氨酶的活性、全血脲氨水平等生理生化指标检查。

### （三）慢性毒性

有的农药虽然急性毒性不高，但性质较稳定，使用后不易分解。少量长期被人、畜摄食后在体内积累，引起内脏机能受损，阻碍正常生理代谢过程。此过程一般发病缓慢、病程较长、症状难于鉴别，往往被人们所忽视。农药慢性中毒者主要是有可能较长时间接触农药的人群，如农药厂工人、农药仓库看管员和农村植保施药人员等。慢性毒性的测定，主要对农药的致癌变、致畸变、致突变（“三致”）作用等做出判断。一般用微量药物长期（至少 6 个月）饲喂，甚至观察 2～4 世代存活的个体，来鉴定农药对后代的影响。

农药的“三致”作用已引起全世界环境毒理学者和全社会的关注，有些农药已被禁用。如：①2,4,5 - T 与二噁英：2,4,5 - T 是苯氯羧酸类除草剂，在其降解过程中可产生“三致”物质二噁英（Dioxin），后者也是环境类激素污染物。②地乐酚（Dinoseb）属硝基苯酚类除草剂，此除草剂具有致癌变、致畸变和使农场男性工人患不育症。③杀虫脒属有机氮类杀虫剂，杀虫脒及其代谢产物 4 -氯邻甲苯胺对小鼠有致癌变作用，可诱发结缔组织恶性血管内皮瘤，其致瘤作用与剂量相关，其中 4 -氯邻甲苯胺致癌变作用最强。④含砷、含汞农药，有致癌变或致畸变作用。

## 五、农药对野生生物的影响

农药对野生生物的影响主要是在施药后间接引起的毒害。如稻田中生活着大量的蛙类，除施用农药直接中毒外，大多数是在喷药后它们吞食有毒昆虫中毒，或农药进入水体杀死蝌蚪。一般蝌蚪对农药比较敏感，成蛙耐药力较强。在农药品种中，杀虫剂对青蛙毒性较大。其中拟除虫菊酯、有机氯农药及沙蚕毒素类中的多数种类毒性更大。杀菌剂和除草剂中除少数品种外，一般影响较小。

农药对鸟类的影响也应值得重视。在大面积飞机喷洒农药时，有可能一些鸟直接接触农药而中毒，但一般是鸟类食用带农药的昆虫及其他小动物，或带毒作物种子而间接中毒受害。如美国曾在森林中每公顷喷洒约 0.91kg 磷胺，导致森林中鸟类数量下降 25%～80%。在农田施药后，土壤中的蚯蚓体内也可以积累大量农药。Bebton（1951）曾报道，知更鸟吃带药的蚯蚓而大量死亡。据报道，在日本稻田及其他作物上使用对硫磷等有机磷农药扑杀害虫时，造成大量鸟类死亡。1967 年美国加州在 40.5km$^2$ 的稻田使用久效磷，导致雏鸡、野鸽、鹌鹑、草原云雀等大量死亡。此外，施用农药还可能导致野兔、地松鼠、浣熊等野生生物中毒死亡。

# 第五节　几种重要农药的毒理效应

## 一、有机氯农药

在 20 世纪 40 年代发现 DDT 具有显著的杀虫效果以后，相继合成了狄氏剂、艾氏剂、异狄氏剂、六六六、氯丹、毒杀芬、林丹、硫丹等多种有机氯农药，被广泛应用于杀灭农林业害虫及卫生害虫，曾是杀虫剂中使用量最大的一类农药。

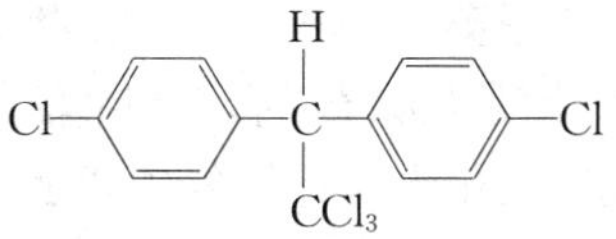

滴滴涕（DDT） 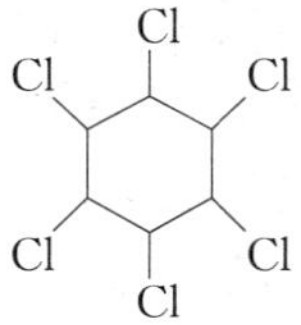　　六六六

有机氯农药性质稳定，在土壤、水体和动、植物体内降解缓慢，并易富集和转移，在人体内也有一定的积累。虽然其对农作物增产、人类卫生条件的改善起了重要作用，但其对环境造成的污染是不可忽视的，是一种重要的环境污染物，许多品种目前已被禁用。一些国家对它们的使用范围做了不同程度的限制。我国 20 世纪 80 年代初就开始停止生产和使用 DDT、六六六等。

### （一）体内代谢

有机氯农药可通过消化道、呼吸道和皮肤吸收而进入机体，其中消化道侵入途径是主要的。Shibe 用放射性标记的 β-BHC 测定消化道吸收率为 80%。该类农药能在动、植物体内蓄积和富集，并通过食物链进入人体。

进入体内的有机氯农药，主要贮存于脂肪组织，尤以肾周围和大网膜脂肪中含量最多，其次是骨髓、肾上腺、卵巢、脑、肝等。体内的有机氯农药，部分经生物转化后排出体外。有机氯农药的排泄途径可经呼吸、尿、粪、乳汁、皮肤分泌及胎盘排泄，但以从尿、粪为主要排出途径。在哺乳动物体内的代谢方式主要为脱氯化氢、脱氯和氧化反应。

DDT进入体内后，在哺乳动物体内可经肝脏转化生成毒性比DDT低的DDD和DDE以及无毒的DDA。转化后的DDE虽然不会进一步转化，但能长期蓄积在脂肪组织中，DDT以60%DDE的形式贮存。人体内的DDA是DDT经DDD转化形成的，在人体内DDD及DDA的生成极缓慢，主要以DDT和DDE的形式蓄积于脂肪组织。

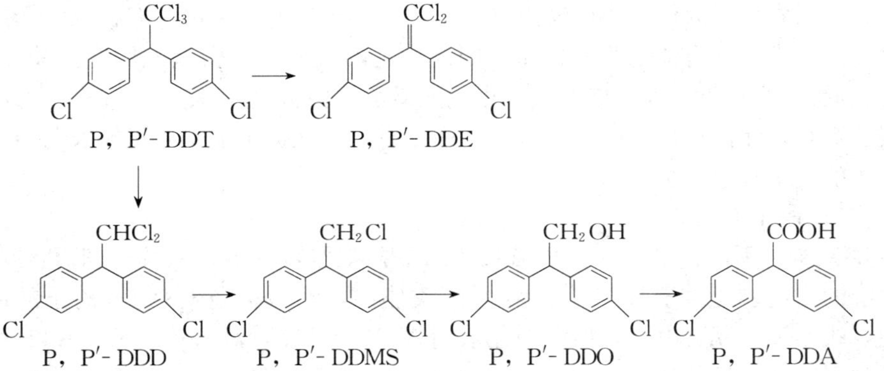

$CCl_3$　　$CCl_2$

Cl　Cl　→　Cl　Cl

P，P′-DDT　　P，P′-DDE

↓

$CHCl_2$　$CH_2Cl$　$CH_2OH$　COOH

Cl　Cl　→　Cl　Cl　→　Cl　Cl　→　Cl　Cl

P，P′-DDD　P，P′-DDMS　P，P′-DDO　P，P′-DDA

六六六（BHC）主要蓄积在脂肪组织中，其次为肾脏、血液、肝、脑。六六六共有甲、乙、丙、丁、戊、己、庚等7种异构体，在体内的代谢速率以丙体最快，乙体最慢。因此，乙体具有高度蓄积性，而且排泄亦最慢，故人体脂肪中六六六的蓄积量以乙体六六六为最高，占93.5%，反之在血液中乙体六六六的含量为最低，只占3.9%，而甲体最高，占57.1%。六六六主要分解代谢是脱氯后形成多氯苯或多氯酚。以丙体为例，在酶的作用下经代谢产生三氯苯，与谷胱甘肽结合后排出，或形成三氯环氧苯，最后产生三氯酚，结合后排出。总之，各种代谢途径均以氯酚类化合物作为尿中排泄的主要形式。

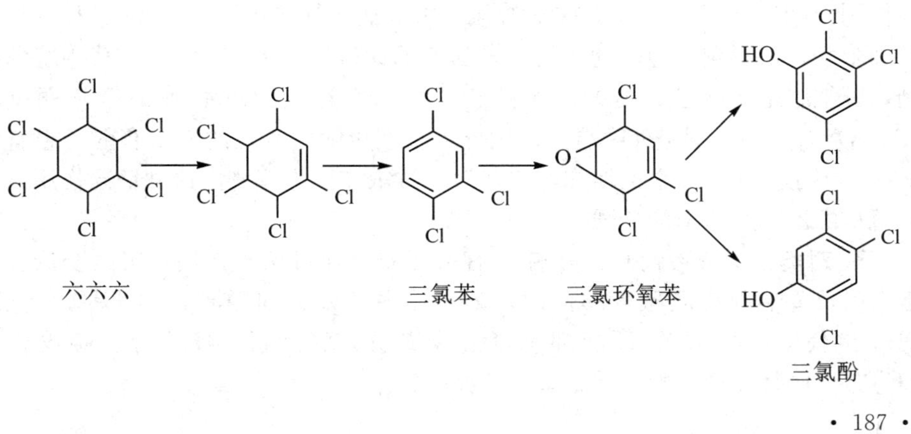

六六六　→　→　三氯苯　→　三氯环氧苯　→　三氯酚

### （二）毒性作用

有机氯农药引起的急性中毒主要表现为对中枢神经系统的作用。轻者有头痛、头晕、视力模糊、恶心、呕吐、流涎、腹泻、全身乏力等症状；严重中毒时发生阵发性、强直性抽搐，甚至失去知觉而死亡。长期接触有机氯农药时，可引起慢性中毒。

有机氯农药对人体危害的特点是有蓄积性和长期效应。由于有机氯农药的化学性质稳定，并有体内蓄积作用，因此，它的致癌性已引起人们广泛关注。已有报道，DDT 和六六六与大鼠、小鼠肝脏肿瘤的发生有关。但目前多为动物实验资料，无流行病学的调查资料，尚没有充分证据来证明有机氯农药与人类肿瘤的发生有直接关系。

### （三）毒作用机理

1. 对神经系统的影响　有机氯农药的主要靶器官是神经系统。DDT 对神经系统的作用，是由于 DDT 作用于神经类脂膜，降低神经膜对 $K^+$ 离子的通透性，改变神经元膜电位，抑制神经末梢 ATP 酶活性，对 $Na^+$、$K^+$-ATP 酶的抑制更明显。目前认为，DDT 分子与神经膜上受体结构互补，是毒作的基础。DDT 与神经膜上的 DDT 受体部位作用时，由于其分子结构中带有对位氯的苯环，在一定的方向以范德华（Van der Waals）力插入到受体脂蛋白中，造成膜结构扭曲，而 DDT 结构中的三氯乙烷侧链，则置膜孔道中，使孔道处于开放状态，以致 $Na^+$ 易透过膜孔道而漏出，导致不正常的神经冲动，产生各种症状。六六六、狄氏剂、艾氏剂和氯丹等化合物可刺激突触前膜，引起乙酰胆碱的释放增加，并大量积集在突触间隙。狄氏剂和六六六还可与 $\gamma$-氨基丁酸受体结合，产生竞争性拮抗作用，使正常的神经传递受阻，因而产生神经毒作用。

2. 对酶活性的影响　有机氯农药对肝脏微粒体细胞色素 P450 等酶具有诱导作用。DDT 能诱导产生较多的脱氯化氢酶加速其转化为 DDE 的过程，致使肝细胞肿大，影响其他药物的代谢。随着 DDE 的蓄积，加强了对某些酶的抑制，肝细胞脂肪变性、萎缩乃至死亡。六六六还能诱导肝脏中氨基酮戊酸（ALA）合成酶，促进卟啉合成。因此，长期接触六六六的人，有的可患有卟啉症。由于血液中卟啉的增加，皮肤对光过敏或发生痤疮，这种诱导作用以体内蓄积的乙体六六六为最强。

3. 对类固醇激素代谢的影响　有机氯农药通过诱导作用，可改变雌、雄激素以及肾上腺皮质激素的代谢，影响体内各种类固醇激素的水平。此外，DDT 的代谢产物 DDD 还能抑制肾上腺皮质分泌激素，降低肾上腺皮质对 ACTH（血浆促肾上腺皮质激素）的反应。

## 二、有机磷农药

1941年德国化学家Schrader等合成了八甲磷和对硫磷。由于这类化合物杀虫效率高,受到世界各国的广泛重视。我国生产和使用的有机磷农药已有数十种之多,其中常用的有敌百虫、敌敌畏、乐果、对硫磷、毒死稗、马拉硫磷、辛硫磷等。

$$\begin{array}{c} R_1 \quad O(S) \\ \diagdown \quad \| \\ P—R_3 \\ \diagup \\ R_2 \end{array}$$

有机磷杀虫剂

$R_1$、$R_2$为烷氧基、烷硫基、烷基或氨基；$R_3$为无机酸基、有机酸基或其他酸性基团。

### (一) 体内代谢

多数有机磷农药具有高度的脂溶性，可经呼吸道、消化道及皮肤接触而进入体内。有机磷农药进入机体后，通过血液和淋巴系统运送到全身组织器官，其中以肝脏含量最多，肾、肺、骨中次之，肌肉和脑组织中含量最少。

有机磷农药在体内的生物转化有氧化、水解、脱氨基、脱烷基、还原及侧链氧化等。

1. 氧化作用

(1) 氧化脱硫反应　分子式中含有 P═S 的有机磷农药，在肝细胞微粒体混合功能氧化酶的作用下，进行氧化脱硫反应，使 P═S 转化为 P═O ，其抗胆碱酯酶活性增高，毒性增强。

(2) O-脱烷基反应　进入体内的有机磷农药在多功能氧化酶的作用下，进行O-脱烷基反应而消除毒性，如甲基对硫磷脱去一个甲基后可迅速排出体外，而消除毒性。

(3) S-氧化反应　分子结构中含有硫醚基（ —C—S—C ）的有机磷农药，在多功能氧化酶的催化作用下，进行S-氧化反应，转化为亚砜型或砜型衍生物，使这些氧化物的毒性增加5～10倍。

2. 水解作用　水解作用是重要的生物转化方式。某些品种在多种水解酶的催化作用下，通过降解而使其毒性减低。水解酶主要有磷酸酯酶、羧酸酯酶及酰胺水解酶3种。

此外，有机磷农药还可在体内进行还原反应和结合反应。如对硫磷、苯硫磷等有机磷化合物分子中的硝基，经还原酶催化，还原为氨基，此时，化合物抗胆碱酯酶的能力下降。

有机磷农药在哺乳动物体内最重要的结合反应，是与葡萄糖醛酸和谷胱甘肽的结合反应，结合产物的生物活性降低，并易从体内排出。例如：

$$(H_3CO)_2P(=O)-O-CH=CCl_2 \xrightarrow[\text{UDPGA}]{\text{尿苷二磷酸葡糖醛酸转移酶}} Cl_2CHCH_2O-GA + UDP + (CH_3O)_2PO_2H$$

敌敌畏　　二氯乙基葡糖苷酸　　二甲基磷酸

有机磷农药在体内往往经历多种代谢过程，如对硫磷氧化为对氧磷后，对氧磷又被体内的磷酸酯酶分解而失去毒性，最终转化为对硝基酚、二乙基硫代磷酸酯和二乙基磷酸酯等。对硝基酚可呈游离状态，亦可与葡萄糖醛酸或硫酸等结合而解毒，其中一部分则被还原为对氨基酚随尿排出。反应步骤如下：

$$(C_2H_5O)_2P(=S)-O-C_6H_4-NO_2 \xrightarrow{[O]} (C_2H_5O)_2P(=O)-O-C_6H_4-NO_2 \xrightarrow{\text{磷酸酯酶}} (C_2H_5O)_2P(=O(S))-OH + HO-C_6H_4-NO_2$$

$$HO-C_6H_4-NO_2 \longrightarrow HO-C_6H_4-NH_2$$

对硫磷　　对氧磷　　二乙基磷酸酯　　对硝基酚　　对氨基酚

**（二）毒性作用**

人体对有机磷农药较为敏感，如成人的致死量，对硫磷为15～30mg，内吸磷为10～20mg。有机磷农药的中毒特征是血液中胆碱酯酶活性受到抑制，导致神经系统机能失调，于是一些受神经系统支配的心脏、支气管、肠、胃等脏器发生功能异常，主要表现为：

**1. M样症状（毒蕈碱样症状）**　是外周M受体（或称M胆碱受体）过度兴奋，使有关效应群功能失常所致，出现恶心、呕吐、腹泻、大小便失禁、瞳孔缩小、视物模糊、流涎、出汗、心率减慢、呼吸困难等。一般轻度中毒多以这些症状为主。

**2. N样症状（烟碱样症状）**　是外周N受体（或称N胆碱受体）过度兴奋，引起植物神经节兴奋，肾上腺髓质分泌增多及骨骼肌兴奋所致。表现为血压升高、心率增快、肌肉震颤和抽搐等。中度中毒多同时出现上述M样和N样两方面的症状。

**3. 中枢神经症状**　是中枢神经系统内乙酰胆碱蓄积，引起中枢胆碱受体过度兴奋，使中枢功能失调所致。表现为躁动不安、谵妄、惊厥等。过度兴奋以转入抑制而出现昏迷、血压下降、呼吸中枢麻痹而致呼吸停止而死亡。严重中毒时，上述的M样、N样及中枢症状均可同时出现。

有些有机磷农药（如敌敌畏、敌百虫等）在引起急性中毒8～14d后，能产生迟发性神经毒性作用，主要表现为迟缓性麻痹或轻瘫等。

**（三）毒作用机理**

有机磷化合物进入体内后，主要抑制体内的胆碱酯酶，使其失去活性。正常条件下，当胆碱能神经受到刺激时，其末梢部位即释放出乙酰胆碱，将神经冲动向所支配的效应器官传递。同时，乙酰胆碱还迅速被该处组织中的乙酰胆碱酯酶所分解，以保证神经生理功能的平衡与协调。

乙酰胆碱酯酶具有两个活性部位：带负电的阴离子部位（或结合部位）及酯解部位（或催化部位）。正常生理条件下，阴离子部位吸引乙酰胆碱的阳离子活性中心，酯解部位吸引乙酰胆碱的乙酰基，形成复合物。随后乙酰胆碱中碳氧键断裂，形成乙酰化酶和胆碱。由于乙酰化酶本身带有负电荷，所以很不稳定，易迅速水解形成乙酸，乙酰胆碱酯酶也随之恢复原状。

有机磷化合物进入机体后，其磷酸根迅速与乙酰胆碱酯酶的活性中心结合，形成磷酰化胆碱酯酶，因而失去分解乙酰胆碱的作用，以致胆碱能神经末梢部位所释放的乙酰胆碱不能迅速被其周围的胆碱酯酶所水解，结果导致乙酰胆碱蓄积，从而过度地刺激胆碱能神经系统，引起组织器官功能性改变，发生一系列的临床中毒症状。

因正常人体中胆碱酯酶的含量超过了生理需要量，故若有少量有机磷化合物进入体内时，不致发生中毒。如果进入人体内的有机磷化合物较多时，则胆碱酯酶的活性显著降低，乙酰胆碱不能及时被分解蓄积，致使出现一系列的临床症状。

## 三、氨基甲酸酯类农药

氨基甲酸酯类农药是继有机磷农药后发现的一类新型农药。目前，该类农药已商品化的有数十种，我国常用的有西维因、异丙威、呋喃丹、残杀威、害扑威、混灭威、速灭威等。

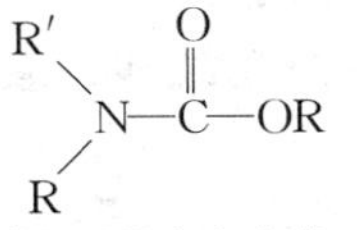

$$\begin{array}{c} R' \\ \quad \diagdown \\ \quad\quad N-\overset{\overset{\displaystyle O}{\|}}{C}-OR \\ \quad \diagup \\ R \end{array}$$

氨基甲酸酯农药

$$C_{10}H_7-O-\overset{\overset{\displaystyle O}{\|}}{C}-NH-CH_3$$

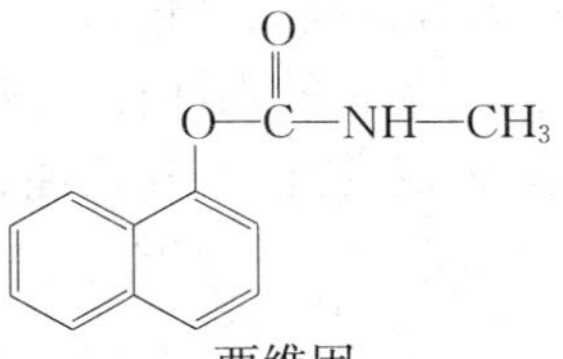

西维因

**（一）体内代谢**

氨基甲酸酯类农药可经呼吸道、消化道和皮肤吸收而进入体内。在体内可经水解、氧化和结合转化。其降解速率较快，一般在 24h 内，其摄入量的 70%～90%多以解毒产物葡萄糖醛酸酯的形式由尿排出。各种氨基甲酸酯类化合物由于其化学结构上的不同，在动物体内的水解速率也有所不同。一般来说，氨基甲酸酯的酯键可经水解很快生成 $CO_2$ 和甲胺，而酚的部分与葡萄糖醛酸等结合排出。除个别外，一般在代谢过程中，很少形成毒性增强的产物。

**（二）毒性作用**

氨基甲酸酯类农药对有机体的毒性作用与有机磷农药相似，主要是抑制胆碱酯酶活性。其中毒症状与有机磷农药中毒的临床症状相似，所不同者是其临床症状的出现较有机磷农药中毒时急而严重，但在短时间内即能恢复常态。在急性中毒时，可表现流涎、流泪、肌肉颤动、瞳孔缩小等症状。氨基甲酸酯类农药在体内代谢快，蓄积作用弱，呈现的慢性毒性低。但目前逐渐注意其“三致”问题，虽然已有一些报道认为，乙基氨基甲酸酯与大鼠、小鼠的肺肿瘤以及西维因与肝脏肿瘤的发生可能有关，但结果的重复性较差，故目前尚不能肯定氨基甲酸酯类农药有致癌变作用。

**（三）毒作用机理**

氨基甲酸酯类农药的杀虫活性和对哺乳动物的毒性作用与有机磷农药相似，是胆碱酯酶的抑制剂。所不同的是氨基甲酸酯化合物是以整个分子与胆碱酯酶形成疏松复合物，在体内不需要经代谢活化，即可产生抑制作用。一些有机磷化合物需要代谢活化后才具有较强的抑制能力，故潜伏期长。另外，氨基甲酸酯化合物与胆碱酯酶结合是可逆的，已形成的氨基甲酰胆碱酯酶可自行水解，故临床症状较轻，脱离接触后，能很快恢复胆碱酯酶的活性，临床症状的恢复亦较快。

## 四、拟除虫菊酯类农药

拟除虫菊酯杀虫剂是一类人工合成的、与天然除虫菊素的化学结构相似的杀虫药剂。该类药剂对害虫的杀伤力强，由于使用量少，加工剂型中有效成分含量少，故使用时对高等动物的毒性相对较低，在国内外得到广泛使用。我国常用的品种有溴氰菊酯、氰戊菊酯、氯氰菊酯、二氯苯醚菊酯和氟氯氰菊酯等。

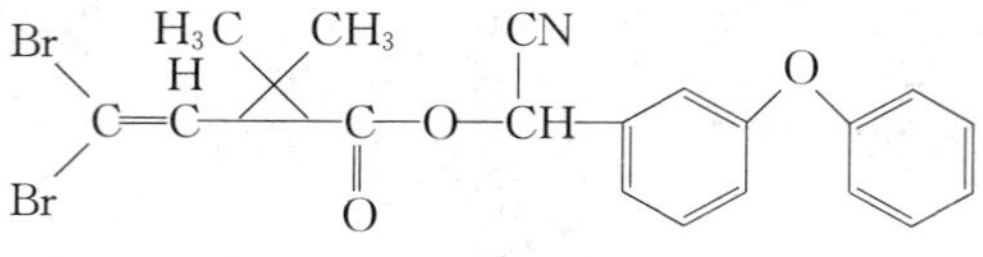

溴氰菊酯（deltamethrin）

### （一）体内代谢

拟除虫菊酯类农药可经消化道和呼吸道吸收，经皮肤吸收甚微。吸收后主要分布于脂肪以及神经等组织。在肝脏内进行生物转化，主要方式是羟化、水解和结合。代谢过程中产生的酯类以游离形式排出；酸类如环丙烷羧酸或苯氧基苯甲酸，则与葡萄糖醛酸结合后排出。拟除虫菊酯类农药在体内代谢和排出过程都较快，故在体内蓄积较少。

### （二）毒性作用

正常使用该类药剂一般不会引起急性中毒。当人体接触大量拟除虫菊酯农药后，轻者出现头晕、头痛、恶心、呕吐，重者表现为烦躁不安、肌肉跳动，甚至抽搐、昏迷。由于这类农药在体内代谢快、蓄积程度低，呈现的慢性毒作用亦较低。目前尚无拟除虫菊酯有致突变、致畸变和致癌变作用的报道。

### （三）毒作用机理

关于拟除虫菊酯的作用机理至今还未完全阐明。一般认为拟除虫菊酯杀虫剂与 DDT 一样属于神经轴突部位传导抑制剂。主要作用：①对周围神经系统和中枢神经系统产生作用；②作用于轴突，主要在冲动产生区，似乎对感觉器官的输入神经的轴突特别有效。影响神经传导和突触传递，导致一系列的中枢神经和末梢神经反应。

## 五、除 草 剂

自 1942 年齐莫曼（P. W. Zimmerman）和希契科夫（A. E. Hitchcock）报道 2,4 - D 作为植物生长调节剂和除草剂后，随着化学工业发展，除草剂的品种逐渐增多。目前，全世界除草剂的使用量已超过杀虫剂而跃居第一位。我国除草剂的生产和使用近年来呈逐渐上升趋势，并已被广泛应用。除草剂的环境毒理主要表现为对植物的不安全性危害，土壤中的残留物对下茬作物的药害也时有发生，故此值得重视。

### （一）除草剂对人、畜的毒性

大多数除草剂对人、畜的急性毒性比较低，极少有急性中毒发生。但其中的五氯酚钠、二硝基酚等则对温血动物的毒性较高，有抑制呼吸作用。五氯酚钠对贝类、鱼类的毒性也较高。用除草剂杀草强喂饲大鼠两年，有一半以上的供试大鼠产生了甲状腺肿瘤和其他肿瘤。由于 2,4 - D 和 2,4,5 - T 的致畸胎作用，故含量很微小也应加注意。一些研究证明，氯苯胺灵除草剂可造成鼠的皮肤肿瘤等。

**1. 2,4,5 - T 属苯氧羧酸类除草剂**　大鼠经口 $LD_{50}$ 为 500mg/kg 体重，大

剂量误服后，急性毒性会产生呼吸速率增加，血压下降，血液浓缩，血中尿素氮上升，直至深度昏迷、休克死亡。在其生产和使用降解过程中均可产生“三致”物质二噁英（dioxin）。美国在越南战争中使用了 2,4,5-T，严重污染了南越的土壤、大气和水域，并使受此农药影响的越南妇女生产畸形儿，患不孕症及癌症发病率增高。

**2. 地乐酚（Dinoseb）属硝基苯酚除草剂** 在美国大量使用于棉花、大豆和花生地中。此除草剂具有致癌变、致畸变和使农场男性工人患不育症的作用，并可使早期胎儿发育缺陷。此外，它还能影响人体免疫系统和引起白内障。

**3. 除草醚属二苯醚类除草剂** 试验证明它对哺乳动物有“三致”作用。我国于 1997 年 10 月发出通知，决定在 2000 年 12 月 31 日停止生产除草醚，并于 2001 年 12 月 31 日前停止销售和使用除草醚。

# 第十章　重金属环境毒理学

## 第一节　概　　述

重金属是指比重在 4.0 以上约 60 种金属元素或比重在 5.0 以上的 45 种金属元素。由于砷和硒的毒性和某些性质与重金属相似，所以将砷、硒也列入重金属范围内。

### 一、环境中重金属污染的来源

金属元素是地壳岩石中的天然组成成分。因此，自然界的水、土壤和空气中均含有一定量的各种金属元素。然而，对环境造成严重金属元素污染的主要来源是人类的生产活动。采矿、冶炼、使用重金属的工业生产过程、施用农药（包括 Pb、Hg、Cd、As 等），通过废水、废气、废渣将重金属元素及其化合物排放入环境，造成重金属污染。

### 二、重金属与人体的关系

各种重金属元素在生物体内的正常含量均小于人体体重的 0.01%，属于微量元素。有的微量元素是人和动物生长发育必需的，有的是非必需的，比如汞、铅、镉等。金属与人体有着十分密切和复杂的关系。

人体血液和地壳岩石之间元素丰度曲线形状的相似性，充分说明了环境元素与生物元素的统一性。对人体、地壳和海水中金属元素的含量进行比较，必需的金属元素在体内的含量几乎与海水中的含量成正相关，而有毒金属在海水中却较低（表 10-1）。

环境元素与生物元素不断交流以保持动态平衡关系。而生物体是这种内外元素交流的途径，这就为环境重金属污染损害人体健康的病因学提供了重要的科学理论。当环境污染使局部地区的重金属元素浓度过高时，人体从环境中摄入的某些金属元素的量会超过人体所适应的变动范围，这时就对人体健康产生危害，引起疾病，发生金属中毒，甚至死亡。

表 10-1 金属在人体、地壳和海水中的含量

| 金属 | | 成人体内含量(mg) | 地壳中浓度(mg/kg) | 海水中浓度(μg/kg) |
|---|---|---|---|---|
| 必须金属 | 钙 | 1 000 000 | 41 500 | 400 000 |
| | 钾 | 140 000 | 20 900 | 380 000 |
| | 钠 | 100 000 | 28 600 | 10 500 000 |
| | 镁 | 19 000 | 23 300 | 1 350 000 |
| | 铁 | 4 200 | 56 300 | 10 |
| | 氟 | 2 600 | 700 | 1 300 |
| | 锌 | 2 300 | 70 | 10 |
| | 铜 | 72 | 55 | 3 |
| | 钒 | 18 | 135 | 2 |
| | 硒 | 13 | 0.05 | 0.09 |
| | 锰 | 12 | 1 000 | 2 |
| | 碘 | 11 | 0.5 | 60 |
| | 镍 | 10 | 75 | 5.4 |
| | 钼 | 9 | 1.5 | 10 |
| | 铬 | 1.5 | 100 | 0.5 |
| | 钴 | 1.5 | 25 | 0.27 |
| 对生物相当有毒的金属 | 铅 | 121 | 10 | 0.03 |
| | 镉 | 50 | 0.2 | 0.11 |
| | 汞 | 13 | 0.1 | 0.03 |
| | 锑 | 8 | 0.2 | 0.33 |
| | 铍 | 0.04 | 2.8 | 0.000 6 |
| | 砷 | 18 | 1.8 | 3 |
| 对某种生物机能有轻度毒害的金属 | 碲 | 8 | 0.001 | — |
| | 锡 | 6 | 2 | 3 |
| | 铋 | 0.2 | 0.2 | 0.017 |
| | 铀 | 0.29 | 2.7 | 0.1 |
| | 钨 | + | 1.5 | 0.07 |
| | 锗 | + | 5.4 | |

引自：冯兆良《国外医学卫生学分册》，1979。

对那些非必需的，甚至是有毒的重金属元素如汞、镉、铅等，由于它们在环境中含量很低，在生命起源和生物演化早期阶段未被选择利用，生物体对它们的适应能力更差。当它们污染环境进入人体后，对人体的危害更大，尤其应引起人们的重视。汞、镉、铅、铬、砷等金属元素，广泛应用于工业生产，如污染环境，对健康将会造成严重影响，因而它们是当前环境毒理学研究的重点对象。

## 第二节 环境中重金属的迁移转化与代谢

进入环境中的重金属可在环境中发生迁移、浓集与转化。重金属主要是通

过水介质在环境中迁移转运。同时，也可以通过复杂的食物链（网）进行转移。重金属通过食物链在生物界迁移转运，不仅可从食物链的一级转到另一级，而且在此转运过程中还有逐级浓集放大的作用，这在环境毒理学上是有重要意义的。

## 一、重金属的生物迁移

食物链是由多种生物种类构成的，根据它们之间的取食关系可分成不同等级。在食物链中往往是乙种生物取食甲种生物，丙种取食乙种，而丁种又取食丙种等。由于这种食物链关系，当重金属被生物吸收入体内而有蓄积时（即吸收量>排泄量），金属在生物的逐级传递过程中便逐渐浓集放大。日本对水俣病病因学的研究发现，海水中含汞量约为0.000 1mg/L，生活在此海水中的浮游生物体内汞含量为0.001～0.002mg/L（为海水的10～20倍），吸食浮游生物的小鱼体内汞含量为0.2～0.5mg/L（为浮游生物的200～500倍），吞食小鱼的大鱼体内汞含量为1～1.5mg/L（为小鱼的5～25倍）。由此可见，上述食物链的五级生物浓集，使大鱼体内汞含量为海水（起始点）的1万～5万倍。重金属浓集放大的倍数取决于重金属、生物与环境的不同而异。

在食物链中处于起始点位置的是食物生产者，其在重金属浓集中起着重要作用。如水生藻类，它们的细胞分裂和生长非常迅速，易从水中摄取重金属盐类，加之藻类没有排泄器官，使吸收的重金属长期蓄积于体内。陆生植物由土壤中吸收重金属盐类，再通过水介质运送到叶和果实，水分蒸腾后，重金属可在体内蓄积。由此可见，环境中浓度很低的重金属，经过食物链的逐级转移浓集，以植物→动物（肉、内脏、蛋、乳等）→人的方式进入人体，大大提高了人对重金属的接触量，从而增加了有毒金属对人体健康的潜在危害性。

## 二、重金属的转化

环境中的重金属由于受各种因素的影响，其化学形态可发生转化，从而影响重金属在环境中的转归、毒性大小与人体吸收的可能性。例如在水环境中的重金属，被生物吸收后可在体内发生甲基化作用，无机汞可转化为毒性较高的甲基汞。三价砷可在生物体内转化为毒性较低的单甲基胂酸和二甲基胂酸。重金属离子易与腐殖酸形成螯合物，可大大增强重金属在水中的溶解度。目前已经确定在环境中可以生物甲基化的重金属有汞、铅、砷等，其中对无机汞的甲基化研究较多。汞的甲基化主要是通过一些能合成甲基钴氨素（甲基维生素

$B_{12}$）的微生物作用，使无机汞转化为甲基汞。然而，在富氧条件下主要形成可溶于水的单甲基汞，易被生物吸收而进入食物链；在厌氧条件下无机汞的甲基化作用缓慢，主要形成不溶于水的、有挥发性的二甲基汞。二甲基汞在酸性环境中和紫外线的照射下，可转变为单甲基汞。

## 三、重金属的吸收、分布

### （一）吸收

环境中的重金属一般是通过被其污染的食物、饮水、空气及职业性接触而被吸收，主要经消化道吸收，其次经呼吸道吸收，经皮肤吸收较少。

1. 经消化道吸收　有些重金属元素在食物中以离子状态存在，处于溶解状态，可直接被消化道吸收。有些重金属结合在食物的有机成分上，有的与食物中的有机物形成复合物，这些重金属在食物有机成分的消化过程中被释放出来，转化成为可溶性物质，被消化道吸收。整个消化道都可以吸收溶解性重金属元素及其化合物，但各部位吸收速度不同。小肠中段是重金属元素的主要吸收部位；回肠末端吸收较慢，但由于食糜在此停留时间较长，肠壁的分节运动使食糜与肠绒毛密切接触，所以也有一定的吸收。

肠道内的可溶性金属盐类，首先随其他营养物质通过细胞外衣（正常柱状上皮细胞的刷状缘，由微绒毛组成，所分泌的糖蛋白黏液形成一层包围在细胞最外层的基质，称为细胞外衣），然后一部分经被动扩散、易化扩散和主动转运经肠微绒毛的质膜进入细胞内；另一部分则通过微绒毛间的凝胶基质到达微绒毛的底端，经微胞饮作用进入细胞内。

肠道内的不可溶金属盐类，因粒径较大，不能通过胞饮吸收。但可经自绒毛游走出的巨噬细胞的吞噬作用和不经质膜屏障的肠的直接吸收作用进入肠绒毛内。微胞饮对金属元素的吸收量比吞噬作用要多。

影响消化道吸收金属盐类的因素如下：

（1）胃肠道内的 pH　重金属元素在胃液的酸性环境中可从食物成分中解离出来，呈离子状态，如铬等均可形成可溶性氯化物，再在胃内与配体（如氨基酸等）形成复合物后进入小肠被吸收，其吸收率不受肠内碱性环境的干扰；绝大部分金属离子在胃液内未形成复合物，进入小肠后在碱性环境中形成不溶性复合物，则不易被吸收。因此，绝大部分摄入的金属盐类被排出体外。

（2）年龄的影响　乳儿期肠黏膜未成熟，其胞饮作用大于成人，因而对一些金属如 Pb、Cd、Fe、Co 等的吸收率较高。

（3）膳食成分　食物中的磷酸盐、植酸盐、纤维素等影响重金属元素的吸收。植酸盐能抑制大鼠肠道对铬的吸收，而草酸盐能增加铬的运转。

2. 经呼吸道吸收 大气中悬浮的颗粒物和气体中的重金属元素可从鼻咽腔至肺泡的整个呼吸道进入机体。然而，愈进入呼吸道深部面积愈大、停留时间愈长、吸收愈多。

影响呼吸道吸收的因素很多。主要有金属元素的种类、金属颗粒物的大小、金属化合物的溶解度；呼吸的深度、速率及血液循环速度；肺泡内的二氧化碳可增加某些金属化合物的溶解度；外界环境的气温、湿度、有无溶剂等。

3. 经皮肤吸收 一些脂溶性的重金属及其化合物，如四乙基铅、有机汞化合物、有机锡化合物等可通过皮肤进入体内。

一些水溶性的重金属化学物可通过毛囊、皮脂腺和汗腺进入血液。

影响皮吸收的因素有：

### （二）转运

血液是重金属元素在体内转运的主要介质。由消化道吸收的重金属元素可直接进入血液，由肺泡吞噬细胞吞噬吸收的微粒中的金属元素需通过淋巴再进入血液。进入血液的金属元素，可以游离状态存在，也可与血中氨基酸、白蛋白等结合，或吸附在红细胞膜上，并可进入红细胞内，或与特异转运蛋白结合而运输。

重金属在血液中与何种成分结合，直接影响重金属向组织器官的转运速度，与血球结合的金属转运速度比与血浆结合的金属慢，与血浆成分结合的金属转运速度比血浆中游离金属离子要慢。金属与血球及血浆结合的分配比，随金属种类和化学形式而异，对金属的转运影响很大。正常生理状态下，Cd、Cu、Cr、Ni的血浆血球结合比为1，Pb为0.01，无机汞为2.5，汞蒸气为1.0，甲基汞为0.1～0.2。

重金属与血浆成分的结合可分作三类：①与血浆中低分子成分结合，是重金属转运、分布和排泄的重要形式；②与血浆蛋白（主要是白蛋白）松散结合，易分离；③与特殊重金属蛋白或转运载体蛋白形成牢固的结合，只有靠络合剂或比该重金属结合力更大的金属才能将其分离。

### （三）分布

重金属元素被机体吸收后，在体内各脏器的分布随不同元素而异。同一种元素在不同组织器官的分布也不相同。不同器官对不同金属的选择性明显不同。

金属元素的分布受多种因素的影响。例如，经肺吸入的汞蒸气主要随血流分布在脑组织中，引起脑损伤；水溶性的汞离子，则很难通过血脑屏障，进入脑组织的很少；脂溶性较强的烷基汞，则可通过血脑屏障进入脑组织中。四乙基铅进入机体开始时呈脂溶性分布，在脑和肝中最多，当其转为无机铅时则按照无机铅的形式分布。

**（四）排泄**

重金属及其代谢产物，主要是通过消化道和胆汁随粪、经肾随尿、经肺随呼吸等途径排出体外；毛发和指甲也可排出微量的重金属元素。

不同重金属的排泄途径不同，一种重金属也可由几种途径排泄。一般规律是经口摄入的主要经肠道随粪排出（因摄入的重金属盐类不易被肠道吸收）。

同一种重金属的排泄途径也可因剂量和代谢转化而改变。例如，汞在吸收之初，主要由粪排出，后来却主要由尿排出；口服的无机铅主要由粪排出，而口服的四乙基铅主要由尿排出；大部分重金属阳离子由口摄入时，因肠道不易吸收而主要从粪便中排出。

**（五）体内蓄积**

当重金属的吸收量大于排出体外的量时，重金属就可在体内蓄积起来，尤其是人体内固有重金属的储存库（如骨骼）和重金属蓄积机制（如各种金属巯蛋白可与金属结合而沉积在某些细胞内）等，使多数重金属在体内的蓄积具备生理条件。特别是那些有致癌作用的金属如 As、Cd、Cr、Ni 等。由于它们在环境中一般是低浓度、长时期侵入人体，每次进入机体的量虽然很少，在青少年时期在体内的负荷较轻，但是由于对这些重金属的接触旷日持久，随着年龄的增长，这些金属在体内的量就会逐年增多，由少积多，由机体能够耐受到机体不可抵御。尤其那些蓄积在骨骼中的重金属，在老年阶段在骨质改建中破骨作用增强而成骨作用减弱时，可将储存的金属释放出来对组织细胞造成危害。

## 第三节　几种常见重金属的毒理作用

重金属污染环境进入人体后，不易排泄，逐渐蓄积，当超过人体的生理负荷时就会引起生理功能改变，导致急、慢性或远期危害。重金属对健康的危害主要有慢性中毒、致癌作用、致畸作用、变态反应、对免疫功能的影响等。

### 一、汞的毒理作用

1. 金属汞　金属汞常以蒸气态污染大气，可通过呼吸道进入人体。金属汞易溶于脂质，容易通过生物膜进行转运和分布，也容易通过血脑屏障进入脑组织。金属汞在脑组织被氧化形成二价汞离子后，脂溶性降低，水溶性增强，难逆向通过血脑屏障，返回血流，从而在脑组织中蓄积，引起损害作用。金属汞在细胞和其他组织中也可氧化成二价汞离子，再转运至肾脏，经肾由尿排出体外，一般对肾不易造成损害。所以，汞对脑的损伤先于肾，慢性汞中毒首先出现的是神经系统症状。

金属汞的中毒机理主要是由于二价汞离子与蛋白质和酶中的巯基（—SH）反应形成牢固的硫汞键（—SHg—），改变了蛋白质，尤其是酶的结构与功能，使细胞代谢紊乱，导致组织器官病变。一般短期的二价汞离子的毒害是可逆的，停止接触，中毒症状可逐渐消失。

职业性长期吸入汞蒸气和汞尘可引起慢性汞中毒，其症状主要有体力减退、头晕、头痛、失眠、多梦、记忆力减退等中枢神经系统症状；还有精神症状（如胆怯、焦虑、不安、精神压抑、丧失信心等）、意向性震颤（即注意力集中时震颤更明显）。此外，皮肤可出现红斑疹、疱疹、荨麻疹，眼睛可发生汞毒性晶体炎（晶体前出现灰棕色或黄色翳斑）等。

2. 无机汞化合物　无机汞化合物包括汞的硫化物、氯化物、氧化物及其他汞盐，只有离子态的汞才能被吸收（通过胃肠道和呼吸道）。汞离子进入血液后迅速分布全身，随之转运聚积于肝脏和肾脏，并经肾由尿排出体外。由于无机汞不易被吸收，一般不易造成肝、肾的损害。在短期内摄入大量无机汞盐或误食含汞物质，可引起急性汞中毒。

3. 有机汞化合物　可将有机汞化合物分为两类：一类为苯基汞和烷氧基汞，在体内易降解为汞离子，其毒理作用类似于无机汞化合物；另一类为烷基汞，如甲基汞、乙基汞、丙基汞等。

甲基汞、乙基汞和丙基汞均为短链烷基汞，均属脂溶性，易以简单扩散的方式通过生物膜，也易随血流通过血脑屏障进入脑组织。脑细胞富含类脂质，与甲基汞、乙基汞的亲和力很强。甲基汞可以原形蓄积在脑内，以大脑的感觉区和运动区蓄积量较高，尤其在大脑后叶蓄积量最高，致使患者听觉、视觉严重障碍。

甲基汞属于高神经毒物质。环境中任何形式的汞（金属汞、无机汞、芳基汞等），均可转化为剧毒的甲基汞，称为汞的甲基化。甲基汞包括一甲基汞（如氯化甲基汞 $CH_3HgCl$、碘化甲基汞 $CH_3HgI$ 等）和二甲基汞（如 $CH_3HgCH_3$）。不论在需氧还是在厌氧条件下，某些含有甲基钴氨素（甲基维生素 $B_{12}$）的微生物可将甲基转移给无机汞而形成甲基汞。在厌氧条件下合成甲基汞的速度比需氧条件下要慢得多。在需氧条件下，无酶催化时主要形成甲基汞，是水溶性的，可被水生生物吸收进入食物链。在厌氧条件下，必须有酶催化（生物转化），主要形成二甲基汞，它不易溶于水，具挥发性，可逸入到大气中。在微酸性环境中，二甲基汞又可转化为甲基汞。

甲基汞化合物主要侵犯中枢神经系统。其慢性中毒的主要症状有感觉异常

（如口唇和手足末端麻木、刺痛及感觉障碍等）、语言障碍（如说话不清楚、缓慢、不连贯等）、运动失调（如手的动作缓慢、步态不稳、协调运动障碍及意向性震颤等）、向心性视野缩小，重者可呈管状视野、听力障碍（如中枢性听觉障碍，听不见或听不清）等。上述中毒症状出现顺序：感觉障碍→运动失调→语言障碍→视野缩小→听力障碍。

此外，甲基汞还可随血流通过胎盘进入胎儿，具有致畸作用。孕妇摄入甲基汞可危及胎儿健康，重者可造成流产或死胎，轻者使婴儿成为甲基汞中毒病儿。主要表现为严重的精神迟钝、原始反射（口腔反射、握物反射等）差、协调运动障碍（如共济失调、运动失调等）、生长发育不良、肢体变形、斜视、精神运动性发作等。

目前认为，甲基汞对神经系统损害作用的机制之一是影响乙酰胆碱的合成，抑制神经兴奋传导。δ-氨基-γ-酮戊酸脱水酶参与乙酰基代谢，甲基汞可与该酶的巯基结合，从而影响乙酰胆碱的合成。此外，甲基汞的亲脂性强，易集中于细胞膜，对神经系统细胞膜产生溶解作用。甲基汞还能与大量存在于脑组织中的缩醛磷脂结合，这也可能是引起中枢神经系统损害的原因。

## 二、铅的毒理作用

1. 急性中毒　急性铅中毒较少见。当意外摄入大量铅时可发生急性中毒，如含铅餐具（锡器盘、铅壶、彩釉陶器、铅绘料涂里的玻璃器皿等）将大量铅溶出进入食物时，食入后可引起中毒。幼儿啃嚼含铅油漆的玩具和家具等也可产生中毒。服用过量的含铅药物如黑锡丹、樟丹等同样可引起中毒。铅对人的最小经口急性中毒剂量约为 5mg/kg，成人一次口服醋酸铅[$Pb(CH_3COO)_2 \cdot 3H_2O$] 2～3g 可致中毒，致死量约为 50g。急性中毒时，贫血是主要症状之一；患者口内常有金属味、流涎、恶心、呕吐、便秘或腹泻，并有阵发性腹绞痛；神经系统受铅损伤可出现中毒性脑病（如狂躁、谵妄、视力减退以至；失明、失语、麻痹、幻觉、神志模糊以及剧烈头痛、喷射状呕吐、惊厥等脑水肿症状）；肾受害的中毒性肾病，可见近端肾小管功能异常，尿中出现氨基酸、葡萄糖等；肝损伤可引起中毒性肝炎等。此外，个别患者可发生麻痹性肠梗阻，消化道出血等。

2. 慢性中毒　国内一般认为空气铅浓度在 0.05～0.08 $mg/m^3$ 间，长期接触可引起慢性铅中毒。国外资料报道，吸入铅量在 10～20mg/日，经过数周；或 2mg/日，经过数年，可致慢性中毒。慢性铅中毒主要症状：

（1）血液系统　铅能抑制血液中 δ-氨基乙酰丙酸（又称 δ-氨基酮戊酸）

脱氢酶（δ-ALA-D）和血红素合成酶，使血红素合成受到障碍而出现贫血，面色苍白（所谓铅容）、心悸、气短、疲劳、易激动及轻度头痛，血象中网织红细胞与点彩红细胞增多，血铅含量增高。

（2）神经系统　铅中毒早期常见神经衰弱综合症，表现为头昏、头痛、失眠、健忘、易兴奋等，小儿可出现多动症。

铅中毒对中枢神经系统的作用是引起脑病。铅中毒性脑病在严重铅中毒时可见，发病前常有顽固性头痛，之后出现贪睡、呕吐、视力模糊、肌肉痉挛、意识模糊。病理可见脑肿胀或水肿，可出现脑水肿的体征，检查可见脑压增高，脑脊液中铅含量、蛋白质及白细胞略见增多。

慢性铅中毒时周围神经也出现症状，最严重的典型症状是由桡神经损害引起的非对称性腕下垂。此外，伸肌无力。多数中度和重度铅中毒病例常见四肢无力、两手握力减退，少数可见局部性皮肤触觉和痛觉减退等。

（3）消化系统　慢性铅中毒患者口内有金属味、食欲减退、便秘、腹隐痛。典型症状是腹绞痛，见于中等及较重的中毒病例。发作之前，往往先有一段时间顽固性便秘及腹隐痛。多为突然发作，每次持续数分钟至数小时。痛的性质为阵发性，多在脐周，也有在上下腹部者。发作时多伴呕吐、脸色苍白、出冷汗。检查为舟状腹，无固定压痛点，似乎按压腹部可稍缓解。发作时，血压常升高，主要是收缩压升高，眼底动脉有痉挛现象，驱铅治疗后症状可逐渐消失。

（4）其他　铅对肾脏有一定损害。慢性铅中毒主要损害肾小管的功能。铅还可降低机体的免疫功能，使对感染的抵抗力降低。

3. 生殖毒性与致畸作用　小剂量（0.002～0.2mg/kg）铅和短时间（10d中作用6次）作用，未见大鼠的一般状态、血液及神经系统的改变，但可引起大鼠的睾丸和前列腺增重，前列腺肥大，精子生成受到破坏，有丝分裂异常，精子异常，精液流动性下降，性细胞中RNA合成和分解降低。雌性大鼠的动情期紊乱，卵巢皮质层萎缩，卵细胞异常。交尾前或孕期给大鼠注入铅，往往引起流产或死胎，或胎鼠发育不全。调查发现，铅作业女工中发生死胎、流产、畸形及早产者较多。

4. 致癌作用　流行病学调查表明，英国铅管工人支气管肺癌校正死亡率较高，铅对BaP诱发工人肺癌可能有协同作用。给大鼠口服或皮下注射铅盐，可引起肾肿瘤；氧化铅和BaP对仓鼠有协同致癌作用；四乙基铅可使小鼠发生肝癌。

5. 毒作用机理　铅可与体内一系列蛋白质、酶和氨基酸内的官能团，主要是与巯基相结合，从多方面干扰机体的生化和生理功能。受铅干扰最严重的代谢环节是抑制呼吸色素（如血红素和细胞色素）的生成，通过抑制线粒体的呼吸和磷酸化而影响能量的产生，以及通过抑制三磷酸腺苷酶而影响细胞膜的运输功能。

在动物实验和临床病例中，可见白蛋白的巯基、氨基和羧基的含量降低，各种酶如过氧化氢酶、红细胞内的δ-氨基酮戊酸脱氢酶（δ-ALA-D）及红细胞膜ATP酶等的活性降低；肝、肾、肠管中葡萄糖-6-磷酸脱氢酶和谷氨酸脱氢酶等活性改变。

（1）影响卟啉代谢　卟啉代谢紊乱是铅中毒主要和较早的变化。卟啉是血红素合成过程中的中间产物。铅对血红素合成过程中的许多酶有抑制作用，其中最敏感的是δ-ALA脱氢酶，使ALA形成卟胆原受到干扰。同时，又抑制铁络合酶，阻碍了原卟啉与二价铁的结合，使血红素合成受到干扰，引起低色素贫血。

（2）损害神经系统　引起末梢神经炎，出现运动和感觉异常，常见伸肌麻痹。伸肌麻痹可能是由于铅能抑制肌肉内的肌磷酸激酶，使肌肉内的磷酸肌酸合成受抑而减少，导致肌肉失去收缩的动力所致。也可能是神经和脊髓前角细胞有变性，阻碍了伸肌神经冲动的传递而造成麻痹。感觉异常，常见上肢前臂和下肢小腿出现麻木和肌肉痛，早期有闪电样疼痛，进而发展为感觉减退和肢体无力。

铅还可随血流进入脑组织，引起小脑和大脑皮质细胞损伤、干扰脑细胞代谢活动，导致营养物质和氧气供应不足。由于能量缺乏，脑内小毛细血管内皮细胞肿胀，管腔变窄，血流淤滞，血管痉挛，造成脑贫血和脑水肿，发展成为高血压脑病。

幼儿大脑对铅的损害远比成人敏感。环境中特别是大气环境中的铅，对儿童智力发展和行为会产生严重影响。有人报道，对血铅超过0.6mg/L的平均9岁的儿童进行观察，几年后，发现有智能障碍、痉挛性疾患及行动异常。铅还能透过母体的胎盘侵入胎儿体内，特别是侵入胎儿的脑组织，危害后代。

（3）引起血管痉挛　铅中毒可致血管痉挛，导致一系列病症。细小动脉痉挛可引起细小动脉硬化；皮肤血管收缩可引起面色苍白的“铅容”；肾小动脉硬化与痉挛可引起肾血流量少，引起中毒性肾病。铅中毒时，腹绞痛、视网膜小动脉痉挛和高血压往往相伴发生，可能都是小动脉痉挛引起。铅中毒引发的高血压脑病也是由于脑血管痉挛、脑贫血和脑水肿引起。铅引起血管痉挛的机理尚未阐明，是由于卟啉代谢障碍、含巯基酶抑制、刺激植物神经，还是直接作用于血管平滑肌，尚待研究。

（4）对消化系统的损害　铅绞痛时之肠管阶段性痉挛或麻痹，可能与肠壁的碱性磷酸酶和三磷酸腺苷酶的活性受铅抑制而使葡萄糖和钾离子代谢紊乱导致的平滑肌痉挛有关。

铅对肝脏损害的程度，与接触铅量的多少、时间长短、中毒途径有关。铅中毒引起的肝脏损害多见于经口服的铅中毒者。可引起肝肿大、黄疸，甚至肝硬变或肝坏死。这种肝损伤除了铅可直接损害肝细胞外，也可能是肝内小动脉痉挛引起局部缺血所致。

## 三、镉的毒理作用

1. 急性毒性　镉对胃肠黏膜有刺激作用，故口服镉化合物可引起呕吐，并可引起腹泻、休克和肾功能障碍。人在生产环境中大量吸入镉烟尘和蒸气也可引起急性镉中毒，口有金属味，出现头晕、头痛、咳嗽、呼吸困难、恶寒、呕吐、腹泻等，并产生肺炎和肺水肿。此外，还引起肾功能不良。这是由于镉集中在肾小管，使金属巯蛋白耗竭，近曲肾小管上皮细胞的线粒体膨胀和变性，使肾小管上皮细胞通透性功能损害，再吸收功能受到影响，从而导致肾功能障碍。患者尿中出现低分子量（1 万～3 万）蛋白质，伴随出现溶菌酶、$\beta_2$-微球蛋白、糖尿、氨基酸尿、高磷酸尿等。

2. 慢性毒性　大鼠慢性吸入氧化镉时，可见血红蛋白和红细胞数减少，白细胞数增加，血清蛋白下降，硫胺素代谢障碍，间质性肺炎和局灶性肺气肿。家兔慢性喂饲试验，可见生长迟缓、低血色素性贫血，中性粒细胞增加，血浆白蛋白降低，血浆球蛋白增高。尿中有蛋白和管型。病理解剖发现肾间质纤维化伴有肾小球纤维化和肾皮质凝固性坏死、肝坏死及炎症细胞浸润、脾肿大、肺气肿、心脏肥大等。

人长期吸入镉尘或镉烟可损害肾或肺。主要症状为肺气肿，嗅觉减退或丧失，牙釉黄色环，肾小管功能障碍，蛋白尿，体力减退等。此外，有人报告，尚有骨软化症、轻度贫血、高血压等。

日本神通川流域发生的骨痛病是举世皆知的主要由于镉污染引起的公害病。由于神通川上游锌矿冶炼排出的含镉废水污染了神通川，河水灌溉使镉进入稻田而被水稻吸收。居民长期食用含镉米（每日仅从大米便可摄入 300～480$\mu$g 镉），并直接饮用被镉污染的神通川的水，导致骨痛病流行。

骨痛症的主体是骨软化症的一系列病理变化。由于镉慢性中毒首先引起肾脏与肝脏受损害，然后引起骨骼软化，若此时又有妊娠、分娩、授乳、内分泌失调、衰老、营养不良、钙不足等诱导或促进因素，便会出现骨痛病。和慢性镉中毒一样，骨痛病也是以肾小管损害和骨质软化为主要症候，可见糖尿和低分子蛋白尿。

镉引起骨痛病的原因可能是由于镉对肾功能的损害使肾中维生素 $D_3$ 的合成受到抑制，影响人体对钙的吸收和成骨作用。同时，镉使骨胶原肽链上的羟脯氨酸不能氧化产生醛基，妨碍骨胶原的固化与成熟，从而导致骨骼软化。

**3. 其他损害** 近年来的流行病学调查表明，接触镉的工人前列腺癌及肾癌发病率比对照组高。镉还可对动物产生下列慢性损害：

（1）高血压 动物饲以含镉饲料或腹腔注入醋酸镉可引起高血压，使用络合剂依地酸钠锌（$ZnNa_2EDTA$）排镉后，血压可恢复正常。其原因可能是镉对血管的局部作用，或因镉的抗利尿作用而致水和钠滞留，或因镉提高了肾素活性所致。

（2）睾丸损害 睾丸组织对镉很敏感。小鼠皮下注入氯化镉或乳酸镉可引起精原上皮细胞和间质的破坏，出现去睾丸现象，睾丸酮合成明显减少，精原细胞对胸腺嘧啶的吸收利用能力减少一半，动物生育率下降。这可能是由于镉引起血管损害，使血流量减少，睾丸出现缺血坏死所致。

（3）致癌作用 中胚叶组织对镉最为敏感。镉在动物体内可引起横纹肌肉瘤、皮下肉瘤及睾丸间质细胞瘤。

（4）致畸形作用 镉对胚胎生长发育有明显影响。镉可抑制胚胎细胞分裂和 DNA、蛋白质的合成，也可抑制胸腺嘧啶核苷激酶的活性。镉引起的畸形有多种，以颅脑、四肢和骨骼畸形多见。

**4. 毒作用机理** 动物实验证实，微量镉能干扰大鼠肝脏线粒体中氧化磷酸化过程。离体研究发现，镉可抑制各种氨基酸脱羧酶、组氨酸酶、淀粉酶、过氧化酶等的活性。尤其是镉抑制亮氨酰基氨肽酶（该酶中的锌被镉置换），使蛋白质的分解和再吸收障碍。由此推测，镉的部分毒作用机理可能是镉与含羧基、氨基，特别是含巯基的蛋白分子结合，而使许多酶的活性受到抑制。镉离子可与组织蛋白羧基形成不溶性金属蛋白盐，也可与巯基形成稳定的金属硫醇盐，从而使许多酶系统的活性受到抑制和破坏，使肾、肝等组织中的酶系功能受损害。此外，镉还可干扰铜、钴和锌在体内的代谢而产生毒作用。

## 四、铬的毒理作用

### （一）毒性

各种铬化合物的毒性强弱不同。金属铬和二价铬化合物的毒性很小或无毒。三价铬化合物较难吸收，毒性不大。六价铬化合物毒性最强，比三价铬毒性大 100 倍。不论是六价铬还是三价铬，其毒性随化合物不同而异。

1. 急性毒性　动物急性中毒后出现呕吐、流涎、腹泻、呼吸和心跳加快，胃黏膜发炎、破损、出血、溃疡，肠、肝、肾等器官充血。从这些症状可知，铬对局部有刺激、腐蚀作用，也可导致呼吸障碍。

人口服重铬酸钾的致死剂量为3g左右。大量铬盐从消化道进入，可刺激和腐蚀消化道，引起恶心、呕吐、腹痛、腹泻、血便以致脱水。同时，有头晕、头痛、呼吸急促、烦躁、口唇与指甲青紫、脉搏加快、四肢发凉、肌肉痉挛、尿少或无尿等严重中毒症状。如抢救不及时，则很快休克、陷入昏迷状态。解剖可见，胃黏膜有充血、炎症、溃疡，还可见肾组织坏死、脑水肿、内脏器官出血等急性病变。

铬对人的经呼吸道吸入的急性毒性，可见于工业事故。人吸入0.015～0.033mg/m$^3$浓度的$CrO_3$，可引起鼻出血、声嘶、鼻黏膜萎缩；吸入重铬酸盐0.045～0.5 mg/m$^3$或铬酸0.1～1.5mg/m$^3$，可出现胃及十二指肠溃疡、肝肿大等中毒症状。曾有报道，吸入浓度为76mg/m$^3$的铬酸盐27h至10d，可引起小鼠死亡。

铬对皮肤的急性毒性表现为铬对皮肤的刺激和腐蚀作用所引起的急性皮肤糜烂及变态反应性皮肤炎。曾有报道，70%的体表被50%的重铬酸液引起的Ⅱ～Ⅲ度烧伤，虽然进行了水洗和对症治疗，但4h后发生呕血、血性腹泻、少尿等，第9天因尿毒症死亡，这可能是由于皮肤吸收铬所致。

2. 亚急性、慢性毒性　每天给兔灌以20ml含0.5mg$Cr^{6+}$（相当于$Cr^{6+}$ 0.01mg）的水184d，可见肝脏中毒性坏死；如灌以含10mg $Cr^{6+}$/L的水时，还可出现肾脏和心肌的损害。长期给家兔和狗经口灌入六价铬化合物分别为7mg/kg和5mg/kg，可引起白细胞分类的改变，幼稚白细胞增多，使狗的胃肠道出现炎症、细胞增殖、黏膜层和黏膜下层肥厚，以及内脏形态异常。给大鼠气管注入7mg/kg的重铬酸钾6～7个月，每3～4周染毒1次，可见大鼠各器官均受到损伤，尤其肺部炎症和硬化表现明显。用重铬酸钾长期给小鼠（0.05mg/kg）、大鼠（2mg/kg）、家兔（1mg/kg）灌胃，如同吸入一样可引起肺部炎症和硬化。长期经皮染毒，可引起全身性中毒，如每天在家兔皮肤表面涂1%铬酸溶液或2%铬酸酐溶液，引起体重减轻、红细胞数和血红蛋白含量下降，白细胞增多，经1～1.5个月死于肝、肾病变。

铬对人的慢性毒性作用，可由于侵入途径不同而异。铬经呼吸道侵入，常见于职业接触，对呼吸道有刺激和腐蚀作用，可引起鼻炎、咽炎、支气管炎等。当吸入铬酸雾或铬酸粉尘严重时，可引起严重病变，如急性鼻炎、鼻塞、流涕、溃疡、鼻中隔糜烂，甚至穿孔。

铬为皮肤变态反应原，皮肤长期接触铬化合物可引起接触性皮炎或湿疹，可见于铬接触工人、水泥粉尘接触者，及用洗涤剂的家庭妇女。多见于手背、腕、前臂等裸露部位的红斑、丘疹，呈局限性。对铬过敏者，也见于非接触部位。皮炎的反复发作可变为湿疹，多呈小块、钱币状，以亚急性表现为主，呈红斑、浸润、渗出、脱屑等病程长、恢复慢、易复发，往往脱离污染环境很久也不能痊愈。

铬还可引起皮肤溃疡，又称铬疮。多发生于手指和手背上，多数是先有外伤，再受铬酸盐溶液的作用所致。溃疡多呈圆形，从米粒大到蚕豆大，边缘隆起、坚硬、苍白或暗红色，中央为凹陷的溃疡面，常覆盖有黄色或灰黑色痂，外形颇似鸟眼，亦称鸟眼溃疡。溃疡可深达骨骼，愈合缓慢，愈合后可形成瘢痕或色素沉着。

铬酸雾还对眼结膜有刺激作用，引起流泪，刺激口腔、咽黏膜，可引起软腭、咽后壁干燥以致出现淡黄色小溃疡等。

长期接触铬盐粉尘或铬酸雾，除损害皮肤黏膜外，还产生全身性影响，可出现头痛、消瘦、贫血、消化不良、小肾脏损害、支气管哮喘、肺炎、神经衰弱症候群或植物神经功能紊乱等。高血压、高血脂、冠心病、肺心病的发病危险性也增大。

3. “三致”作用　六价铬和三价铬均有致癌作用。目前世界公认某些铬化合物可致肺癌，称为铬癌。过去认为只有六价铬才有致癌作用，但在动物实验中发现，金属铬、焙烧铬矿粉及氧化铬均有致癌活性。致癌作用与铬化合物的种类有关。溶于酸不溶于水的铬化合物被认为是最危险的。美国、英国、德国公认从铬矿制造重铬酸盐的生产过程中，长期接触铬的工人中肺癌发病率增高。美国和挪威发现从事铬酸铅或铬酸锌的工人中肺癌发病率增高。在防护不良的铬冶炼工人中，肺癌的发病率要比一般人高几十倍。目前有些国家已将铬酸盐作业工人的肺癌或上呼吸道癌定为职业性癌肿。尤其值得注意的是，铬化合物致癌的潜伏期很长，早期很难发现，而且铬致癌又为非特异性，与其他原因所致的肺癌并无差异，所以铬癌容易被忽视。

研究指出，三价铬可透过胎盘屏障，抑制胎儿生长，并产生致畸作用。以氯化铬（$CrCl_3$）腹腔注射给受孕 7～9d 的小鼠，于妊娠第 18d 剖腹检查，可见胎仔体重下降、畸胎增多，并呈剂量反应关系。表明铬化物有致畸胎作用。

许多研究报道证明，六价铬有较强的致突变作用，而三价铬则甚弱。如六价铬（铬酸钾、钠和重铬酸钾、钠）均可使大肠杆菌 $WP_2$（色氨酸缺陷）型发生突变，而三价铬（碳酸铬钾）则不能引起突变。同样，六价铬化合物可引起鼠伤寒沙门氏菌（组氨酸缺陷型）的某些型（如 TA100）发生明显的突变，且大鼠肝微粒体酶对增加突变没有作用；三价铬（碳酸铬钾和 $CrCl_3$），无论是否加入肝微粒体酶，均未见引起突变。

研究证明，六价和三价铬化合物可诱发细胞染色体畸变。浓度为0.1～0.5μg/mL的重铬酸钾可引起培养的仓鼠胚细胞染色体畸变。大鼠口服剂量为1mg/kg或吸食5%重铬酸钾溶液1年，可引起骨髓细胞染色体重排和非整倍体细胞百分率增加。不同铬化合物对人体外周血淋巴细胞染色体畸变的诱发作用不同，从强至弱依次为：$K_2Cr_2O_7 > K_2CrO_4 > Cr(CH_3COO)_3 > Cr(NO_3)_3 > CrCl_3$。六价铬显示出很强烈的诱变性，且呈剂量—效应关系。这可能与六价铬有很强的氧化能力对DNA有损伤作用有关。

### （二）毒作用机理

二价铬易被氧化，在生物体内不存在。三价铬参与正常糖代谢，有激活胰岛素的作用，是生物必需的微量元素，人体需要量为0.06～0.36mg/日。三价铬在胃肠内不易吸收，故毒性不大。三价铬在皮肤表层易与蛋白质结合成为稳定的络合物，使之不能透入皮层，故不能引起皮炎或皮肤溃疡。六价铬化合物容易被吸收，且有强氧化性，一方面可以氧化生物大分子（DNA、RNA、蛋白质、酶）和其他生物分子（如使维生素C氧化），使生物分子受到损伤；另一方面在六价铬还原为三价铬的过程中，对细胞具有刺激性和腐蚀性，导致皮炎和溃疡发生。

铬吸收后可影响体内氧化、还原、水解过程，并可使蛋白质变性，使核酸、核蛋白沉淀，干扰酶系统。例如，六价铬或其在体内的代谢中间产物能与核酸、核蛋白结合，使遗传密码发生改变，引起细胞突变乃至癌变。

六价铬及其代谢中间产物能抑制尿素酶的活性，低剂量时可激活磷酸酯酶，加速淀粉的水解，高浓度则抑制磷酸酯酶的活性、抑制淀粉酶水解淀粉的作用。

铬离子主要与蛋白质的羧基起作用。在六价铬还原为三价铬的过程中，可使谷胱甘肽还原酶活力受抑制，从而使血红蛋白变为高铁血红蛋白，导致红细胞携带氧的功能发生障碍，引起缺氧现象发生。

六价铬化合物的致敏作用是由于六价铬可通过汗腺和毛囊侵入皮肤，在真皮还原为三价铬，三价铬与蛋白质反应形成抗原抗体复合物所致。

## 五、砷的毒理作用

### （一）毒性作用

1. 急性中毒　由于生产过程和环境污染导致的急性砷中毒甚为罕见，而生活性急性砷中毒较常见。如误食砷污染的食品、误饮砷污染的饮料，误服含砷农药等。

大量吸入砷化合物粉尘，首先引起上呼吸道黏膜刺激症状，出现流涕、咳嗽、胸痛及呼吸困难，继而可发生呕吐、腹痛和腹泻。

经口摄入大剂量砷几分钟之内就可出现急性砷中毒症状，如果胃内有食物，可推迟几个小时出现。一般口服无机砷化合物以后0.5～4h胃部和腹部剧烈疼痛、呕吐和腹泻，患者口内有金属味感，有时呼气有大蒜气味，严重时出现脱水和休克。此外，可见中毒性肝损害、鼻衄、皮肤瘙痒、皮肤出血点和紫斑，以及烦躁不安、谵妄、抽搐等。一般在急性砷摄入24h内，由于休克可使患者惊厥、昏迷，甚至死亡。

2. 慢性中毒　长期持续摄入低剂量的砷化合物，尤其是吸入砷化合物粉尘者，经过数月乃至数年、十几年的砷蓄积而发生疾病。砷慢性中毒的某些症状是其特有的，但大部分症状是非特异性的，所以，慢性砷中毒常被忽略。慢性砷中毒主要有以下临床症状和体征：

（1）慢性中毒初期　患者表现为无力、厌食、恶心、呕吐、腹泻等；随后发生结膜炎、上呼吸道炎，且常有鼻中隔穿孔等症状。

（2）皮肤色素沉着（砷性黑皮症）　呈褐色或灰黑色弥漫性斑块状，遂融合成大片。多见于眼睑、腋窝及乳晕等受摩擦和皱褶处。

（3）砷性皮肤过度角化　皮肤角质增生变厚、干燥、皴裂。常发生在掌、趾或指、肘及膝关节。

（4）指甲失去光泽　脆而薄，或不规则增厚并出现白色横纹，称Aldrich-Mees's纹；头发也变脆，易脱落。

（5）末梢神经炎　早期表现为蚁走感，进而四肢对称性向心性感觉障碍，四肢无力、疼痛，甚至肌肉萎缩，行动困难、瘫痪。

（6）心血管系统受累　在心电图上可见心肌传导异常，QT间期延长；外周血管系统也受到损伤，肢体血管狭窄，尤其下肢严重，进而发展为完全阻塞。临床表现为间歇发作性脚趾发冷、疼痛、间歇跛行，经过数月或数年可发展到坏死。如台湾省西南沿海地区慢性砷中毒引起的乌脚病。此外，慢性砷中毒还可引起肝、肾的损害，血清丙酮酸和巯基含量降低等生理生化改变。

慢性砷中毒引起皮肤、甲、发的改变，与这些组织中含有大量富巯基的角蛋白有关。巯基可与砷牢固结合，使其生物半寿期延长，使砷在皮肤、发、甲中蓄积，从而导致皮肤、发、甲的改变。在一定意义上，尿、发、甲中的砷含量可指示砷中毒和体内砷含量。

3. 砷的细胞遗传学效应

（1）诱发细胞染色体畸变（CA）　无机砷化合物侵入人体后可诱发细胞

遗传物质损伤，导致CA频率增高。长期接触砷污染的冶炼工人、用砷制剂治疗皮肤病（如牛皮癣）的患者、使用含砷农药的农民，其外周血淋巴细胞CA频率增高。

（2）诱发细胞姊妹染色单体互换（SCE）和微核（MN）频率的增高　从事三氧化二砷作业的工人、长期饮用高砷水的台湾乌脚病患者、曾用砷制剂治疗皮肤病的患者，他们的外周血淋巴细胞SCE频率增高。无机砷化合物也能诱发体外培养的人血淋巴细胞和CHO细胞等哺乳类细胞SCE增加。

4. 砷的分子毒理学效应

（1）砷对生物大分子合成的作用　砷对细胞DNA生物合成的作用是复杂的。最近，有人研究发现，不论是三价砷（三氧化二砷、亚砷酸钠）还是五价砷（砷酸钠），对体外培养的人血淋巴细胞DNA合成的效应都是双相性的，即砷化合物在低浓度下能明显刺激细胞DNA合成作用，在高浓度下显著抑制细胞DNA合成。砷不论对DNA合成的促进还是抑制，均具明确的剂量效应关系，且三价砷比五价砷化合物的作用更大，其顺序是：$As_2O_3$＞$NaAsO_2$＞$NaHAsO_4$。不同供血者的淋巴细胞对砷化合物的反应也具有明显的个体差异。

（2）砷对细胞基因扩增的作用　研究发现，亚砷酸钠和砷酸钠能引起小鼠3T6细胞中二氢叶酸盐还原酶（DHFR）的编码基因扩增，在17个克隆中有9个克隆的DHFR基因拷贝数比正常扩增2～11倍。

砷诱发基因扩增的机制尚不清楚。最近研究发现的低浓度砷刺激DNA合成作用可能会导致基因扩增。有文献报道，DNA复制过剩也会引起基因扩增。人和动物肿瘤细胞中的基因是扩增的，砷的致癌作用可能是通过使与癌发生有关的基因（如癌基因）的扩增而实现的。

（3）砷对DNA损伤和修复的作用　多数学者认为，砷化合物对细胞DNA损伤的修复功能有抑制作用。砷酸钠能抑制紫外线照射诱发的人皮肤组织细胞非预定性DNA合成（UDS），表明对紫外线照射引起的DNA损伤的修复活性有抑制作用。三氧化二砷能抑制人成纤维细胞DNA中胸腺嘧啶二聚体的剪切，从而也抑制了UDS。

5. 砷的“三致”作用　大量流行病学研究和临床观察表明，无机砷化合物与人类的几种癌症有关，确认为致癌物。但是，大多数动物诱癌实验表明，砷不能诱发动物发生肿瘤。因此，砷不是始发致癌剂，而是辅致癌剂或辅癌剂。大多数实验也表明，砷化合物可促进紫外线（UV）照射和一些化学致突变剂的致突变作用。因此，砷又被认为是辅致突变剂或辅突变剂。

（1）砷与突变作用　三价和五价无机砷化合物在Ames鼠伤寒沙门氏菌/微粒体酶试验中未能引起基因突变，也不能诱发大肠杆菌色氨酸缺陷型菌株发生突变。一般认为砷对人和哺乳动物细胞也没有致突变性，或仅有极弱的致突变作用。研究表明，砷化合物对小鼠淋巴细胞胸苷激酶的编码基因（TK）没有或仅有微弱的致突变作用。

（2）砷的致畸作用　连续 5d 腹腔注射亚砷酸钠（总量为 11～23mg/kg）给 ICR 雄鼠，4～5 周后小鼠精子畸形率显著增加，且呈剂量依赖关系。将砷酸钠（20mg/kg）静脉注射给孕期的金色仓鼠，若是在受精后第 8d 注射，子代可发生露脑畸形；若是在胚胎发育关键期的后期注射，可发生的胚胎畸形有：泌尿生殖系统畸形、腭裂、唇裂、显微无眼畸形及耳畸形。对怀孕 6～12d 的小鼠腹腔注射亚致死剂量的砷酸钠（45mg/kg）可产生各种畸形。但是，如果在同一孕期注射砷酸钠 25mg/kg，则未见畸胎诱发。高剂量的砷对人可能有致畸作用。Luego 等人报道，一个 17 岁的孕妇在孕期最后 3 个月服用了砷化合物，生下的婴儿体重仅 1.1kg，只活了 8h，婴儿肝、脑、肾中砷含量很高。

（3）砷的致癌作用　国际肿瘤研究机构已经确认无机砷化合物为致癌物。从事砷杀虫剂生产的工人、金矿工人以及铜、锌等金属冶炼工人通过呼吸摄入砷，可引起皮肤癌、支气管癌和肺癌，还可引起淋巴瘤和白血病。饮用砷污染的水和啤酒可引起肝癌和肺癌。用三氧化二砷治疗气喘病可导致 Bowen's 病发生，后者在临床上具有慢性前癌性皮炎和多发性上皮癌的症状。近年来，流行病学研究发现，肺癌发生率与大气砷水平相关。文献报道，接触砷以后 10 年左右可发展为肺癌，但随着停止砷接触后的时间延长，砷的致癌效应逐渐消失，从而认为砷是肿瘤的促进剂而不是始发剂。

虽然砷在流行病学上是确认的致癌物，但绝大多数动物实验都不能证明砷的致癌性。在所有对人类致癌的金属和类金属化合物中，砷是唯一未能通过动物致癌试验证实有其致癌性的元素。

**（二）毒作用机理**

对于砷毒作用的机理，长期以来做了大量研究，发现砷的毒效应的产生主要是通过三价砷与巯基结合引起酶失活、五价砷引起氧化磷酸化解偶联、砷酸盐取代磷酸盐参入 DNA 分子，以及砷对毛细血管壁的毒性作用等。

1. 砷与巯基结合引起酶失活　三价砷能与蛋白质的巯基形成稳定的键。砷与酶蛋白的巯基结合以后，酶的催化活性被抑制。砷与结构蛋白的巯基结合以后，将引起细胞结构的改变，甚至破坏。

三价砷化合物能抑制许多参与体内重要代谢的含巯基酶的活性。丙酮酸脱氢酶、α-酮戊二酸脱氢酶、苹果酸脱氢酶及 ATP 酶对砷特别敏感；6-磷酸葡萄糖脱氢酶、乳酸脱氢酶、细胞色素氧化酶、D-氨基酸氧化酶、α-谷氨酸氧化酶、单胺氧化酶、肝胆碱氧化酶、葡萄糖氧化酶及嘌呤氧化酶等对砷也很敏感。五价砷化合物对一些酶的活性也有抑制作用，但比三价砷要弱得多。

一般来说，无机砷化合物比有机砷化合物对酶的抑制强烈。但是，三价有机砷化合物如苯基胂氧对含巯基酶的抑制作用比无机砷要严重得多。二氯胂能直接与巯基反应，而不必通过胂氧或亚砷酸的形式。

五价砷对巯基的亲和力远小于三价砷。三价砷化合物比五价砷的毒性作用强的主要原因就是由于三价砷比五价砷能更有效地与酶蛋白和结构蛋白中的巯基结合，对酶活性有更强的抑制，对细胞结构有更大的破坏作用之故。

**2. 取代磷酸**　在化学性质和分子结构上，砷酸（$As^{5+}$）和磷酸（$P^{5+}$）相似。在许多生化反应中，砷酸可与磷酸竞争并代替磷酸。例如在糖酵解中，甘油醛-3-磷酸脱氢酶催化D-甘油醛-3-磷酸转化为1,3-二磷酸甘油酸，后者可形成ATP；但在砷酸存在下，反应生成不稳定的1-砷酸-3-磷酸-D-甘油酸，继之分解为3-磷酸-甘油酸和砷酸，从而不能形成ATP。这样，砷酸虽不抑制糖酵解的进行，却抑制了ATP的形成。

砷酸可使氧化磷酸化解偶联。在砷酸存在下，在细胞氧化和光合作用过程中，ADP与砷酸合成ADP-Asi，而不是与磷酸合成ATP。由于ADP-Asi很不稳定，能迅速水解，使氧化和光合作用过程中产生的能量白白流失。五价砷还可以在DNA合成过程中取代磷而参入DNA结构中，生成不稳定的键，造成DNA复制和转录的错误。

## 六、重金属的联合作用

在实际环境中，往往是多种化学污染物同时存在，生物体通常暴露于复杂、混合的污染物中，它们对机体同时作用产生的生物学效应与任何一单独化学污染物分别作用所产生的生物学效应可能有所不同。因此，把两种或两种以上重金属共同作用所产生的综合生物学效应称为联合作用。

重金属元素之间的相互作用是错综复杂的。其主要作用机制：①发生化学反应，相互作用形成不溶性盐或相对稳定的络合物（复合物）或水溶性化合物；②竞争生物膜上的载体蛋白，从而影响彼此的吸收和转运；③代谢系统中竞争酶的活性中心，以一种金属代替另一种金属，使酶活性降低甚至丧失，从而影响细胞生理功能；④诱导合成金属巯蛋白或置换金属蛋白中的金属成分。通过上述机制，不同金属之间影响彼此的吸收、转运、分布、排泄、生物转化和毒性。

重金属之间的拮抗作用，其主要机制：①影响吸收和转运，或在肠道内发生化学反应形成难溶物，使其不能吸收，或通过竞争生物膜上的载体蛋白，抑制该种金属的生物转运，影响进入靶细胞和靶分子。②相互置换和竞争大分子活性位点，多为同型置换，即在周期表同族元素之间的置换，如 Zn、Cd、Hg 均属周期系中ⅡB族元素，化学性质相似，可互相取代。又如，As 与 Se 可互相竞争蛋白分子的—SH基，尤其是处于酶活性中心的—SH，从而使毒性降低。③诱导金属巯蛋白，将有毒元素沉积于非作用部位，例如 Cd 诱导的金属巯蛋白可与 Hg 结合形成难溶性络合物而蓄积于非作用部位。

锌或镉能抑制胃肠道对铜的吸收。锌可以减弱镉的毒性，预防动物的镉性高血压。硫、砷、硒互相拮抗，减弱彼此的毒性。无机硒化合物可降低烷基汞和无机汞化合物的毒性。

由于金属元素之间存在着复杂的拮抗和协同关系。所以，在评定环境重金属污染对健康的影响时，除了考虑各种重金属的单独作用外，还应考虑不同金属之间的相互影响。在环境污染对健康影响的评价中，不仅要对环境污染物进行化学分析，而且还应进行生物医学监测，根据对监测生物的综合效应来评价环境质量。

# 第十一章　肥料环境毒理学

## 第一节　概　　述

### 一、植物必需营养元素及养分来源

1. 植物必需的营养元素　目前的研究结果证实，高等植物共同必需的营养元素有 17 种，分别是 C、H、O、N、P、K、Ca、Mg、S、B、Zn、Fe、Mn、Mo、Cu、Ni 和 Cl。通常前 9 种元素在植物体内含量较高，被称作大量元素；后 7 种元素在植物体内含量较低，被称作微量元素。

此外，像 Na、Co、Se、V、Si 及稀土等由于对某些高等植物的生长促进作用，被称作有益元素。

2. 植物养分的来源　植物从自然界获取养分的途径通常来源于大气（如 $CO_2$、$O_2$ 等）、水（如降雨、灌溉水中的养分等）和土壤（主要是其中的各种有效态养分等）；对于栽培作物，为了优质、高产的需要，还必须通过施肥来弥补上述来源养分的不足，因此，肥料作为养分的载体便成为作物最重要的养分来源。

### 二、肥料的定义及类别

1. 肥料的定义　肥料是指为作物直接或间接提供养分的物料。直接的含义是该肥料中含有可被植物吸收的养分；间接的含义是指该肥料系通过改善土壤的性状来提高土壤供应养分的能力，以利植物吸收养分；有些肥料则兼具直接和间接的功能。

2. 肥料的类别　通常按肥料中所含养分的化学形态分为无机肥料和有机肥料两大类。无机肥料一般多由化肥厂生产，又称化肥；有机肥料多来自动植物残体和动物及人类的排泄物。

（1）常用化肥类别及品种

氮肥：速效氮肥：铵（氨）态氮肥：液氨、氨水、碳酸氢铵、硫酸铵、氯化铵等。

硝态氮肥：硝酸钠、硝酸铵、硝酸钙、硫硝酸铵、硝酸铵钙等。

酰胺态氮肥：尿素。

长（缓）效氮肥：脲甲醛、丁烯叉二脲、异丁叉二脲、草酰胺、包被型尿素（如硫衣尿素）等。

磷肥：水溶性磷肥：普通过磷酸钙、三料过磷酸钙（又称重过磷酸钙）等。

弱酸溶性磷肥：钙镁磷肥、钢渣磷肥、磷酸二钙、脱氟磷肥等。

难溶性磷肥：磷矿粉、鸟粪磷肥、骨粉等。

钾肥：氯化钾、硫酸钾、窑灰钾肥、硅酸钾等。

复合（混）肥料：同时含有氮、磷、钾三种养分中的任意两种或全部三种的肥料。如磷酸铵、磷酸二氢钾、硝酸钾，以及由上述肥料混合或掺混而制成的各种肥料。

钙肥：生石灰、熟石灰、碳酸钙、氯化钙、硝酸钙等。

镁肥：氧化镁、氢氧化镁、碳酸镁、氯化镁、硝酸镁、硫酸镁等。

硫肥：硫磺、硫酸钙、硫酸镁、硫酸铝等。

微肥：含有各种微量元素的肥料，如硼砂、硫酸锌、硫酸铜、硫酸锰、硫酸亚铁、钼酸铵等，以及含有微量元素的矿渣等。

（2）常见有机肥

植物类：绿肥（如紫云英、草木樨、三水一萍等）、堆肥（以秸秆为主要原料）、沤肥、饼肥等。

动物类：人粪尿、畜禽粪尿、蚕沙、海肥、厩肥、沼气肥等。

腐殖酸类：泥炭、风化煤、黄腐酸、腐殖酸铵等。

微生物类：固氮菌肥、磷细菌肥、硅酸盐菌肥等。

其他：草木灰、污水、污泥、粉煤灰、垃圾等。

## 第二节　肥料的污染

### 一、肥料进入环境的途径

1. 土壤施肥　大多数肥料都是通过施入土壤而发生作用的。肥料施入土壤后，经历诸如溶解与固定、吸附与解吸、氧化与还原、络合与解离、合成与降解等一系列转化过程。其中的养分除被作物根系吸收的部分外，其余的物质则通过各种途径进入大气、水体（含地下水）或残留在土壤。

肥料的施用方式主要有基肥（又称底肥）、种肥、追肥等多种。

2. 根外追肥　在作物生长期间，将肥料溶液喷洒于作物叶面，是土壤施肥的重要辅助手段。根外追肥使用的是水溶性肥料，纯度较高，杂质较少，且肥料利用率高，因此，对环境的影响较小。但若使用未经腐熟的粪便或污水泼浇在作物叶片上时，同样会造成污染，甚至引发传染病。

## 二、肥料对土壤、水体及大气的污染

### （一）肥料中的有害物对土壤的污染

肥料在土壤中残留的污染物多来自磷肥［由磷矿石加工而成，磷矿石主成分为氟磷灰石：$Ca_{10}(PO_4)_6 \cdot F_2$］、用作微肥的矿渣（如硼矿渣、锌矿渣）、污灌的污水（含有一定营养成分的工业污水与生活污水）、直接还田的秸秆以及集约化养殖场的畜禽粪便。其种类多样，主要有：

1. **重金属元素**　主要来自磷肥（表 11－1）、粉煤灰（表 11－2）、矿渣、污泥、垃圾堆肥（表 11－3）及用作灌溉的污水（又称污灌）。

2. **氟**　磷矿石中氟的含量大约在 20 000～40 000mg/kg。

**表 11－1　某些磷矿石和磷肥中重金属含量**（mg/kg）

| 品种或产地 | As | Cd | Cu | Pb | Zn | Hg |
|---|---|---|---|---|---|---|
| 磷矿石平均 | 24.4 | 33.9 | 23.7 | 17.2 | 256.0 | 0.25 |
| 美国佛罗里达产 | 19.4 | 11.3 | 15.0 | 17.2 | 112.0 | 0.05 |
| 摩洛哥产 | 35.2 | 26.3 | 39.2 | 11.1 | 273.0 | 0.01 |
| 挪威产 | 20.3 | 76.4 | 12.0 | 9.1 | 801.0 | 0.31 |
| 中国云南产 | 25.0 | 3.8 | 54.2 | 242.1 | 225.3 | |
| 普通过磷酸钙 | 104.0 | 9.5 | 15.7 | 8.6 | 159.0 | 0.42 |
| 重过磷酸钙 | 273.0 | 24.5 | 32.5 | 5.6 | 270.0 | 0.17 |
| 俄罗斯普通过磷酸钙 | | 7.3～170.0 | 4.0～100.0 | 2.0～962.0 | 50.0～1 430.0 | 0.0～1.0 |
| 俄罗斯其他磷肥 | | 0.56～9.1 | 2.0～58.0 | 0.68～27.0 | 23.0～1 100.0 | 0.02～32.0 |
| 俄罗斯复混肥料 | | 0.019～17.5 | 7.2～625.0 | 0.88～443.7 | 15.0～450.0 | 0.005～0.22 |
| 中国浙江钙镁磷肥 | 6.2 | | 63.2 | | 169.4 | |

**表 11－2　我国部分粉煤灰中重金属含量**（mg/kg）

| 地　点 | Cd | Cr | As | Pb | Hg |
|---|---|---|---|---|---|
| 江苏徐塘电厂 | 0.127 | 62.07 | 2.88 | 23.87 | 0.541 |
| 江苏韩庄电厂 | 0.270 | 99.33 | 5.42 | 37.58 | 0.495 |
| 浙江梅西电厂 | 0.031 | 67.62 | 5.60 | 30.51 | 0.134 |
| 陕西秦岭电厂 | 0.320 | 71.20 | 13.20 | 76.20 | 0.090 |
| 河北马头电厂 | 0.200 | 60.00 | — | 34.50 | 0.300 |
| 河南焦作电厂 | 0.284 | 54.43 | 4.35 | 31.55 | 0.139 |
| 山东莱芜电厂 | 0.243 | 98.36 | 7.39 | 36.80 | 0.071 |

注：引自马世甲等编著《肥料生产配方优化设计、生产加工新工艺、新技术与质量检测实用手册》。

**表 11-3 垃圾堆肥中重金属含量**（德国，1970—1976 平均值，单位 mg/kg 干重）

| 元　素 | As | Pb | Cd | Cr | Cu | Mn | Hg | Zn |
|---|---|---|---|---|---|---|---|---|
| 平均值 | 7.2 | 229.0 | 3.7 | 88.0 | 266.0 | 511.0 | 2.0 | 1 000.0 |
| 样品数 | 28 | 87 | 66 | 5 | 68 | 12 | 28 | 90 |

注：引自杨景辉编著《土壤污染与防治》。

3. 放射性元素　主要是磷矿石中伴生的铀、钍和镭（表 11-4）。

**表 11-4 磷肥中的放射性强度**（Bq/kg）

| 采样地点 | 总 α 放射性强度 | |
|---|---|---|
| | 磷 矿 粉 | 磷　肥 |
| 河南（普通过磷酸钙） | — | $9.25\times10^3$ |
| 福建（普通过磷酸钙） | — | $3.02\times10^4$ |
| 浙江（普通过磷酸钙） | — | $3.04\times10^4$ |
| （钙镁磷肥） | — | $2.05\times10^4$ |
| 内蒙古（普通过磷酸钙） | $9.25\times10^3$ | $9.62\times10^3$ |
| 黑龙江（普通过磷酸钙） | — | $2.92\times10^2$ |
| 河北张家口（普通过磷酸钙） | $22.94\sim1.55\times10^3$ | 62.9 |
| 河南洛阳（普通过磷酸钙） | — | $1.26\times10^3$ |
| 广东湛江（普通过磷酸钙） | 122.1 | $1.92\times10^2$ |

注：引自王敬国主编《农用化学物质的利用与污染控制》。

4. 有机物　主要是有机物料及污灌的污水携带的农药、除草剂、饲料添加剂、兽药等。

有机肥是传统的优质肥源，一直受到人们的重视，但秸秆等有机物料直接还田时，其中残留的农药、除草剂也随之进入土壤。粪便类有机肥因养分全面、肥效显著成为有机肥的主角，随着集约化养殖业的发展，畜禽粪便的量迅速增加，但由于集约化养殖业普遍使用饲料添加剂和兽药（如各种抗生素），加之其出栏周期短，使畜禽体内尚未代谢完全的饲料添加剂和兽药随粪便排出，并通过施肥进入土壤，未经腐熟的粪便中还可能带有寄生虫和致病菌。

除此之外，部分地区使用污水灌溉（污灌）时，污水中的有机与无机污染物也随之进入土壤。污水中的有机污染物主要有氰、酚、多环芳烃、烷基苯、磺酸盐、苯并（a）芘等有害的有机化合物，其中很多是“三致”（致癌、致畸、致突变）物质（表 11-5）。

5. 生物类　主要是污水和粪便中含有的寄生虫卵、病毒、病原菌及秸秆携带的植物病原菌与害虫虫卵等。施用未经处理的粪肥、利用未经处理的污水灌溉，很可能会成为某些疾病传播的媒介（表 11-6）。

**表 11-5　污灌区土壤中典型 PAHs（多环芳烃化合物）的含量（mg/kg）**

| PAHs | 石化污水灌溉 | 木材防腐污水灌溉 | 焦化厂污水灌溉 | 天然气厂污水灌溉 |
|---|---|---|---|---|
| 萘 | | 1～5 796 | 58～59 | |
| 菲 | 0.14～3.63 | 76～3 402 | 27～277 | 15～715 |
| 蒽 | 0.20 | 15～693 | 6～130 | 27～295 |
| 荧蒽 | 0.14～18.0 | 21～1 464 | 34 | 614～3 664 |
| 芘 | 0.06～7.0 | 19～1 303 | 28～285 | 170～833 |
| 苯并（a）蒽 | | | 16～200 | 183～597 |
| 苯并（a）芘 | <1.03 | | 14 | 45～159 |
| 苯并（b）荧蒽 | | | | 152～446 |
| 苯并（k）荧蒽 | | | | 108～552 |
| 茚并（1，2，3-cd）芘 | | 10～23 | | 121～316 |

注：摘引自陈爱莲主编《土壤监测修复技术与有毒有害物质残留分析改良评价标准实用手册》。

**表 11-6　畜禽养殖场粪污的成分**

| 指　标 | 单位 | 猪场粪污 | 牛场粪污 | 生活污水 |
|---|---|---|---|---|
| pH | / | 7.5～8.1 | 7.2 | 8.1 |
| SS | mg/L | 1 500～12 000 | 19 000～60 000 | 211.8 |
| 透明度 | cm | 1∶10；0.7～1.0 | 1∶5；2.0～2.5 | — |
| $BOD_5$ | mg/L | 2 000～6 000 | 3 000～8 000 | 66.7 |
| $COD_{Cr}$ | mg/L | 5 000～10 000 | 6 000～25 000 | 320.1 |
| 氟化物 | mg/L | 100～150 | — | 37.1 |
| 氨氮 | mg/L | 100～600 | 300～1 400 | — |
| 亚硝酸盐 | mg/L | 0 | 0 | — |
| 硝酸盐 | mg/L | 1.0～2.0 | — | — |
| 细菌总数 | 个/L | 100 000～10 000 000 | 10 000 000 | 1 600 000 |
| 蠕虫总数 | 个/L | 5.0～7.0 | 10～20 | — |

## （二）肥料中有害物及其转化物对水体的污染

1. 施入旱地土壤的氮肥（包括有机肥中的氮）　经过硝化作用形成 $NO_3^-$，而后随淋溶进入地下水，造成地下水污染，导致水体富营养化。许多研究显示，水中的硝酸盐是随着氮肥用量和人口的增加而增加。如美国加州某地区，自 1950—1980 年代间，地下水硝酸盐含量增加了 2.5 倍；同时期肥料的施用增加 6 倍。另从 20 世纪 40 年代至今，丹麦地下水的硝酸盐含量增加了近 3 倍。

2. 施入土壤的磷肥　受到土壤颗粒的强烈吸附，很难随土壤水移动。英国洛桑试验站的试验表明，土壤施磷 100 年后，磷仍然集中在 0～40cm 土层内，向下移动很少，表层积累的磷主要通过地表径流进入水体，径流中的很大一部分磷是以悬浮颗粒形态存在，与此同时，土壤颗粒上吸附的 $NH_4^+$、重金属元素及有机质等也进入水体。

3. 部分集约化畜禽养殖企业冲洗畜禽粪便的污水未经处理即直接排入水体　城市的人粪尿通过水冲式卫生洁具进入城市排水系统，其中有相当部分因污水处理能力不足而直接进入水体。在农村，由于管理粗放，各类有机物料随意堆放，风吹雨淋，形成的污水流入水体，还通过扬尘将固态物质沉降于水面。上述途径进入水体的物质除养分外，还有寄生虫卵、病毒、病原菌、兽药等。据南京市环保部门对太湖流域的调查研究，畜禽粪便流入水体的COD、氮和磷分别占总污染负荷的7.13%、16.67%和10.19%。

**（三）肥料对大气的污染**

1. 在pH中性以上的土壤上　尿素（经土壤中脲酶的转化成为碳酸铵）和铵（氨）态肥中的一部分以氨气的形式从土壤中挥发进入大气。

2. 在土壤水分饱和状态（如水田）下　氮肥经过反硝化作用，形成气态的$NO_x$（不完全氧化的氮氧化物）进入大气，氮肥品种及施肥量均影响$NO_x$的排放通量（表11-7）。

**表11-7　太湖水稻土的$N_2O$通量**

| 处　理 | 平均通量〔$\mu gN_2O/(m^2 \cdot h)$〕 | 占当季施氮量（%） |
|---|---|---|
| 不施氮肥 | 34.6 | — |
| 尿素（450kg/hm$^2$） | 51.3 | 0.22 |
| 尿素（675kg/hm$^2$） | 56.8 | 0.19 |
| 硫铵（1 050kg/hm$^2$） | 65.6 | 0.48 |

注：摘引自陈爱莲主编《土壤监测修复技术与有毒有害物质残留分析改良评价标准实用手册》。

3. 硫肥　硫在淹水还原条件下会产生硫化氢（$H_2S$）气体进入大气。

4. 铵态氮肥和有机肥在水田施用还能造成甲烷释放量的增加　氮肥的施入削弱了土壤对甲烷的吸附能力，增加了水田的甲烷排放；而有机肥由于富含有机碳，在淹水条件下极易产生甲烷，并向大气排放。

5. 反刍动物本身及其排泄的粪尿中有30%的氮是以$NH_3$挥发损失的　有机肥和畜禽粪肥堆放场地含有大量有毒、有害气体。现已查明，粪便中散发气味的气体由约121种化合物组成，其中主要化合物为氨气、硫化氢、吲哚、硫醇、硫醚、甲醛、乙醛、丙烯醛、甲胺、乙胺、苯酚、硫酚、挥发性脂肪酸等具有恶臭气味的物质。

## 第三节　肥料中有害物及其转化物的环境毒性

### 一、肥料及其转化物对植物的影响

在旱作条件下，土壤中的氧气充足，施入土壤的氮肥以及有机肥中的氮经硝化作用形成硝态氮，而后被作物吸收。硝态氮在作物体内的积累对作物本身无害，但硝态氮及其转化物通过食物链进入动物及人体则是有害的。

由磷肥、矿渣、垃圾堆肥、污泥污水等带入土壤的酸、碱、盐、重金属元素、氟、放射性物质等在土壤中逐年积累，还通过作物的吸收过程在作物体内积累，不仅干扰了作物对养分的吸收与代谢，造成减产甚至失收，而且使农产品的安全性受到影响。据科学家预测，一个万头猪场使用含砷药物添加剂，经5～8年，可向周围环境排放1t砷。另据报道，土壤中砷含量每升高1mg/kg，甘薯块根中砷含量即上升0.28mg/kg，不到10年该地区甘薯砷含量即超过国家卫生标准，不能供食用。

由垃圾、污泥、污水、未经充分腐熟的有机肥，通过土壤施肥与根外追肥带入的有毒有机物如苯、酚、三氯乙醛、丙烯醛以及各种病原菌、病毒及寄生虫卵等会对作物产生毒害，引发病虫害或通过食物链危害动物与人类。并且由于防治病虫害而使用的农药还可能引起连带污染。

化肥尤其是氮肥和某些微肥（如硼肥）的过量施用会使作物遭受肥害。同时，使土壤和作物体内的养分失去平衡（如铵态氮肥、钾肥的过量施用会减少作物对钙、镁的吸收，磷肥的过量施用会造成作物缺锌等），并影响农产品的质量。近年来，随着设施农业的发展，保护地栽培的施肥量大，导致土壤表层积盐严重，也影响作物的生产。此外，氮肥的过量施用还会诱发作物发生病虫害，而磷、钾肥及微肥的施用则可提高作物抗病虫害的能力。

## 二、肥料及其转化物对环境有益生物和土壤微生物的影响

重金属铜、锌、砷、汞等对土壤中的蚯蚓等动物种群的种类和数量会产生不利影响，使对污染敏感的种群减少或消失。蚯蚓在摄食过程中会造成体内重金属的积累，如镉的含量可超过土壤镉含量的16倍，而蚯蚓可作为小型食肉型脊椎动物的食料；其他土居动物因取食方式不同于蚯蚓，一般不会造成重金属在体内的积累。兽药及其代谢产物通过尿、粪便进入环境中，对生态环境产生影响。抗寄生虫药物，如阿维菌素类，在体内代谢较少，大部分通过粪便和乳汁以原形从体内排出，进入环境后，仍具有杀虫活性，对低等水生动物和土壤中的线虫、环境昆虫均有较高的毒性作用。Strong等发现，这些药物在动物粪便中能保持8周的活性，对草原中及堆肥周围的多种昆虫都有强大的抑制或杀灭作用。另据报道，伊维菌素给牛皮下给药后，占投药量40%～75%的药物以排泄物形式排出，可使粪甲虫幼虫发育受阻，成虫繁殖能力下降。在野外试验中，6～8月间投药时放牧草场粪源昆虫比未投药对照草场减少了36%；

对金龟子的影响可达排泄后10天左右。

总体而言，各种肥料中含有的养分对土壤微生物是有益甚至是必需的。有机肥因富含有机碳而有利土壤微生物的生存与繁衍。腐熟的有机肥还因富含有益微生物也增加了土壤微生物的数量。但某些肥料如液氨在施用的初期因施肥点附近氨浓度过高、pH急剧上升（可达到9）而使土壤微生物的活性受到一定影响，具体表现为硝化细菌活性的下降大于亚硝化细菌，使氨气扩散圈内形成亚硝态氮（$NO_2^-$）的积累，随着氨气的不断扩散以及溶于土壤水，土壤pH逐渐回复，土壤微生物的活性也恢复正常。另有一些生理酸性肥料如硫酸铵、氯化铵、硫酸钾、氯化钾等长期单一地施用，会造成土壤酸化与板结，进而影响土壤微生物的数量与种类。

由垃圾、污泥、污水等通过施肥进入土壤的有毒有机物如苯、酚、三氯乙醛、丙烯醛等，可在土壤微生物的作用下降解。而由磷肥、矿渣、垃圾堆肥、污泥、污水等带入土壤的重金属元素，在低浓度下对土壤微生物一般表现为刺激效应，微生物数量增加；而随着重金属含量的增加，微生物受到重金属毒害，数量减少，表现为抑制效应。但当重金属元素浓度增加时，抗性微生物便显著增加，因此，土壤微生物总量变化不大。就对重金属的敏感性而言，放线菌＞细菌＞真菌。有机砷制剂作为饲料添加剂大量使用后，随排泄物和残留物进入土壤，对土壤固氮细菌、解磷细菌、纤维素分解菌等均产生抑制作用，导致土壤质量下降。

由未腐熟或未经无害化处理的有机肥以及垃圾、污泥、污水等通过施肥进入土壤的各种病原菌、病毒及寄生虫卵等会在土壤中繁衍，改变土壤微生物的组成，并危害作物生长。

作为饲料添加剂的抗生素类药物，使畜禽体内的耐药病原菌或变异病原菌不断产生，并且通过粪便向环境中排放抗生素及其代谢产物，使环境中的耐药病原菌或变异病原菌也不断产生。这两者又反过来刺激生产者增加用药剂量与更新药物品种，造成了“药物污染环境—耐药或变异病原菌产生—加大用药量—环境进一步污染”的恶性循环。

## 三、肥料及其转化物对动物和人体健康的影响

1. 有害气体对动物和人体健康的影响　氮肥（包括有机肥中的氮）在反硝化作用下形成的$NO_x$（不完全氧化的氮氧化物）进入大气后，继续氧化，其氧的来源是臭氧中的［O］，使臭氧层变薄，臭氧层破坏的直接后果是使太阳辐射到地面的紫外线强度增加，危害人类及其他生物。

有机肥和畜禽粪肥堆放场地有大量 $NH_3$、硫化物和恶臭类有毒有害气体，不仅污染周围大气环境，还会刺激人的神经系统，对呼吸中枢产生毒害，使人感到头痛、恶心。在这些恶臭气体中，氨气和硫化氢对人、畜影响最为严重，影响了居民身体健康。

2. 水体污染对动物和人体健康的影响　因施用氮肥而挥发到大气中的 $NH_3$ 以及 $NO_x$ 被氧化后形成的 $NO_2^-$、$NO_3^-$ 随降雨进入水体，因地表径流从土壤进入水体的磷，因排水进入水体的污水（工业污水、生活污水、畜禽养殖场污水等）中的各种养分，导致水体的富营养化，使水体中浮游生物大量繁殖，覆盖水面，水体能见度下降，破坏了水体的生态平衡。

污灌时进入水体的污水中的有机毒物能导致鱼类与水生生物中毒乃至死亡，也能使饮用此水及食用此类生物的人、畜中毒。

进入水体的粪便、污水中的病毒、病原菌、寄生虫等不仅污染水体，为害水生生物，而且使饮用此水及食用此类生物的人、畜感染疾病。有机肥和畜禽粪肥堆放场地如管理不当，会滋生蚊蝇，传播疾病，危害人、畜健康。未腐熟的畜禽粪便带有病原微生物，可能对人体健康或其他生物产生潜在威胁。据化验分析，畜牧场排放的污水中平均每毫升含 33 万个大肠杆菌和 69 万个肠球菌；沉淀池内每升污水中蛔虫和毛首线虫卵高达 193.3 和 106 个。此外，由于粪便未能及时处理，还造成大量蚊蝇孳生，污染城郊环境，传播疾病，危害人体健康。据世界卫生组织和联合国粮农组织的有关资料，目前约有 200 种人畜共患传染病。其中较为严重的至少有 89 种。这些人畜（禽）共患传染病的传播载体，主要是畜禽粪尿排泄场。据西方一些科学家研究报道，很多新的流感病毒，就是在猪身上相互作用后而产生的。另如 1988 年造成上海市因市民生食受到甲肝病毒污染的毛蚶而导致 30 万人感染甲肝，就是因为毛蚶产地的水体受到了严重污染，而粪便即是重要污染源之一。

由于氮肥施用在土壤中形成的 $NO_3^-$ 进入地下水，会使以地下水特别是浅层地下水为饮用水源的人畜的健康受到影响。目前已经明确，饮用水中硝酸盐超过一定标准时可引起新生婴儿高铁血红蛋白症。我国生活饮用水水质标准规定，硝酸盐（以 N 计）浓度不得大于 20mg/L。

3. 土壤污染对动物和人体健康的影响　各种肥料中含有的重金属元素随着施肥进入土壤，除少部分被作物吸收外，大多残留在土壤中，而且随着施肥年限的增加，而逐渐积累，以至达到对作物毒害的水平。

部分畜禽粪便存在着微量元素含量超标的问题。在畜禽饲料中，由于大量添加铜、铁、锌、锰、钴、硒和碘等微量元素，使得许多未被畜禽吸收的微量元素积累在畜禽粪便中。我国饲料厂和养殖场普遍采用高铜、高铁和高锌等微量元素添加剂。据统计，我国每年使用的微量元素添加剂约为 15 万～18 万 t，大约有 10 万吨未被动物利用而随禽畜粪便排出。据有关单位调查，一些大中型畜禽养殖场所使用的饲料中，重金属污染比较严重，铜、锌、铬、铅和镉的含量普遍超过国家饲料卫生标准或无公害生产饲料标准，砷和汞也个别超标。而且，由于生物富集作用，禽畜粪便中的重金属含量又比饲料要高数倍。按我国对有机肥料的要求（NY525 - 2002），其重金属含量应符合城镇垃圾农用控制标准（GB 8172），据此衡量，部分畜禽粪肥中的含量已有超标现象（主要问题是镉）。如果考虑到目前我国这些畜禽粪肥主要用于蔬菜、茶叶、水果等生产，则其农用风险更为严重。如果按照有机茶生产技术规程（NY/T5197 - 2002）中商品有机肥的指标来评价，则有相当数量的有机肥存在镉、铬、铜严重超标的问题。

茶树具有积累氟的特性，茶叶含氟一般为每千克数十至一二百毫克，甚至可达 1 000mg/kg，长期饮用高氟的茶水，可引起斑牙病和氟骨症，还可造成血清总蛋白下降，以及其他非骨相损害等。牧草的氟污染可引起牛特别是牛犊中毒，严重者可以致死。

我国制定的“土壤环境质量标准（GB15618—1995）”中的一级标准与二级标准中关于重金属浓度的规定见表 11 - 8。据对天津市郊多年施用污水、污泥的菜地调查，土壤中 Zn、Cr、As、Cd 的含量分别是土壤背景值的 5.2、2.4、1.5 和 11.4 倍，Hg 含量甚至超过背景值的 126 倍，污染状况十分严重，对蔬菜生产构成严重威胁。

**表 11 - 8　土壤环境质量标准值**（mg/kg）（节选）

| 土壤 pH | | | 一级标准 | 二级标准 | | |
|---|---|---|---|---|---|---|
| | | | 自然背景 | <6.5 | 6.5～7.5 | >7.5 |
| 镉 | | ≤ | 0.20 | 0.30 | 0.30 | 0.60 |
| 汞 | | ≤ | 0.15 | 0.30 | 0.50 | 1.0 |
| 砷 | 水田 | ≤ | 15 | 30 | 25 | 20 |
| | 旱地 | ≤ | 15 | 40 | 30 | 25 |
| 铜 | 农田等 | ≤ | 35 | 50 | 100 | 100 |
| | 果园 | ≤ | — | 150 | 200 | 200 |
| 铅 | | ≤ | 35 | 250 | 300 | 350 |
| 铬 | 水田 | ≤ | 90 | 250 | 300 | 350 |
| | 旱地 | ≤ | 90 | 150 | 200 | 250 |
| 锌 | | ≤ | 100 | 200 | 250 | 300 |
| 镍 | | ≤ | 40 | 40 | 50 | 60 |

在旱作条件下，施入土壤的铵态氮肥以及有机肥中的氮有相当部分是在硝化细菌的作用下氧化为 $NO_3^-$，尔后才被作物吸收的。肥沃的土壤中硝化细菌

多，活性强，硝化强度高；有机肥中氮的硝化速率大于化肥，旱地作物吸收 $NO_3^-$—N 的速率通常要快于 $NH_4^+$—N（如无土栽培营养液中的氮就是以 $NO_3^-$—N 为主的）。因此，在作物生长期间，其体内便有一定浓度的 $NO_3^-$存在，在土壤肥沃（如菜园地）和氮肥施用量大的情况下，其体内 $NO_3^-$浓度更高。对于种子植物，其体内 $NO_3^-$—N 大多在成熟时被同化为蛋白质等有机氮化合物，而果菜类作物特别是叶菜类，其体内常存在有高浓度的 $NO_3^-$，并进入食物链。实际上 $NO_3^-$对作物是安全的，而对动物和人则有毒害，尤其是其还原产物亚硝酸盐的毒性比硝酸盐要高 10 倍，作物体内积累的硝酸盐和亚硝酸盐在酸性介质中与仲胺反应，生成亚硝胺，其毒性增强，鉴于 $NO_3^-$是形成亚硝胺的重要底物，各国对鲜食类植物性产品中的 $NO_3^-$的允许含量均有明确规定（表 11－9）。

**表 11－9　各国植物性产品中硝酸盐允许含量**

| 国　别 | 作　物 | 最大允许浓度（$NO_3^-$，mg/kg） |
|---|---|---|
| 前苏联 | 卷心菜 | 300 |
| | 番茄 | 60 |
| | 洋葱 | 400 |
| | 黄瓜 | 150 |
| | 胡萝卜 | 300 |
| 美国 | 菠菜（儿童） | 833（干重） |
| | 菠菜（成人） | 3 600（干重） |
| 前联邦德国 | 食品和蔬菜 | 250 |
| 前民主德国 | 菠菜 | 1 200 |
| FAO/WHO | 蔬菜 | 432 |

注：引自孙铁珩等主编《污染生态学》。

但据检测，北京市曾测出过菠菜的硝酸盐含量高达 2 358mg/kg，上海市的蔬菜中硝酸盐含量也高达 1 440～3 100mg/kg。此外，以果蔬为原料腌制的酱菜中也含有相当浓度的硝酸盐或亚硝酸盐，特别是食用腌制期较短并恰逢亚硝酸盐产生高峰时的腌菜，对人体的危害性更大。用腐烂变质的蔬菜饲喂牲畜造成家畜亚硝胺中毒乃至死亡的现象也时有发生。

有机肥的过量施用也可导致氮的污染。因此，一些养殖业发达的国家对农田可允许的厩肥用量规定了限额。如加拿大立法规定，每公顷农田容许接纳的家畜排泄物每年不得超过 100～150kg（以含氮量计）；比利时的相应规定（以 N 计），1996 年，玉米：230kg/（$hm^2$·y），草地：300kg/（$hm^2$·y）；到 2002 年，则调整为玉米：225kg/（$hm^2$·y），草地：250kg/（$hm^2$·y）。上海市农业科学院环境科学研究所通过对上海市郊 207 个乡和 15 个农场土壤畜禽粪便负荷量承受程度的调查，发现占总数 27.3%的地区畜禽粪便负荷量已不同程度地超过了当地农田的消纳能力，对农田环境构成了污染威胁。目前，我国总体的畜禽粪便土地负荷的警戒值已达 0.49（安全值：<0.4），北京、上海、山东、河南等地，出现了严重或接近严重的环境压力水平。

长期大量施用畜禽粪肥对环境和农产品质量都会造成威胁。如果盲目过量施用畜禽粪肥，土壤中硝酸盐和速效磷的积累将比使用化肥的还要严重，对水体环境和农产品质量安全都具有潜在威胁。大量施用畜禽粪肥还会造成土壤中亚硝胺类物质的积累，土壤中的亚硝基化合物可被蔬菜直接吸收，从而威胁人体健康。例如，有的蔬菜地平均每公顷施用纯鸡粪多达 75t，导致土壤中亚硝胺的含量高达 0.38～7.52mg/kg，而未施用有机肥的农田土壤则未检出。

集约化养殖业由于普遍使用配合饲料（含有饲料添加剂）、抗生素类及杀虫剂兽药等，导致一部分重金属、生长调节剂、兽药等随粪便排出，此类肥料施入土壤，可能对土壤生态安全产生一定影响。国外对许多药物在环境中的浓度、持续时间及在食物链中的富集做了许多研究，发现己烯雌酚、氯羟吡啶、链霉素、土霉素、泰乐菌素、竹桃霉素等在土壤中降解很慢，己烯雌酚还能在食物链中高度蓄积。

施用未经充分腐熟或无害化处理而进入土壤的有机肥、污泥、污水中所携带的病毒、病原菌、寄生虫等不仅污染土壤，还能通过农事操作如插秧等接触人畜、污染作物等途径传播疾病。

因某些肥料的施用量过大造成土壤养分失衡，也能因作物诱发缺素症而通过食物链影响畜禽和人类健康。如铵态氮肥或钾肥施用过量会影响作物对镁的吸收，能导致家畜因食用含镁量低的牧草而发生草痉挛病；磷肥施用过量也会导致农产品缺锌。

# 第十二章　其他污染因素的环境毒性

在环境中的污染因素种类繁多，除前面几章所述的环境污染物外，还存在众多的其他污染因素。如多环芳烃、黄曲霉毒素等常见的致癌物质，又如二噁英、有机锡等环境内分泌干扰物质，还有石油、有机溶剂等有机污染物以及一些物理污染因素等。

## 第一节　常见化学致癌物质的毒性

据统计，人类癌症中有80%～90%与环境因素有关。其中由病毒因素和放射性因素引起的肿瘤各占5%，剩下的90%由化学因素引起。在各种致癌物质中，除前面所述的致癌化学物质外，还有多环芳烃、黄曲霉毒素、烷化剂等常见化学致癌物质。

### 一、多环芳烃

早在1775年英国外科医生P. Pott就发现伦敦扫烟灰工人所患的阴囊癌是烟灰长期积累于阴囊所致。但多环芳烃真正引起人们的注意是1929年英国的Kennaway和Cook发现第一个人工合成的多环芳烃——二苯并［a，h］蒽。另外，在1932年Cook又从煤焦油中分离出一个致癌性更强的多环芳烃——苯并［a］芘，从而使得多环芳烃更加引起了人们的注意。

多环芳烃（ploycyclic aromatic hydrocarbons，PAHs）是指分子中含有两个或两个以上苯环的碳氢化合物。两个以上苯环连在一起可以有两种方式：一种是联苯型，即苯环与苯环之间各由一个碳原子相连，如联苯、联三苯等；另一种是稠环型的，即两个碳原子为两个苯环所共有，如萘、蒽等。多环芳烃属于稠环芳香烃一类。环境中的多环芳烃主要来自煤、石油、煤焦油、木材和天然气等有机化合物的热解或不完全燃烧。据报道采油、炼油和石油运输过程产生的多环芳烃污染占总多环芳烃污染的70%。另外，环境中某些细菌、藻类和植物也能形成一些多环芳烃。

#### （一）理化性质

多环芳烃都是一些无色或淡黄色的结晶，个别具深色，熔点及沸点较高，蒸汽压很小。多环芳烃一般具荧光，在光和氧作用下很快分解变质，水溶解度低，亲脂性高。多环芳烃的化学性质因苯环的排列不同而有较大的差异。具有稠合苯结构的多环芳烃的π电子云分布与苯类似，其性质也与苯类似，如三亚苯、二苯并［e，i］芘等；呈直线排列的多环芳烃具有活泼的化学性质，且反应的活性随环的增加而增强；成角排列的多环芳烃的反应活性比相应直线排列的异构体小。

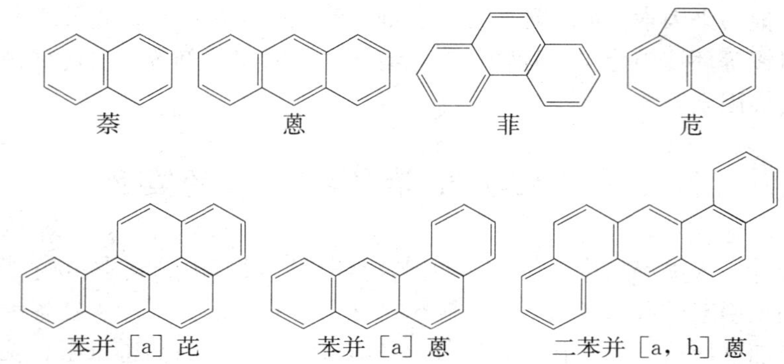


### （二）多环芳烃代谢

多环芳烃为脂溶性化合物，容易通过肺、胃肠道和皮肤吸收方式进入动物体内，多环芳烃在体内并不持久，可以迅速被代谢。在哺乳动物的肝中，在脊椎和无脊椎动物的各种器官内存在一种称为混合多功能氧化酶〔MFO〕的酶系统能够代谢包括多环芳烃在内的有机化合物。MFO酶系能够催化细胞内的羟化、加氧和脱胺基等多种类型的代谢反应，促使某些外源化合物，如多环芳烃在细胞内的生物转化，其一级代谢物有环氧化物、酚、二氢二醇等，二级代谢产物有二醇环氧化物，四氢四醇和酚环氧化物等。其转化作用之一是把多环芳烃转化成一种起诱变作用的中间体，该中间体经过不同的酶催化和无酶催化反应，可进一步转变成无毒或毒性较小的物质。例如，在具有还原作用的辅酶II（NADPH）、氧分子和多环芳烃共存在下，MFO起着电子迁移的功能，在酶系统催化作用下发生氧原子的转移，使多环芳烃转化成极性强的易溶物质，使之易排出体外，起到解毒作用。大多数多环芳烃能经代谢除去其毒性。但也有的多环芳烃代谢产物有强烈的致癌作用。如代谢产物二醇环氧化物便有强烈的致癌作用。

苯并［a］芘在体内代谢是众多多环芳烃中研究得最清楚的一个。苯并［a］芘首先在混合功能氧化酶的作用下，形成4,5-环氧化合物、7,8-环氧化合物和9,10-环氧化合物。环氧化合物再由水化酶作用，形成相应的4,5-二氢二醇、7,8-二氢二醇、9,10-二氢二醇。它们再经过细胞色素P450的作用形成环氧化合物，其中以7,8-二氢二醇-9,10-环氧化合物最为重要。这些环氧化合物与DNA的脱氧嘌呤碱基形成加和物，再连接到鸟嘌呤或腺嘌呤的氮上，形成$N^2$-脱氧鸟嘌呤加和物、$N^6$-脱氧鸟嘌呤加和物、$N^7$-脱氧鸟嘌呤加和物。这些加和物的数量与持续时间决定了苯并［a］芘的致癌能力。

### （三）多环芳烃的毒性

1. 急性毒性　多环芳烃的急性毒性为中等或低等毒性。如萘对小鼠的口服和静脉给药的$LD_{50}$为100～5 000mg/kg体重，大鼠的口服$LD_{50}$为2 700mg/kg体重，其他的多环芳烃的$LD_{50}$类似。

2. 免疫抑制作用　多环芳烃可以引起机体免疫抑制反应，表现为血清免疫学指标改变。动物试验表明，烹饪油烟冷凝物对小鼠免疫功能有明显影响，并且对T淋巴细胞影响要比B淋巴细胞更明显。Szczeklik（1994）论述了工人接触多环芳烃的免疫抑制现象，波兰焦炉工血清IgG和IgA明显降低，而血清IgM和IgE有增高趋势。因此，强调工人若长期暴露于多环芳烃，应定期监测免疫抑制反应水平。

3. 致癌、致突变和致畸作用　目前已经发现的致癌性多环芳烃及其致癌性衍生物的数目已达百种，就其结构而言，苯环类芳烃中双环和三环芳烃无致癌活性，四环芳烃中的苯并［c］菲具有致癌性；五环及六环芳烃中很多都具有致癌性，如苯并［a］芘、二苯并［a，h］蒽、二苯并［a，i］芘等都是强致癌性芳烃；七环以上的芳烃的致癌性有待证实。多环芳烃经一系列化学反应可产生多环芳烃衍生物。绝大多数多环芳烃衍生物是直接致突变物或潜在致癌物，其致突变性和致癌性较之母体强数十至数千倍，该反应对环境致癌物活性具有重要意义。多环芳烃的$OH^-$与$NO_3^-$反应可产生$NO_2$-多环芳烃及其他多环芳烃$NO_2$-多环芳烃具有强致癌活性，系直接致突变物（Alkinson，1994）；氨基多环芳烃（$NH_2$-Ahs）可衍生乙酰氨基多环芳烃（NHAc-多环芳烃s）；氯与多环芳烃反应，产生多环芳烃的氯化衍生物，氯化可使多种非致癌性和致癌性多环芳烃转变成具有直接致突变活性多环芳烃氯化衍生物。

动物试验表明，厨房油烟及烟草凝集物中含有的多环芳烃对DNA合成有抑制作用，对鼠体外受精及受精囊的发育亦有抑制作用。王丽华（1991）采用未经处理的大气污染物（焦油、焦炭粉尘，此中含有多环芳烃）给小鼠肺内染毒，其肺腺癌发生率达87.7%，其次为癌肉瘤、鳞状细胞癌、淋巴癌等；液化石油气（LPG）给小白鼠染毒其精子畸变数增加。杨文敏等（1994）研究了焦化厂大气不同粒径颗粒物多环芳烃提取物诱发姊妹染色单体互换率（SCE），结果表明，不同粒径颗粒物提取物加$S_9$和不加$S_9$条件下均可诱发SEC频率增加。同时，颗粒物粒径越小，其致突变作用越强。诸多研究表明，肺癌发生率与空气中 BaP 浓度密切相关。研究表明，大气中 BaP 浓度每增加百万分之一，其污染地面肺癌死亡率上升 5%。焦化厂工人肺癌死亡率明显高于其周围居民。

4. 光致毒作用的生化机理　细胞水平的研究表明，同时暴露于多环芳烃和 UV 照射会加速具有损伤细胞组成能力的自由基的形成。多环芳烃的光致毒性主要是光促（photodynamic）机理，需要氧分子的参与。产生的氧自由基，如羟基自由基 OH·，超氧阴离子 $O^{2-}$，单线态氧 $^1O_2$ 等，会通过脂质过氧化作用破坏细胞膜，还会损伤 DNA。如蒽的光诱导毒性就很大，其致毒机制主要是光促产生强氧化性自由基破坏细胞膜，或降解产生中间产物通过共价键与细胞内大分子结合（Huang，1995）。

### （四）多环芳烃的致癌机制

1. K 区理论　Pullman 提出的 K 区理论是致癌物分子轨道理论中最受重视的学说。他把多环芳烃的分子分为 K 区及 L 区结构。K 区是多环芳烃分子中双键特性最强的区域，如苯并蒽的 5，6 -位置；而 L 区的碳原子具有最高的自由价数，属于非活性区，如苯并蒽的 7，12 -位置。有致癌的多环芳烃一般总是在分子中有一个反应活性的 K 区和一个非活性的 L 区。

Pullman 的 K 区理论解释了一些现象，但也存在许多缺点，如 Pullman 提出的 K 区是活性区，但代谢产物研究指出，往往代谢产物不在 K 区产生。

2. 湾区理论　湾区理论是由 Jerina 提出的。根据多环芳烃在体内的最终致癌物为二氢二醇环氧化物。这一化合物，以其饱和的苯环为一侧，并以与饱和苯环相对的另一苯环为另一侧，就构成一个形如海湾的区域，位于该区域角环上化合物对多环芳烃转化为致癌活性物质起着重要作用。

湾区理论是建立在代谢实验基础上的，从湾区环氧化物在致癌过程中的重要作用方面解释了苯并[a]芘、苯并[a]蒽、二苯并[a，h]蒽等多环芳烃的致癌性。但湾区理论未提出多环芳烃致癌能力的定量判断，缺乏可预测性。另外，湾区理论的离域能的计算是采用近似的方法，也就不能解释取代基的影响。

3. 双区理论　我国学者戴乾圜分析和总结了 K 区理论和湾区理论后提出的。双区理论认为多环芳烃具有致癌活性的必要和充分条件是其分子内存在两个亲电活性部位。这两个亲电中心与 DNA 互补碱基之间的亲电中心进行横向交联，引起移码突变。以 K 值作为多环芳烃结构与致癌活性的关系指数，提出了定量计算公式：

$$\lg K = 4.751\Delta E_1 E_2{}^3 - 0.0512nE_2{}^{-3}$$

式中：$E_1$、$E_2$ ——分别为多环芳烃的两个活性中心相应的正碳离子的离阈能；

$n$——毒区总数。

根据这一公式对多个多环芳烃母体进行计算，其结果基本都与实验结果一致，只有极个别的不符合。

## 二、黄曲霉毒素

黄曲霉毒素（aflatoxins，AF）最早引起人们注意是 1960 年英格兰东部

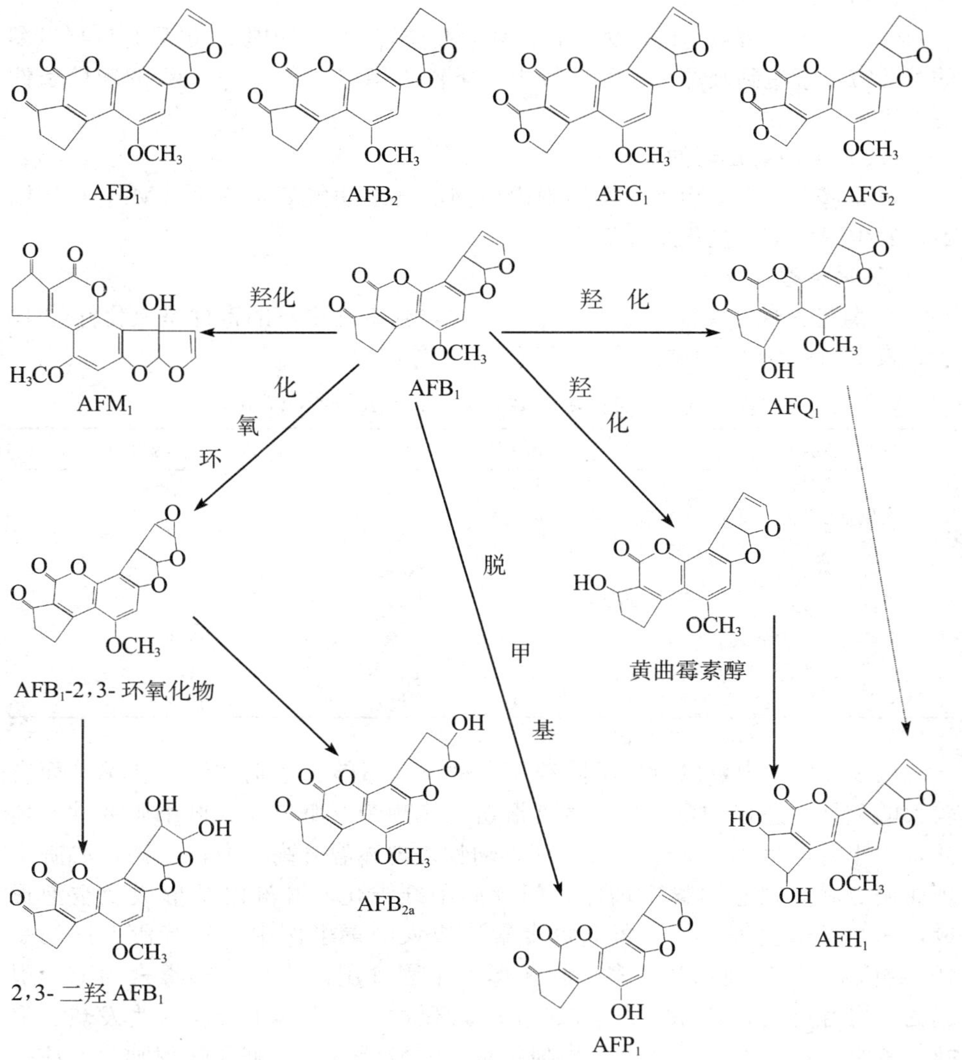

AFB$_1$　AFB$_2$　AFG$_1$　AFG$_2$

羟化　AFM$_1$　AFB$_1$　羟化　AFQ$_1$

环氧化　羟化　脱甲基

AFB$_1$-2，3-环氧化物　黄曲霉素醇

AFB$_{2a}$　AFH$_1$

2，3-二羟 AFB$_1$

AFP$_1$

和南部地区有十几万只火鸡因食用发霉的花生粉而中毒死亡。通过研究证实，其死因是发霉的花生粉中一种具荧光的物质引起，即黄曲霉毒素。黄曲霉毒素是黄曲霉（*Aspegillus flavus*）和寄生曲霉（*A. parasiticus*）等真菌的次生代谢产物。目前已经分离了20多种黄曲霉毒素，分为AFB和AFG两大类。它们是结构类似的一组化合物均为呋喃香豆素的衍生物，含有稠合的二氢呋喃构型。黄曲霉毒素是毒性和致癌性最强的天然化污染物，其中以$AFB_1$毒性最大，致癌能力最强，污染最为广泛。

### （一）理化性质

纯净的黄曲霉毒素纯品为无色晶体，耐热，121℃处理2h也只有1/4～1/3的黄曲霉毒素遭到破坏，在酸性及中性条件下稳定，在pH9～10的碱性条件下可迅速分解。

### （二）黄曲霉毒素的代谢

黄曲霉毒素在动物体内经细胞内质网混合多功能氧化酶系（MFO）作用下，发生脱甲基、羟化及环氧化反应。

### （三）毒理

1. 急性毒性　黄曲霉毒素的毒性极强，其急性中毒的毒性是氰化钾的10倍。表12-1列出了不同动物对$AFB_1$的口服$LD_{50}$。

**表12-1　不同动物对$AFB_1$的口服$LD_{50}$**（mg/kg体重）

| 动物 | $AFB_1$的口服$LD_{50}$ | 动物 | $AFB_1$的口服$LD_{50}$ |
|---|---|---|---|
| 鸭雏 | 0.24 | 猫 | 0.55 |
| 大鼠（生后第一天） | 0.56 | 猪 | 0.62 |
| 大鼠（生后第二天） | 1.0 | 狗 | 1.0 |
| 断乳大鼠（雄） | 5.5 | 豚鼠 | 1.4 |
| 断乳大鼠（雌） | 7.4 | 鳟鱼 | 2.2 |
| 大鼠（雄体重100g） | 7.2 | 猴 | 7.8 |
| 大鼠（雌体重100g） | 19.7 | 小白鼠 | 9.0 |
| 兔 | 0.3 | 地鼠 | 10.2 |

注：引自吴永宁《现代食品安全》。

从表12-1中可以看出不同动物因种类、年龄、性别和营养状况等而有较大的差异。急性中毒主要病变在肝脏，表现为肝脏出血，肝细胞变性、坏死，胆小管增生等。急性中毒后期，动物表现体温升高，血性腹泻，心脏出现血瘀点和瘀斑，胆囊壁增厚，门脉周围纤维化，肝淋巴结形成及空泡形成，胆小管增生等。关于黄曲霉毒素造成人中毒事例中，最有代表性的是1974年秋，印度西部200多个村庄爆发了因食用污染黄曲霉毒素的玉米引起的中毒性肝炎，共397人中毒，106人死亡。人中毒主要表现为发热、呕吐、食欲不振、黄疸，严重者出现腹水、下肢浮肿、肝脏和脾脏肿大，往往突然死亡。

**2. AFB 的致癌作用**　一粒严重发霉的玉米可含 AFB 40μg，若给小鸭食用，可使两只小鸭致死。如果给大鼠每天投入 5μg 的 AFB，仅 1 个月便可致癌。我国研究者用肝癌高发区被 AFB 污染的粮食喂动物，经 6 个月诱发了 80%的动物患肝癌。另外，还可诱发动物的肾腺瘤、胃和结肠的腺癌。

我国是肝癌高发国家，有多个肝癌高发区，如江苏启东县及广西扶绥县。在江苏启东，肝癌的平均发病率为 63/10 万，25～50 岁年龄组死亡的人中有 1/3 是死于肝癌。根据尿中 AFB 代谢物的分析，估计启东居民每年累计摄入 AFB 的量超过 1 000μg。广西扶绥 1974—1994 年 21 年间，全县发生肝癌 3 906 例，死亡 3 869 例，肝癌年均发病率为 51.86/10 万人，年均死亡率为 51.37/10 万人。对扶绥居民膳食原料样品的监测表明，样品中 $AFB_1$ 阳性率为 48.8%，超标率为 27.1%。对扶绥县境内肝癌高发区（乡镇）和相对低发区（乡镇）居民 $AFB_1$ 摄入量进行对比，研究的结果表明，高发区居民 $AFB_1$ 摄入量明显大于相对低发区居民。AFB 除了随污染的食物经消化道进入人体外，被 AFB 污染的农作物在收割、储存和加工过程中散发的灰尘通常含有较多的 AFB，可经呼吸道进入人体内，对职业性接触人员的健康构成威胁。Van Nieuiwenhuze 等随访 55 名暴露在磨坊灰尘中含 AFB 的环境达 2～9 年的磨坊工人，在观察的 11 年中，有 11 人发展为肝癌，而按年龄与其作对照的其他工种 55 名工人中，仅 4 例患癌症。

**3. AFB 的致癌机制**　AFB 与大多数的化学致癌物一样不直接致癌，进入动物或人体后经过代谢活化才具有致癌作用。AFB 进入动物和人体内，经肝脏细胞色素 P450 酶系统作用，形成 8，9-环氧化物。后者可与肝脏 DNA 和血清白蛋白共价结合形成加合物。由于与核酸结合作用比与蛋白质的强，首先结合到 DNA 分子上（主要与 DNA 分子的鸟嘌呤碱基 N-7 位结合），形成 DNA 加合物：$AFB_1$-$N^7$-鸟嘌呤，图中显示了这个过程（张国渝，2000）。

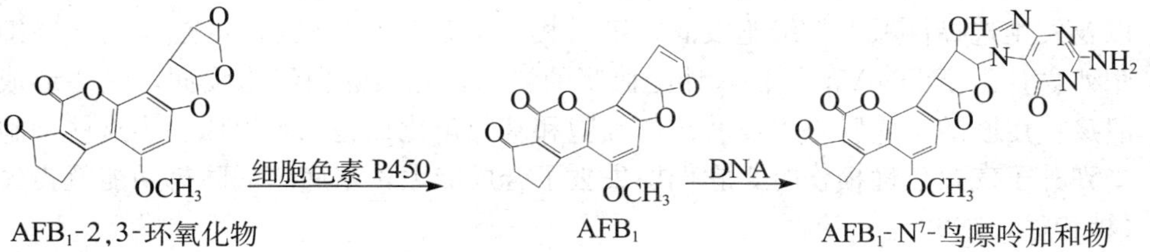

$AFB_1$-2，3-环氧化物 ——细胞色素 P450—— $AFB_1$ ——DNA→ $AFB_1$-$N^7$-鸟嘌呤加和物

分子生物学的研究发现，AFB 引起的人肝细胞癌与抑癌基因 P53 有密切联系。P53 基因定位于 17Pl3.1，由 11 个外显子和 10 个内含子组成。编码的

蛋白质分子质量为53ku，称为P53蛋白，一般位于细胞核内，具有抑制细胞分裂、生长，从而抑制肿瘤产生的功能。从肝癌高发区和居住在AFT高暴露地区的肝细胞癌病人的癌组织中，发现有高频率的P53基因突变，为第7外显子的249位密码子（C249）的第3个核苦酸的点突变，突变多为AGG—AGT。

## 三、烷 化 剂

烷化剂是一类重要的诱变剂及致癌物质。其分子中的一个或多个活性烷基（主要是甲基和乙基）可转移到DNA分子碱基上，形成烷基加合物，导致DNA链内、链间交链，链断裂及复制终止，最终使细胞死亡或突变。最易被烷化的是鸟嘌呤的$O^6$、$N^7$、$C^8$位点，鸟嘌呤$O^6$位甲基化，形成六氧甲基鸟嘌呤（$O^6$-methylguanine，$O^6$-mG）。如果$O^6$-mG在DNA复制前未被修复，甲基化的鸟嘌呤可与T配对，经两轮复制后，导致G：C向A：T突变。活性烷基还可以。另外，烷化剂的烷化基团能与细胞中的重要生物活性基团如氨基、巯基、羟基等发生烷化作用，使之不能在细胞代谢中起作用，造成细胞死亡。

1. 芥子气　芥子气（$ClCH_2CH_2SCH_2CH_2Cl$）是一种糜烂性毒剂，对皮肤具有很强的渗透能力，对组织细胞有很大破坏性，而且防治困难。Bmched等采用持续监控标准程序，观察大鼠耳暴露在持续流动的芥子气蒸气（5～30mg/$m^3$），精确计算皮肤吸收剂量，发现暴露芥子气的量与其毒性之间存在着密切关系。有人证明，皮肤对芥子气十分敏感，即使以很小剂量（1$\mu$L）芥子气浸泡皮肤单层角质细胞，也可引起明显毒性作用。对通常处于分裂状态的皮肤基底细胞也很敏感。当芥子气染毒皮肤时，大约有80％被蒸发，20％由皮肤吸收。结果认为，皮肤对芥子气反应具有二相性，第一相（即立刻相）：其特点是损伤结缔组织到达内皮浅层毛细血管，细胞膜受损，局部血管的漏出以及发生选择性碱性粒细胞浸润；第二相（即延迟相）：其特点是表皮基底细胞死亡，由于DNA的损伤，伴随血浆的渗出，异染性白细胞浸润，最终形成溃疡。皮肤的基底膜是由皮肤纤维细胞和基底角化细胞二者组成。当这些细胞受到芥子气致死性损伤时，它们即失去了合成能力，基底膜的防御功能就丧失（魏相德，1992）。

芥子气对DNA的烃化作用在$N^7$-鸟嘌呤（约占60％）和$N^3$-腺嘌呤（约占16％）上，形成单功能加合物，另有16％为双功能加合物，是两个相邻的鸟嘌呤$N^7$-位置上的链内交联或在相对应链的两个鸟嘌呤$N^7$-位置上形成的链间交联，

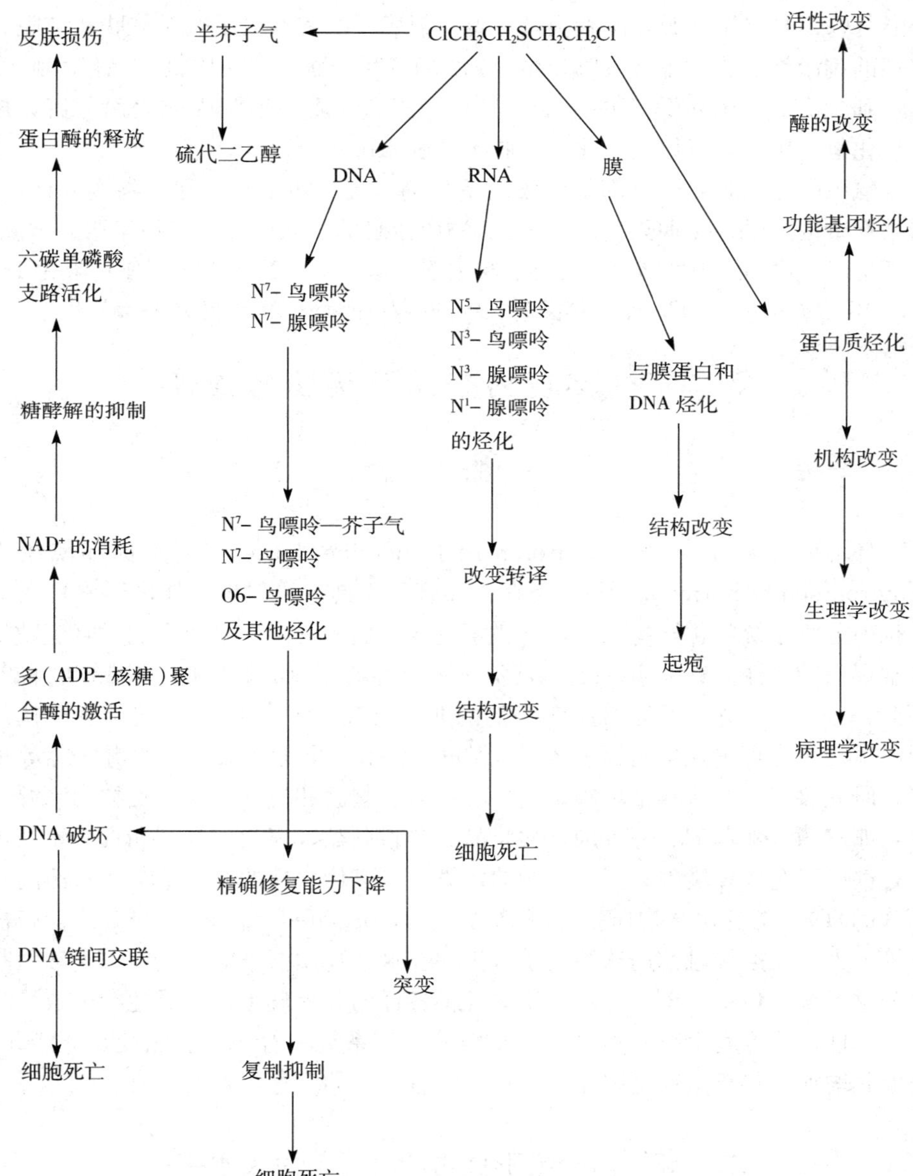


导致 DNA 链内,链间交链,链断裂及复制终止。研究发现,双功能芥子气增加 DNA 交链作用呈数倍增长,导致细胞死亡或者机能障碍。同时,证实了芥子气所致 $N^3$-烃基化腺嘌呤加合物,在导致 DNA 断裂有很大敏化作用。

2. 氯甲甲醚和双氯甲醚　氯甲甲醚($ClCH_2OCH_3$)主要用于生产离子交

换树脂及做氯化甲基的原料，工业品的氯甲甲醚中含有0.5%～0.7%的双氯甲醚（$ClCH_2OCH_2Cl$），两者很难分离。氯甲甲醚和双氯甲醚对皮肤和结膜有强烈的刺激性。人接触9.87mg/m$^3$浓度的氯甲甲醚，眼和咽喉有轻度刺激，当达到98.7mg/m$^3$时即不能忍受。另外，该类物质在细胞内或表面分解，放出氯化氢和甲醛，可以引起化学性肺炎和肺水肿。

氯甲甲醚和双氯甲醚都是活泼的烷化剂。流行病学分析和动物实验证明，这类物质是强烈的致肺癌因子，同这类物质接触的工人中肺癌发病率明显增高，且多是未分化小细胞性肺癌。美国资料表明，这类肺癌的工人，工作年限为1～16.5年，平均6.72年，死亡年龄为33～66岁，平均死亡年龄为43.55岁。

## 第二节　环境内分泌干扰物的毒性

### 一、概　　念

环境内分泌干扰物（environmental endcrine disrupter）又称环境激素（environmental hormone）是一类存在环境中，具有类似生物体内激素性质的干扰内分泌系统的化学物质。环境激素进入人们的视野来自于人们对野生动物异常现象的关注。1985年在英国河流发现雄性虹鳟鱼的雌性化、1988年挪威、瑞典、丹麦等国邻近北海海岸年海豹的非正常死亡、1994年美国佛罗里达州湖泊里的短吻鳄出现生殖器官萎缩、1995年日本发现雌雄同体的揖保螺等现象。研究表明，这些异常现象是由环境激素引起。环境内分泌干扰物的来源广泛，如农药、除草剂、芳香剂、化妆品、塑料制品、表面活性剂和食品添加剂等，都可以造成环境内分泌干扰物的污染。具有代表性的有二噁英、农药滴滴涕（DDT）、工业化学物质多氯联苯（polychlorinated biphenyl，PCB）、有机锡等。人们长期接触使用这些物质，生存在这些物质污染的环境中，渐渐引起内分泌系统、免疫系统、神经系统等各种各样的异常现象，如男性精子数量减少，女性乳腺癌发生率剧增，男、女婴儿生殖系统发育畸形、癌变，低能儿、畸形儿增加，甚至出现阴阳儿，严重威胁着人类的生存与发展。

### 二、环境内分泌干扰物的种类与污染水平

环境内分泌干扰物到底有多少种类目前还无定论。因为环境内分泌干扰物引起人们的注意还不到10年，作为研究检测手段还很不完善，许多可疑的物质还有待进一步研究和验证。日本环境厅1997年7月发表《关于外因性干扰

分泌化学物质问题的研究班中间报告》的调查，列出了 67 种物质作为环境内分泌干扰物，其中包括农药如 DDT、乙烯菌核利（Vinclozolin），除草剂秀去津（Atrazine），染料类如烷酚，4-硝基甲苯、2-萘酚等，芳香剂如 4-乙酚、苯酮等，涂料类如有机锡，洗涤剂如壬基苯酚，表面活性剂，氟利昂，重金属如 Cd、Pb 等；塑料制品如 PCB、联苯酚 A、邻苯二甲酸酯等；药物类如己烯雌酚（Diethylstylbestrol，DES）、催眠药物酞酰亚胺哌啶（Thalidomide）；垃圾焚烧产生的二噁英。另外，还有一些可疑性内分泌干扰物如食品添加剂、化装品等。上述众多环境内分泌干扰物中以 DDT、PCB、二噁英、DES、有机锡涂料最引人关注。

## 三、环境激素代表物——二噁英

二噁英（dioxin）是指具有相似结构和理化特性的一组多氯取代的平面芳烃类化合物，属氯代含氧三环芳烃化合物，其中包括 75 种多氯代二苯并-对-二噁英（polychlorodibenzo - *p* - dioxin PCDD），135 种多氯代二苯并呋喃（polychloro - dibenzofuran PCDF）及 13 种 Co - PCB 异构体，共计 223 种。

二噁英是工业生产过程中产生的一种非期望产物。它主要来源于以下两个途径：其一是固体废弃物的不完全燃烧。随着城市的发展，城市固体废弃物的量急剧增加，在处理这些废弃物时，燃烧是一种遍受欢迎的方法。然而固体废弃物的不完全燃烧就会产生二噁英。该途径已成为当今环境中二噁英的主要来源。在日本，有人认为日本环境中的二噁英有 80%～90%来自固体废弃物的不完全燃烧，其二是含氯化合物的生产和使用。许多含氯化合物的生产和使用过程中都会产生二噁英，如氯酚、氯代苯氧乙酸、PCBs、氯代苯醚、六氯苯等生产过程中均伴随有痕量的二噁英产生。越战期间，美国为了扫除森林作战的困难，曾向越南土地上喷洒了 $5\times10^{7}$ t 的落叶剂，其中就含有 170kg 的二噁英。又如，通入氯气漂白纸浆过程中产生的 2,3,7,8 - TCDD 和 2,3,7,8 - TCDF 分别可以达到 0～51ng/kg 和 0～330ng/kg。二噁英的化学性质稳定，难于降解，是已经确定的除有机氯农药以外的环境持久性有机污染物（persistent organic pollutant，POP）。

生物化学研究认为，二噁英具有类似人体激素的作用。二噁英可以通过细胞膜进入细胞内，通过调控基因活性，调节机体的生长发育和自我调节过程。任何一个二噁英分子能与细胞内的特殊蛋白质受体结合成复合物。这一复合物能进入细胞核，作用于 DNA，影响某些基因的表达。这一变化的结果，可激发一连串的生物化学反应，包括激素的合成与分泌，还影响激素受体、酶、生

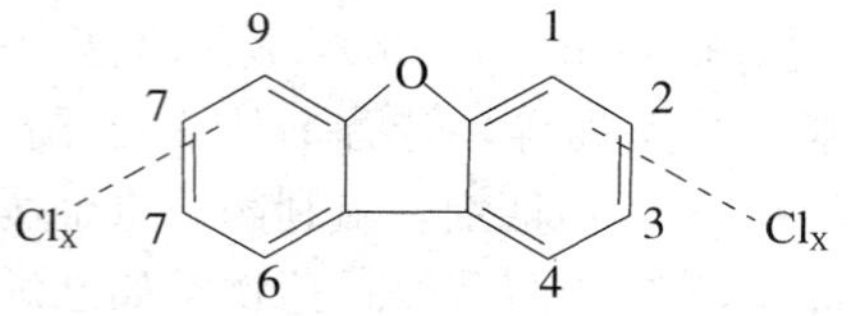

PCDF 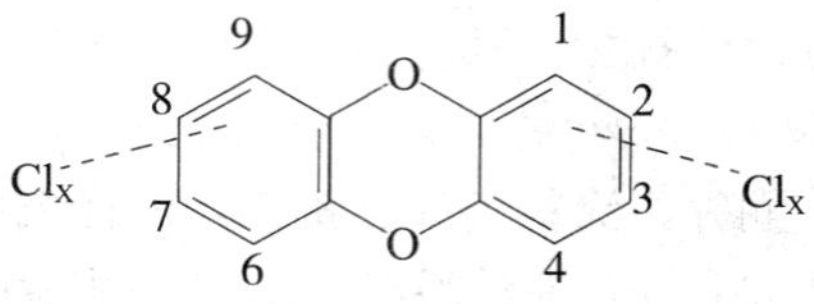　　PCDD

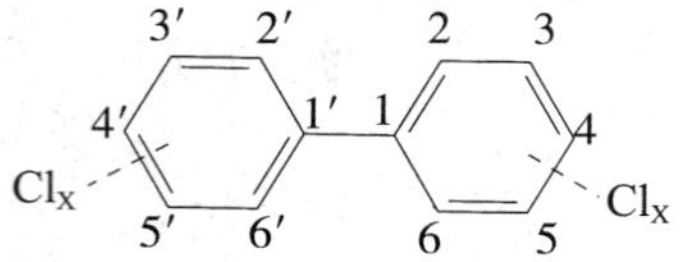

PCB 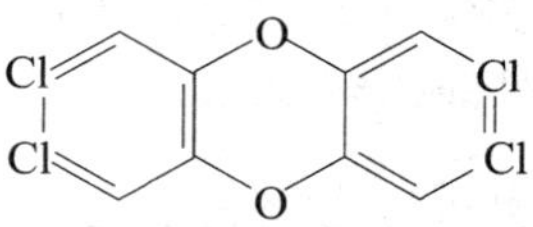　　2,3,7,8-TCDD

长因子和其他物质。然而，二噁英不像天然激素，它不被代谢和降解，对受体有高亲和力。因此，非常小剂量的“错误信号”能对激素调控产生极大的影响作用，包括影响细胞分裂、组织再生、生长发育代谢和免疫功能。因此，二噁英被称为毒素传递素，影响和危害正常人体系统，如内分泌系统、免疫系统、神经系统、生殖系统等。在众多的二噁英中，以 2,3,7,8-四氯二苯并-对-二噁英(2,3,7,8-TCDD)的毒性最强,危害最大。1997 年国际癌症研究中心(IARC)将其列为Ⅰ类致癌物质。

**(一) 二噁英的吸收、分布和代谢**

胃肠道吸收二噁英随各种不同结构的二噁英的溶解度的不同是变动的和不完全的，溶解度大的可完全吸收(如 2,3,7,8-四氯二苯并呋喃),而完全不溶解的几乎不吸收（如八氯代二苯并二噁英）。有些研究发现，吸收与化学物质的剂量有关。较低剂量吸收相对增加，高剂量时吸收相对减少。对实验动物气管内滴注药物证明，二噁英可以经肺吸收，推断人通过肺可吸收含毒物的蒸气和颗粒。二噁英吸收入血液后，分布于所有器官，肝和脂肪组织是第一沉积处。对动物的研究表明，在低剂量时，脂肪组织是主要蓄积场所，高剂量时，在肝中蓄积。现有证据表明，很多哺乳类和水生种类能缓慢将 2,3,7,8-TCDD 转化为最终代谢物- $Cl^{-1}$、$CO_2$ 和 $H_2O$,这种代谢还未直接在人体证实，代谢的详细过程还未见最新报道。母体通过脐静脉将二噁英传给胎儿，也可通过乳汁将二噁英传给婴儿，危害下一代。

**(二) 二噁英的毒性**

1. 急性毒性　二噁英急性中毒可致人和动物死亡。1968 年，日本发生的 PCBs 污染米糠油事件曾造成几十万只鸡和 16 人死亡。二噁英的这种致死作用在中毒几周后才表现出来，不像其他毒物在几小时或几天内就能表现出来，故称其为延迟性致死作用。二噁英急性中毒可致厌食、肌肉脂肪急剧下降，常伴有头痛、眼睛刺激等症状。主要病理变化是腺萎缩、肌肉坏死等。和其他毒性物质相比较，二噁英的毒性更加猛烈。据报道，对豚鼠的致死量为0.6～2μg/kg体重，猿猴为70μg/kg体重。2,3,7,8-PCDD是氰化钾毒性的1 000倍。据报道，只要28.35g二噁英，就能将100万人置于死地。

2. 致癌作用　动物实验已经表明，TCDD和其类似物具有很强的致癌性。致癌的主要靶器官有肝脏、甲状腺、肺、皮肤和软组织。大鼠在妊娠第15d给予1μg/kg体重TCDD后，能引起子代发生乳腺癌。体外实验发现，TCDD能影响细胞的增殖和分化，引起体外培养的人细胞株的恶性转化，当停止染毒后30周，细胞增生出现逆转。因此，认为TCDD可能不是一种直接的肿瘤引发剂而是潜在的促长剂（Browm，1998）。较长时间（80～100周）给大鼠灌胃TCDD 0～5mg/（kg·d）引起肝细胞癌、硬腭及鼻甲和肺的扁平上皮癌的增加。职业流行病学研究表明，TCDD与人类呼吸系统、肺、胸腺、结缔组织和软组织、造血系统、肝等几乎所有的肿瘤有关。其中以引发软组织肉瘤的危险性增加最为显著。意大利Seveso污染事故的追踪调查表明，事故的暴露者无论男性还是女性其癌症死亡率（如消化道、淋巴造血系和肝脏等）均有显著增加（Bertazzi，1998）。日本和我国台湾米糠油的制造过程中发生过严重的食用油二噁英污染危害，被称为著名的米糠油事件。世界各地在农药制造工厂的工人由于二噁英的污染有很高的癌症病发生率。据对老鼠的实验结果分析，无作用剂量为1ng/[kg(体重)·d],超过此值就有明显的致癌作用。日本厚生省据此取安全系数为1/100，定出人的容许摄取量(Tolerable Daily Intake,TDI)为10pg/[kg(体重)·d]。目前人们仅仅通过老鼠等动物所得出的实验数据,对人的毒性由于研究的不深入,无法描述很清楚。

3. 生殖毒害　大量动物实验表明，二噁英对生殖系统的毒性主要表现为生殖细胞毒性、胚胎发育毒性和致畸性。以最接近人类生殖和发育特性的灵长类动物筋猴作为实验动物模型的研究表明，在坐床期间（妊娠第12d）经TCDD处理的12只怀孕筋猴有10只发生早孕丢失（流产率为83.3%），对死胎进行解剖分析，发现血管和心脏有过度充血、心包积液、脑组织和脊椎中出现大批坏死细胞。Gao等（2000）的动物实验研究表明，TCDD有抑制大鼠排卵的作用，此作用可能是TCDD对卵巢功能的直接作用，或者是通过脑垂体促黄体激素（LH）和促卵泡成熟激素（FSH）的分泌改变而调控卵巢内卵泡发育和排卵。Yang等（2000）用猕猴进行亚慢性实验，发现TCDD可以促使子宫内膜异位。最近的一项研究发现，雄性小鼠在接触TCDD后，附睾中精子的超氧化物歧化酶、过氧化氢酶、谷胱甘肽还原酶、谷胱甘肽过氧化物酶的活性明显降低，而过氧化氢和脂质过氧化水平显著升高。表明 TCDD 可损耗精子的抗氧化防御系统，并且存在着剂量—反应关系，意味着 TCDD 可以通过诱导附睾精子的氧化应激（oxidative stress）状态，而影响雄性生殖功能（Latchoumycandane，2002）。在二噁英长期暴露会对人类生殖能力产生侵性毒害。在越南战争中美军大量使用含二噁英的落叶剂引起了越南人的生育异常和先天畸形，也引起美军士兵的妻子不育、早产、流产以及畸形儿的产生等现象。据调查，由于二噁英的影响，全球男性精子数目在过去 50 年内下降超过 1/3。据国家计生委调查研究，我国有正常生育能力的男性精液质量正在逐年下降。另外，二噁英还能产生诸如子宫内膜炎、精巢功能减退等生殖器官疾病，最终引起生物体生殖能力下降等危害。因此，二噁英被称为可能引起人类灭亡的污染物（王磊，2003）。

4. 对内分泌代谢系统的影响　二噁英可以降低胰岛素水平或使其胰岛素受体下调，引起糖代谢紊乱。另外，它还可以干扰糖尿皮质激素、VitA、血脂等，引起一系列代谢紊乱。

5. 对免疫系统的影响　二噁英可以同时抑制体内体液免疫和细胞免疫，对二噁英最为敏感的是杀伤性 T 淋巴细胞，0.04μg/kg 体重的剂量可以引起持续抑制反应。二噁英亦可长期抑制辅助性 T 细胞的功能，对骨髓、胸腺、肝脏、肺脏中的淋巴干细胞、NK 细胞都有毒性作用。免疫系统起着清除病原体细胞的功能，其功能一旦受损，则机体对感染与肿瘤的易感性增加。TCDD 可引起小鼠血清肿瘤坏死因子（TNF）增加，且呈剂量—反应关系。当TCDD 为 10μg/kg 时，小鼠血清 TNF 增加 19 倍，500μg/kg 时，增加 48 倍。TNF 的增加可以抑制小鼠抗绵羊红细胞（SRBC）抗体的产生。TCDD 可增加白细胞介素（IL）在肝、肺和胸腺中的表达，这可作为一种敏感的生物标志物。妊娠大鼠染毒后，可引起仔鼠迟发型变态反应的抑制和抗体产生能力的抑制（成建华，2000）。据报道，在二噁英环境中暴露的工人其感染和寄生虫病的发病率上升。

6. 氯痤疮　二噁英中毒的重要特征标志是氯痤疮，即发生皮肤增生或角化过度，色素沉着，多汗症和弹性组织变性等，并以痤疮的形式出现，还伴随有胸腺萎缩和废物综合征。

**（三）二噁英的毒理**

关于二噁英的毒理目前还未弄清楚。目前已分离出一种芳香受体（AHR），对小鼠的电镜研究发现是几种形式的结合蛋白，说明小鼠的芳香烃受体位点上存在复等位基团。人体细胞含有一种细胞内蛋白，其特性与动物体的芳香烃受体类似。还证实，人体多种组织上存在类似芳香烃受体蛋白，大多数研究者承认是 TCDD 受体。TCDD 通过一种可溶性细胞内蛋白而起作用。这种蛋白是依赖配位体的芳香烃受体，与第二个蛋白共同作用形成 TCDD 蛋白复合体。这种受体复合物通过与 DNA 的特殊作用，对基因进行调控，改变基因表达，即改变 RNA 的转录、从而改变蛋白的翻译，造成基因遗传学上的持久改变。

## 第三节　石油的毒性

石油是一种含有多种烃类（正烷烃、支链烷烃、芳烃、脂环烃）及少量其他有机物（硫化物、氮化物、环烷酸类等）的复杂混合物。有的石油样品可含 200～300 种烃类，分子量从 16～1 000 不等，其物理状态包括气体、挥发性液体、高沸点液体以及固体。石油污染泛指原油和石油初加工产品（包括汽油、煤油、柴油、重油、润滑油等）及各类油的分解产物所引起的污染。

### 一、石油的危害

#### （一）石油对水环境的危害

石油对水环境的危害主要表现：一是降低水体溶氧。每升石油的扩展面积可达到 1 000 ～10 000 $m^2$，不透明的油膜降低了光的通透性，使受污染海域藻类的光合作用受到严重影响，其结果一方面使海洋产氧量减少（据估计，海洋藻类光合作用所放出的氧气占全球产氧量的 1/4）。二是藻类生长不良也影响和制约了海洋动物的生长和繁殖，从而对整个海洋生态系统产生影响。原油能损害海鸟羽毛的功能，使海鸟体温降低，其游泳、潜水和飞翔能力降低，最后冻饿而死。例如，1968 年 Torrey Canyon 号油轮失事使 4 万～10 万只海鸟死亡；1952 年 Ford Mercy 号油轮与 Pendleton 号相撞，因溢油致死的绒毛鸭估计达 15 万～50 万只。据统计，每年死于石油污染的海鸟多达数十万只。三是海面浮油内的一些有毒物质会进入海洋生物的食物链。据分析，污染海域鱼、虾及海参体内 3,4-苯并芘（致癌物）浓度明显增高。这一方面对海洋生物有毒害作用，另一方面可通过食物链最终富集在人体内，从而对人类健康造成严重危害。四是海面浮油可萃取分散于海水中的氯烃，如 DDT、狄氏剂、毒杀芬等农药和聚氯联苯等，并把这些毒物浓集到海水表层，对浮游生物、甲壳类动物和晚上浮上海面活动的鱼苗产生有害影响，或直接触杀，或影响其生理、繁殖与行为。五是石油中有些烃类与一些海洋动物的化学信息（外激素）相同，或是化学结构类似，从而影响这些海洋动物的行为。许多鱼、虾、蟹、龟的行为，例如觅食、归巢、交配、迁徙等，均靠某些烃类传递信息。试验证明，浓度仅为十亿分之几的煤油可以使龙虾离开天然觅食场所游向溢油区。显而易见，因石油污染造成的这种化学信息泛滥对海洋生物的危害也是极其严重的。

**（二）石油对土壤的危害**

石油对土壤的污染主要是在勘探、开采、运输以及储存过程中引起的。油田周围大面积的土壤一般都受到严重的污染。石油对土壤的污染多集中在20cm左右的表层。石油类物质进入土壤，可引起土壤理化性质的变化，如堵塞土壤孔隙，改变土壤有机质的组成和结构，引起土壤有机质的碳氮比（C/N）和碳磷比（C/P）的变化；引起土壤微生物群落、微生物区系的变化。

**（三）石油对作物的危害**

石油污染对作物生长发育的不利影响主要表现：发芽、出苗率降低，生育期限推迟，贪青晚熟，结实率下降，抗倒伏、抗病虫害的能力降低等。土壤的石油污染直接导致粮食的减产，而且通过食用生长于农业土地上的植物及其产品影响人类的健康。石油类在作物体及果实部分主要残留毒害成分是多环芳烃类。

全世界大规模开采石油是从20世纪初开始的。1900年全世界消费量约2 000万 t，100年来这一数量已增长百余倍，石油已成为人类最主要的能源之一。当今世界上石油的总产量，每年约有22亿 t，其中17.5亿 t是由陆地油田生产的。仅石油污染一项每年全世界就有800万 t进入环境。我国每年有60万 t进入环境，污染土壤、地下水、河流和海洋。

## 二、石油馏分及危害

**（一）汽油**

1. 汽油毒性　汽油为麻醉性毒物，主要作用于中枢神经系统，引起神经功能紊乱。汽油经呼吸道或皮肤吸收后，能迅速经血液循环并通过血脑屏障，对脂肪和类脂质产生极强亲和力，使神经细胞类脂质代谢平衡失调，对中枢神经系统造成损害，主要表现为神经衰弱综合征。低浓度引起人体条件反射的改变，高浓度可致人体呼吸中枢的麻痹。劳动环境的高温，加速汽油蒸发，使毒性增加，人直接吸入液态汽油引起的中毒死亡病例尸检见有肺水肿、渗出性支气管炎，并有肺淤血等损伤。另外，汽油还有去脂作用，对皮肤有一定的损害，长期接触会出现干燥、裂口、角化性皮炎等。

2. 汽油组分的毒性

（1）有机铅化物　在对平均接触有机铅类汽油防爆剂达 14 年的工人进行的一项调查中，发现此类接触可引起严重的神经毒性作用。有机铅，特别是四乙基铅对人中枢神经系统毒性作用表现为脑干神经元出现病理学改变和相关神经的损害。婴儿是最敏感的人群。其他与有机铅有关的疾病有肾病、血液学改变、高血压、先天性畸形、生长发育不良、免疫缺陷等。因为上述疾病的病因可能是多方面的，所以，确定有机铅在上述疾病发生的原因、危险度还需进一步研究。

（2）甲基叔丁基醚　20 世纪 70 年代，甲基叔丁基醚（methylter - butylether，MTBE）因可作为汽油调和组分以提高辛烷值，开始被人们注意。由于 MTBE 可增加汽油的辛烷值，提高燃烧效率，减少一氧化碳和其他一些有害物质（如臭氧、苯、丁二烯等）的排放，并可替代四乙基铅作抗爆剂和满足大量生产高辛烷值无铅汽油的要求，其需求迅速增长。因此，各国掀起建立生产 MTBE 装置的浪潮，MTBE 一跃成为新兴的大吨位石油化工产品。MTBE 主要经呼吸道被吸收，也可经皮肤和消化道被吸收。动物在高浓度 MTBE 中呼吸可导致癌变和其他危害。

①急性毒性。大鼠急性经口染毒 $LD_{50}$ 为 3.9g/kg，急性皮下注射 MTBE，大鼠 $LD_{50}$＞5g/kg，兔 $LD_{50}$＞10g/kg，4h 吸入染毒兔 $LC_{50}$＝120g/m$^3$（Priston，1992）。MTBE 的急性毒性比乙醚大，麻醉指数更小。它对小鼠的麻醉浓度（$AC_{50}$）和致死浓度（$LC_{50}$）分别为 1.0 和 1.6mmol/L，而乙醚的 $AC_{50}$ 和 $LC_{50}$ 则分别为 1.75 和 6mmol/L。动物在高浓度 MTBE 中的症状包括麻醉、共济失调、震颤等。

②慢性毒性。长期暴露可引起雄鼠慢性肾病和多种类型肿瘤发生。小鼠长期暴露可使雄鼠发生肝肿瘤。高浓度暴露可造成生殖毒性，引起肾小管肿瘤增加及肝细胞腺瘤增加现象，体重和食物消耗减少和相对肝重量增加，畸形发生率增加，并有剂量—效应关系。如 Belpoggi（1995）研究的初步结果表明，大鼠暴露于 250～1 000mg/kg MTBE 可引起多种类型肿瘤的发生，包括恶性肉瘤、睾丸间质细胞疤、血淋巴细胞疤和淋巴细胞性白血病。分子遗传毒理学的单细胞凝胶电泳实验发现，MTBE 及其代谢产物可引起人白血病细胞 DNA 损伤或单链断裂，可致人外周血有核细胞 DNA 损伤。免疫组织化学及点杂交的结果均显示，MTBE 可诱导大鼠肝组织中原癌基因 *c - mvc* 基因的高表达。对人群健康影响的调查表明，接触 MTBE 的职业人员，如石油精炼厂工人、运输司机、加油站工作人员等，主要症状为上呼吸道、眼睛黏膜的刺激反应，长期或频繁接触可引起皮肤干燥、粗糙。美国部分城市使用了含 15％MTBE 的

汽油后不久，一些地区的居民出现头痛、头晕、恶心等。志愿者受试研究表明，受试者接触 MTBE 后都有不同程度的刺激症状，中枢神经受到轻微影响。调查发现，成人长期（5～8a）饮用受 MTBE 污染（76$\mu$L/$m^3$）水，其淋巴细胞凋亡率较对照人群明显增加（Johanson，1995）。

③生物转化和排泄。大鼠 1 次腹腔注射同位素 14C - MTBE 的试验表明，排出的同位素$^{14}$C 大部分在呼出气中，平均达注射量的 99.9%。注射后 48h，注射剂量的 2.95%从尿中排出，0.8%在粪便中出现，大部分为甲酸。MTBE 在血液中的生物半减期是 50～60min。MTBE 可在体内代谢分解为叔丁醇（TBA），TBA 进一步氧化脱甲基成为甲醛。Brady 等（1990）进行体外实验，通过大鼠肝微粒体研究 MTBE 的代谢，发现经丙酮和苯巴比妥处理后，MTBE 脱甲基生成甲醛的最大反应速度分别增加 4 倍和 5.5 倍，而用单克隆抗体拮抗 P45011E1 可使 MTBE 的代谢速度降低 35%。P45011E1 是细胞色素 P450 丙酮/乙醇的诱导形式，推测这个同工酶可能起部分作用。

**（二）柴油**

柴油主要是由烷烃、烯烃、环烷烃、芳香烃、多环芳烃与少量硫（2～60g/kg）、氮（<1g/kg）及添加剂组成的混合物。燃料油为白色或淡黄色液体。分解和燃烧产物为一氧化碳、二氧化碳和硫氧化物。

**1. 柴油的毒性** 柴油对大鼠的口服 $LD_{50}$ 为 7 500 mg/kg。因杂质及添加剂（如硫化酯类等）不同而毒性可有差异。对皮肤和黏膜有刺激作用。也可有轻度麻醉作用。用 500mg 涂兔皮肤引起中度皮肤刺激。柴油为高沸点物质，吸入蒸气而致毒害的机会较少，故侵入主要途径是经皮肤黏膜吸收。国内有病例报道，拖拉机驾驶台四周空气污染细微雾滴，拖拉机手持续吸入 15min 而引起严重的吸入性肺炎。另外，国外病例报道，用柴油清洁两手和两臂数周而发生急性肾功能衰竭，肾活检显示急性肾上管坏死。经治疗后可恢复。故需考虑在皮肤大量接触后，个别人可能发生肾脏损害。皮肤接触后可发生接触性皮炎，表现为红斑、水疱、丘疹。

**2. 柴油的废气及颗粒物的危害** 20 世纪 80 年代人们开始关注柴油机废气，并认为其危害是因为含有 $NO_2$、CO、$SO_2$ 等有害气体；90 年代以来人们逐渐认识到，柴油机废气对人体的危害除了它的气体成分外，更主要在于它的颗粒成分：柴油机排出颗粒物（DEPs）。空气中总悬浮颗粒物对人体健康的影响决定于粒子侵入继而积聚于呼吸系统的能力。直径 10$\mu$m 或以下的可吸入颗粒物能直达并沉积于肺部，而引发不良的健康反应。可吸入颗粒物对健康的危害性包括两个方面：一是将细小的颗粒物吸入肺内可产生刺激作用，出现黏液，从而引起肺部疾病。当有些患心脏病的人呼吸困难时，可导致心脏损害，严重者还有生命危险。二是微粒上附着的许多有害物质，吸入肺内会影响身体健康。微粒越小，所含的多环芳烃和杂环化合物越多，危害也越大，甚至可导致肺癌等。如宋健（1995）用过滤或未过滤柴油机排出物通过对大鼠染毒，每天染毒 8h，分别染毒 2d、5d、8d，观察发现，染毒 2d 组肺巨噬细胞数（PMN）明显降低，乳酸脱氢酶（LDH）活性和丙二醛（MDA）含量增高；在染毒 8d 组，观察到酸性磷酸酶（ACP）活性和唾液酸（NA）含量升高。动物吸入过滤后柴油机排出物，肺巨噬细胞数降低较缓慢，其他指标增高也不明显。

**（三）沥青**

石油沥青是由性质及分子量不同的烃和烃的衍生物组成的混合物，在常温下呈固体、半固体、颜色为深褐色至黑色，有较高的黏滞性。溶于二硫化碳、氯仿、乙醚、丙酮和松节油，不溶于水、酒精、酸类、碱类。密度为 1.00～1.18g/cm$^3$。由于产地、结构、加工工艺等不同，其化学成分亦有较大区别。石油沥青的主要成分除沥青和树脂（不饱和烃的聚合物）外，尚含有少量的苯、萘、蒽、菲、吡啶、咔唑及酚等挥发性物质，这些挥发性物质是沥青具有一定危害的主要因素。常用的石油沥青主要有直馏沥青和氧化沥青。直馏沥青是石油原油提炼出汽油、煤油、中油、重油等产品剩余的残渣。氧化沥青是直馏沥青在氧化釜内加温注氧后形成的。二者的主要区别除含氧量不同外，在常温下氧化沥青无挥发性物质逸出，但黏滞性提高。广泛用于炼钢、造船、房屋建筑、防水工程、铺筑路面和油漆工业等。

1. 急性毒性　一般认为，石油沥青急性毒性较低。郦觉先（1981）曾报道，用菜油作溶剂将石油沥青配成沥青溶液，给小鼠经口灌胃染毒。结果表明，石油沥青对小鼠急性经口毒性 $LD_{50}$＞12 500mg/kg 体重，说明石油沥青经消化道毒性属低毒类物质。

2. 皮肤损害　长期接触石油沥青粉尘及其散出的挥发性气体，可刺激皮肤、黏膜；其粉尘可堵塞毛孔，从而使皮肤干燥、粗糙、增厚，甚至产生赘生物，或出现皮肤色素沉着。周辉调查了热石油沥青工皮肤损伤情况，发现皮肤色素沉着者占 25％、手部干燥 38％、油疹 84％、皮肤疣赘生物 29％，且有乳头状增生物。马昌廷调查 85 名石油沥青接触者中，皮肤瘙痒占 14.12％、皮疹 5.88％、眼睑结合度色素沉着占 14.12％，均显著高于对照组的发生率。

3. 慢性毒性　有关石油沥青烟慢性吸入毒性的报道很少，这可能与石油沥青特殊的理化性质有关。用 20 只小鼠吸入石油沥青加热后形成的气溶胶，时间达 16 个月 18d。对实验期间死亡的小鼠做病理分析，可发现部分小鼠肺内充血、急性支气管炎、肺炎、支气管扩张以及支气管周围炎细胞浸润。另一组30只小鼠吸入沥青烟，时间长达21个月15d，病理分析除上述改变，还可见气管黏膜纤毛消失、上皮萎缩坏死，细胞过度肿胀。实验表明，后一组实验动物病理变化较前一组严重。但该作者认为，上述两组实验动物的病理变化均属非特异性的，与其他空气污染物引起的改变相似。

4. 致突变和致癌作用　石油沥青有无致突变作用目前还无定论。Pasumin（1989）认为，石油沥青的致突变活性与其化学成分有关。环芳烃含量高时，致突变活性增强，在 $S_9$ 活化系统存在情况下，Ames 试验呈阳性。Robinson（1984）用石油沥青涂料做 Ames 试验研究，结果显示阴性。李厚勇（1991）Ames 结果证明，石油沥青及其烟雾提取物无致突变性。

## 第四节　有机溶剂

有机溶剂（organic solvents）是指在常温、常压（25℃、98.1kPa）下为挥发性液体，可溶解不溶于水的某些有机物（如油脂、蜡、树脂、橡胶、染料等），其本身也是有机化合物。有机溶剂的用途极为广泛，几乎渗透到国民经济和人民生活的各个方面。在工业生产中有机溶剂常被用作原料、清洗剂、去脂剂、萃取、干燥、有机化工生产过程的反应介质、内燃机燃料防冻剂、黏接剂、润滑剂等生产过程。在工业生产中较为常见的有机溶剂有苯、甲苯、二甲苯、溶剂汽油、二氯乙烷和四氯化碳等。

有机溶剂的沸点低，在常温下容易挥发，因而极易通过呼吸道吸进人体内，然后由肺部空气中的溶剂向血液和组织中扩散。有机溶剂还可经皮肤进入人体，经常接触脂溶性的溶剂引起皮肤脱脂或刺激。有些溶剂可以穿过皮肤屏障而吸收进入血液，由此而引起人的全身性毒性作用。

### 一、芳香族碳氢化合物的毒性

芳香族碳氢化合物有机溶剂主要是指苯、甲苯、二甲苯等化合物。芳香族碳氢有机溶剂一般具有神经毒性和生殖毒性，多具有“三致”作用，有的还具有造血系统毒性。

1. 苯（$C_6H_6$）

（1）苯的毒性　苯具有生殖毒性。国外早在20世纪80年代初，以CFY雌性大鼠为实验对象，在母鼠怀孕第7d至第14d内，每天吸入苯染毒，剂量为150、450、1 500和3 000mg/$m^3$，时间为24h。结果显示，450mg/$m^3$ 浓度的苯即可导致母鼠死亡率增高、食饲效率降低、循环障碍、胎鼠体重下降，且死胎率增高，胎鼠有明显发育迟缓现象（许秋瑾，1996）。雄性动物实验，苯不影响小鼠睾丸体重，但能影响精原细胞分化，使其出现四倍体或单倍体的比例大大增加（Spano，1989）。朱玉芬（1989）等以昆明种小鼠为实验对象，苯染毒浓度为 30、300、3 000 及 30 000mg/m$^3$，分别进行精子畸形试验，精母细胞染色体畸变试验，精原细胞 SCE 试验。结果表明，苯染毒组精子畸形率与阴性对照组有显著差异，且有剂量反应关系：染毒组初级精母细胞异常，有链状四价体、链状三价体、断片和断裂及单价体。与对照组相比有显著影响，且有剂量反应关系。各染毒组分别与阴性对照组做双侧 t 检验，精原细胞 SCE 发生率除 30mg/m$^3$ 组外，均有显著性差异。

苯还有造血系统毒性。苯对造血系统的毒作用主要表现为白细胞减少、再生障碍性贫血和白血病。另外，还表现为引起造血微环境的异常，干扰骨骨髓基质细胞分泌造血生长因子。此外，苯能通过血脑屏障，对神经系统产生先兴奋后抑制的作用。暴露于高浓度的苯中会导致中枢神经系统抑制，主要症状为头痛、恶心、激动、麻木等。

（2）苯的代谢及毒理　苯在生物体内的代谢非常复杂，也不完全清楚。经不同途径进入血液循环的苯，主要在肝脏内代谢。大量的活体和离体试验表明，苯在肝内通过 CYP2E1 催化，主要代谢为酚（PH）、氢醌（HQ）、儿苯酚（CAT）和苯三醇（BT）。大部分酚类代谢物可与葡萄醛酸和硫酸结合经尿排出。但部分酚类代谢物可富集于骨髓组织。通过骨髓过氧化物酶（MPO）进一步代谢活化生成苯醌(1,4-BQ 和 1,2-BQ)。1,4-BQ 和 1,2-BQ 是苯的最终活性代谢物，BQ 可引起细胞单股 DNA 断裂，抑制 DNA 和 RNA 合成，在细胞中期抑制细胞分裂，干扰骨髓基质细胞的生长。这两种高活性的亲电化合物，与苯的骨髓毒性有关。苯的酚类代谢物活化产生的自由基与细胞氧分子、脂质、硫基、蛋白质相互作用，可产生一系列活性氧。这些活性氧可攻击生物体细胞大分子，引起脂质过氧化、谷胱苷肽耗尽，起动或促进毒作用过程。因此，苯的酚类代谢物（特别是 HQ），在骨髓内的代谢活化形成自由基，对苯引起骨髓毒性起重要作用。也可能是苯致癌性的重要机理。

2. 甲苯（$C_6H_5CH_3$）

（1）甲苯的代谢　甲苯在体内的代谢途径主要为甲苯—苯甲醇—苯甲醛—苯甲酸—马尿酸。仅有 1%的甲苯代谢为苯酚。机体内的甲苯排出体外的形式有呼出气甲苯、尿马尿酸、甲酚、苯甲酸葡萄糖醛酸结合物。但 Ghantous（1990）发现，鼻黏膜处苯甲酸浓度特高，有累积。鼻黏膜很可能为排泄门之一。

（2）甲苯的毒性

①神经行为毒作用。暴露于高浓度的甲苯中会导致中枢神经系统抑制。甲苯这方面的毒性比苯强。甲苯的慢性毒性主要表现为神经行为毒性。Orbaek (1989) 等年对30名接触甲苯浓度43～157mg/m$^3$，平均年龄为50岁，工龄为29年的凹印操作工人进行调查，发现60%的人感觉疲乏、近期短时记忆障碍，40%的人集中注意困难，27%的人情绪不安。Dudek (1990) 等对接触411mg/kg的10名男性志愿者作了9项心理学调查，结果发现记忆测试受损。甲苯对神经行为的毒作用机制目前尚不清楚。甲苯在脑部的各部分分布不均，胼底质含量最高，下丘脑含量最低。但下丘脑活性氧（ROS）活性最高。使用酶联免疫法测得大脑神经元标志物γ-烯醇化酶与胶质细胞标志物α-烯醇化酶、β-S100蛋白、肌酸激酶B明显增加，说明甲苯对神经行为毒作用不是由于神经元、胶质细胞数量的减少，而在于功能上的障碍。甲苯能使突触$Na^+$—$K^+$ ATP酶活性增加，能刺激磷酰乙醇胺的特异性酶磷酰酶C的活性。同时，使突触外围部分流动性增加，而对突触中央核心部分无影响。分子水平上的研究表明，甲苯能使脑部等系统活性氧（ROS）的产生增加。而甲苯代谢产物苯甲醛产生ROS能力最强，推测甲苯的神经行为毒作用的元凶可能是苯甲醛。

②“三致”作用。研究表明，42名接触甲苯390～4 380mg/m$^3$ 13年的工人外周血淋巴细胞畸变率和染色体断裂率增加，微核增多（Nise，1991）。甲苯的胚胎毒性已从动物对照研究中得到明确的证实，宫内发育迟缓是动物实验中最明显的效应，甲苯在啮齿类动物可致新生动物骨和肾脏畸形。但目前尚缺乏有关甲苯与人体生育效应的流行病学证据。尽管甲苯可致畸变与动物畸胎，但对1 020名接触41～1 851mg/kg的工人做回顾性调查发现，各种肿瘤与甲苯之间无剂量反应关系（Svensson，1991）。

3. 二甲苯［$C_6H_5(CH_3)_2$］　二甲苯可经呼吸道、皮肤及消化道吸收。生产条件下主要以蒸气形式经呼吸道进入人体。原形二甲苯可有部分经呼吸道排出。吸收的二甲苯在体内分布以脂肪组织和肾上腺中最多，后依次为骨髓、脑、血液、肾和肝。体内二甲苯在肝脏内氧化为水溶性的甲基马尿酸，尿中甲基马尿酸可作为接触工人的生物监测指标。

（1）急性毒性　工业用二甲苯三种异构体的毒性略有差异，均属低毒类。大鼠经口$LD_{50}$为4.3g/kg，大鼠4小时吸入$LD_{50}$为27.4～29g/m$^3$，小鼠经眼$LD_{50}$为1.8mL/kg。二甲苯蒸气可引起眼、鼻、喉的刺激，高浓度时可致严重的呼吸困难，甚至死亡。据报告，3名工人吸入浓度为43.1g/m$^3$的二甲苯，18.5h后，1名死亡，尸检可见肺淤血和脑出血，另两名工人丧失知觉达19～24h，伴有记忆丧失和肾功能改变（Hennksson，1991）。

（2）神经系统的影响　二甲苯为一种麻醉剂，长期接触可使神经系统功能紊乱。迄今，二甲苯对中枢神经系统作用的神经化学机制尚不清楚。有作者用免疫染色证实，大鼠急性吸入二甲苯后，在苍白球、嗅结节和下丘脑中部视叶前区甲硫脑啡肽免疫染色下降，顶叶、尾状核、壳核和中央杏仁核无变化。提示脑啡肽在二甲苯对神经系统毒作用机制中可能起某种作用（Gandarias，1995）。

（3）生殖性效应　二甲苯可通过人、大鼠和小鼠的胎盘。大鼠二甲苯染毒 2h 后，胎仔血中浓度约为母血的 25%～30%。大鼠致畸试验证实，在器官发生期内进行二甲苯或其异构体染毒，在无母体毒性或仅有轻微毒性的情况下即有胚胎毒性。最低可观察的作用水平为 1 305～2 175mg/$m^3$，表现为胚胎体重下降，发育迟缓和胚胎吸收，未见形态结构畸形（Enispabr，1989）。

## 二、含氯碳氢化合物的毒性

含氯碳氢化合物的有机溶剂主要指氯乙烯、三氯乙烯、四氯乙烯、四氯化碳、1,2-二氯乙烷(DCE)等。这些化合物在作为脂类、树脂、橡胶、油漆等的溶剂和萃取剂方面被广泛应用。这类化合物的挥发性极强，在空气中能被光解生成氯化氢和光气。可经呼吸道、消化道和皮肤吸收。急性中毒主要损害中枢神经系统、肝脏和肾脏。具有致癌或潜在的致癌作用。

1. 氯仿（$CHCl_3$）

（1）氯仿的吸收、分布、排出和代谢　氯仿能迅速从肺部吸收并广泛分布至全身，也可经消化道或无损的皮肤吸收。动物暴露在 73.35g/$m^3$ 的氯仿环境中后，血中氯仿含量迅速升高，器官和脂肪中的含量比血中的大 2～3 倍。氯仿吸入后大部分以原形从肺排出。30%～50%的氯仿在 15min 内排出，但完全排尽需相当长时间。部分氯仿可进入乳汁，并能通过胎盘进入胎儿体内。小部分氯仿在体内分解。氯仿在体内生物转化的最初产物是三氯甲醇，它可能进一步脱氯形成光气。中间产物还可能有二氯甲烷、一氯甲烷和甲醛。

（2）氯仿的毒性

①动物急性毒性。大鼠经口 $LD_{50}$ 1.6～2.0g/kg，狗吸入 80g/$m^3$ 呈麻醉作用，兔经皮下注射 3.98g/kg 引起体重降低、肾曲小管变性，但无死亡。高浓度致死量氯仿能使肝脏坏死，发生急性黄色或红色肝萎缩。肝细胞坏死主要发生在肝小叶的中心区，同时，可见肝细胞脂肪浸润病变。其他如肾、心也可发生坏死和脂肪性变。

②氯仿的“三致”作用。氯仿具有高的胚胎毒性和轻度致畸性。大鼠在妊娠 6～15d 内，每天 7h，吸入 0、30、100、300mg/$m^3$ 氯仿。见 30mg/$m^3$ 组

胎鼠发育迟缓和体重降低；100mg/m$^3$ 组胚胎发育迟缓和少数缺尾无肛门畸形；300mg/m$^3$ 组胚胎坐床率降低，胚胎吸收率增加，发育迟缓和仔鼠体重降低。结果表明，氯仿具高度胚胎毒性，而不是一种高度致畸剂。用中国仓鼠肺纤维母细胞培养检测氯仿的致突变性为阴性。1945 年 Eschenbrenner 和 Miller 首次报道，氯仿对 A 系小鼠有致癌性，1979 年国际癌症研究机构（IRAC）已将其列为肯定的动物致癌物，对人类则归为 2B 类，即可疑致癌物。

2. 三氯乙烯（$CHCl{=}CCl_2$）

（1）三氯乙烯的吸收与代谢　三氯乙烯职业接触主要经呼吸道吸收，也较容易经皮肤吸收。三氯乙烯在体内有一定的蓄积作用。主要蓄积于肝、脑、心脏等器官。三氯乙烯吸收后，可以原形形式自呼出气中排出，或在体内代谢后从尿中排出。其在体内主要经两种途径进行代谢：细胞色素 P450（CYP450）氧化途径和谷胱苷肽（CSH）结合途径。经 CYP450 途径代谢后的终产物主要为水合氯醛，后者可进一步被氧化成三氯乙酸（TCA），或被还原成三氯乙醇。另外，三氯乙烯还可在此代谢途径中经过分子重排后，脱氯生成少量的二氯乙酸（DCA）。经 CYP450 途径氧化代谢生成的产物主要作用于肝脏和肺脏。三氯乙烯另外一条代谢途径是在谷胱苷肽-S-转移酶（GST）的作用下与谷胱苷肽结合，形成-(1,2-二氯乙烯)谷胱苷肽(DCVG)，后者被进一步代谢成 S-(1,2-二氯乙烯)-L 半胱氨酸(DCVC)等中间物。DCVC 在肾脏中经 5-裂解酶作用后生成丙酮酸、氨和一种能与大分子物质相结合的反应片段，后者可进一步损伤细胞上的巯基，或引起脂质过氧化。经谷胱苷肽结合途径生成的三氯乙烯反应物，其作用的靶器官主要是肾脏。

（2）三氯乙烯的毒性　三氯乙烯急性接触毒性主要导致神经系统损害，如麻醉感、头痛、昏迷，甚至脑水肿、死亡。慢性接触可能损害实质器官，主要影响肝、肾和心脏，还作用于第 8 对脑神经，致使听觉受损。

三氯乙烯皮肤的刺激较强。接触三氯乙烯后，皮损形态比较特殊，有的表现为全身性弥漫性暗红色肿胀伴层层鳞屑脱落的剥脱性皮炎；有的表现为烫伤样，先在躯干一处或多处，迅速遍及全身，在红斑基础上出现巨形松弛性大疱伴随表皮松解脱落的大疱性表皮坏死松解症；有的表现为在红斑基础上的紧张性水疱或大疱，并伴随口、眼、会阴部黏膜损害的重症多形红斑等皮肤病变，酷似药疹。该剥脱性皮炎早期皮损或可呈泛发性丘疹、水疱，晚期则明显脱屑，呈典型剥脱性皮炎表现（李锦棠，1999）

动物实验已证明三氯乙烯有致癌性。可引起小鼠的肝癌、肺癌，以及大鼠的肾癌。但存在着种系和性别的差异，可能与三氯乙烯在不同动物体内代谢不同有关。例如，三氯乙烯只引起 B6C3F1 和 swiss 小鼠发癌，而在 NMRI 小鼠体内则不致癌；并且，雄性动物的癌症发生率较雌性高（Nakajima，2000）。三氯乙烯的致肝癌作用被认为是通过其代谢物三氯乙酸和二氯乙酸引起。其机制尚未完全阐明（everhart，1998），可能是在肝脏等器官内引起过氧化物酶体增生，后者作用于细胞膜或其他生物大分子，引起细胞过度增殖，进而引起癌症。三氯乙烯可以通过与过氧化物酶体增生活化受体（PPARs）作用引起过氧化物酶体增生。过氧化物酶体增生活化也存在着种系和性别的差异。有证据表明，三氯乙烯在体内外实验中具有诱变作用，三氯乙烯及其代谢物如三氯乙醇、三氯乙酸在AmEs诱变实验中是强诱变剂，可引起移码突变和碱基置换突变（Motohashi，1999）。

3. 四氯化碳（$CCl_4$）　$CCl_4$ 可以经消化道、呼吸和皮肤进入体内。吸入的 $CCl_4$ 有20％～35％可以被人和动物吸收。$CCl_4$ 在血液中的浓度与脑中的含量接近，脂肪组织蓄积量为血液的8～20倍。$CCl_4$ 可抑制中枢神经系统，临床表现为昏迷、头痛、神经混乱、恶心、呕吐、腹痛和腹泻等。中毒严重者可出现意识丧失，甚至死亡。另外，$CCl_4$ 能引起皮炎，对皮肤的刺激作用比苯强。

（1）$CCl_4$ 是典型的肝脏毒物　通过各种途径进入体内后，均可引起肝脏的严重损伤，如中心小叶坏死及脂肪变性等。$CCl_4$ 对肝脏的毒性作用是通过其代谢产生的。在线粒体混合功能氧化酶的作用下，$CCl_4$ 可产生游离基，从而启动脂质过氧化作用，破坏肝细胞器（细胞膜、内质网、线粒体、溶酶体和细胞核），最终导致肝细胞坏死。凡是能够诱导混合功能氧化酶活性升高的物质，都能加重 $CCl_4$ 的毒性。据报道，$CCl_4$ 的代谢物可与肝细胞的生物大分子形成不可逆的共价结合，用 $^{11}C$ 或 $^{36}Cl$ 标记的 $CCl_4$ 研究结果表明，$CCl_4$ 的代谢物与肝细胞内的DNA、蛋白质、类脂质能够形成共价结合（Dias和Castro，1980）。

（2）$CCl_4$ 对臭氧层的影响　$CCl_4$ 的化学性质稳定，挥发到大气中的 $CCl_4$ 在通过大气对流层时，几乎不被对流层中的OH氧化，进而到达平流层，在平流层通过光解作用产生氯原子，从而引起臭氧层的破坏。

$$CCl_4 + h\gamma \longrightarrow CCl_3 + Cl$$

$$Cl + O_3 \longrightarrow ClO + O_2$$

$$\begin{cases} O_3 + h\gamma \longrightarrow O_2 + O \\ O + ClO \longrightarrow Cl + O_2 \end{cases}$$

从上面的反应式可以看出1分子的 $CCl_4$ 经过光解作用就提供了能除去2分子 $O_3$ 的Cl原子。而Cl原子在消耗了2分子 $O_3$ 后又变成了Cl原子，在平流层这个反应就一直循环着，直到遇到可以提供 H 原子的化合物后生成 HCl，并且离开了平流层，这个反应才终止。据统计 1 分子的 Cl 可以破坏数千分子的 $O_3$。

4. 1,2-二氯乙烷($CH_2ClCH_2Cl$)

(1) 吸收和代谢　1,2-二氯乙烷易经呼吸道、消化道和皮肤吸收,并快速分布到全身,特别是脂肪丰富的器官。体内代谢途径包括经细胞色素 P450 系统代谢生成 2-氯乙醇和 2-氯乙醛（Harris，1997)；与谷胱苷肽结合生成 S-（2-氯乙基）-谷胱苷肽，之后经非酶系统转化成谷胱苷肽环硫（episulfonium）离子。此离子可与水结合生成 S-（2-羟乙基）谷胱苷肽或与硫基化合物（如谷胱苷肽）结合生成乙烯-双-谷胱苷肽，或与 DNA 结合生成加合物（Huang，1998)。

(2) 毒性　1,2-二氯乙烷的急性毒性相对较低。大鼠吸入 1,2-二氯乙烷 6h 或 7.25h 时的 $LC_{50}$ 值范围为 4 000～6 600mg/m$^3$。在 1 200～80 000mg/ m$^3$ 的范围内，吸入 1～8h，随染毒时间延长，$LC_{50}$ 值降低，即毒性增大。小鼠吸入 6h $LC_{50}$ 为 1 050mg/m$^3$。经口 $LD_{50}$ 值，小鼠（雌性）、大鼠、兔和狗的范围为 413～2 500mg/kg 体重（Flegal，1998)。

动物实验表明,1,2-二氯乙烷可引起实验动物部分器官肿瘤发生率明显增加,经消化道染毒时，肿瘤发生的种类和频率高于经呼吸道和经皮染毒。如 Osnerne-Mendel（1978）给大鼠灌胃染毒，雌雄各半。剂量为 0、47、95mg/(kg·d)，5d/周，共 78 周，观察 32 周。结果，雄性大鼠胃鳞状细胞癌的发生率明显增加；血管肉瘤的发生率在两种性别中均明显高于对照组。关于突变作用的人体细胞基因突变试验结果表明，在无 $S_9$ 活化下 AHH-1 细胞系和 TK6 细胞系突变阳性，且 AHH 细胞系的突变频率为 TK6 细胞系的 25 倍，这种突变频率的差异与谷胱甘肽-S-转移酶（GST）活性水平明显相关。AHH-1 细胞系 GST 活性是 TK6 细胞系的 5 倍（Grespi，1985)。人外周血淋巴细胞程序外 DNA 合成试验（UDS)，试验加 $S_9$ 时为阳性，不加 $S_9$ 时为阴性（Perocco，1981)。然而小鼠实验结果全为阴性。

## 第五节　物理因素

### 一、电离辐射的危害

通过物质时能直接或间接地产生离子的任何电磁辐射或微粒，称之为电离辐射（Ionizing Radiation)。电离辐射的种类很多，由带电荷离子构成的电离辐射称为直接电离（directly ionizing），如 α 和 β 粒子引起的电离；不带电荷离子构成的电离辐射称为间接电离（indirectly ionizing），如 X 射线和 γ 射线；不带电中子与原子核碰撞形成反冲核也能造成电子电离。

当机体受到高剂量辐射时，产生的自由基可诱发一系列自由基的链式连锁反应，从而导致细胞生物膜、DNA 和蛋白质大分子以及一系列小分子的糖脂损伤，直接影响细胞的结构和功能，使组织器官处于强烈的应激或损伤、非凋亡性死亡状态。电离辐射能改变细胞周期。一般，$G_2$/M 交界处的辐射敏感性高于 $G_1$/S 交界处，S 期照射最不敏感。细胞受照射后周期素依赖蛋白（cyclin dependent kinase）活性下降，周期素 B 的表达受抑制，而细胞周期素的周期积累性与分解对细胞周期的进程起着关键性的作用。被电离辐射的细胞会出现 $G_1$ 抑制、S 蓄积、$G_2$ 阻断、M 延迟等现象。

电离辐射引起的 DNA 损伤中包括两种机制：①带电粒子与 DNA 分子的直接作用；②通过自由基的间接作用，即在最靠近 DNA 处由于其他分子（尤其是水分子）电离形成的自由基向 DNA 扩散，并将其能量转移给 DNA，结果使该大分子产生化学变化。电离辐射可以使 DNA 的碱基脱落、碱基破坏、嘧啶二聚体形成、脱氧核糖破坏、单链断裂、双链断裂、DNA 内部交联及 DNA 与蛋白质交联等。在构成 DNA 的四种碱基中嘧啶的辐射敏感性大于嘌呤。电离辐射作用于 DNA 靶分子后，使脱氧核糖 $C_3$'-$C_4$'及 $C_4$'-C5'之间的键被打断，或使脱氧核糖与磷酸间的 3'-OH 和 5'-磷酸基或 3'-磷酸基和5'-OH 之间的键被打断后，均可形成单链断裂。实验证明，DNA 分子每吸收 50eV 的能量就可以产生一个单链断裂。DNA 双股链的每条单链如果在相对或相邻近（13～16bp）的部位发生单链断裂，则形成一个双链断裂。已有不少实验证实，双链断裂也是由于自由基的攻击或酶促作用形成的（Tilby，1984）。DNA 双链断裂，使 DNA 模板功能丧失，从而导致细胞死亡、突变及转化等生物学后果。

## 二、电磁辐射

随着广播、电视、通信及电力事业的迅猛发展，信息传输、通信工具、计算机和各种家用电器大量进入我们的生活，人类在享受现代化带来方便舒适的同时，也给我们的生存环境带来了一种新的污染——电磁污染。电磁污染是继水质污染、大气污染、噪声污染之后的第四大污染，是一种看不见、摸不着、闻不到，却又是无处不在的污染。电磁污染来源非常广泛，如雷达系统、电视和广播发射系统、射频感应及介质加热设备、射频及微波医疗设备、各种电加工设备、通信发射台站、卫星地球通信站、大型电力发电站、输变电设备、高压及超高压输电线、地铁列车、电气火车以及大多数家用电器等都可以产生各种形式、不同频率、不同强度的电磁辐射。

电磁辐射能造成对人体的伤害及高频感应放电和电磁干扰。它对人体的伤害有两种形式：一种是热效应，一种是非热效应。热效应是电磁波辐射到生物体中，电磁能转化为作用于人体的热量，使生物体体温升高，呼吸和心率加速等生理和病理变化；非热效应是人体吸收电磁辐射后产生体温升高的热作用以外的生理生化改变的过程。非热效应并不是绝对不产热，只不过所产生的热不足以引起生物体体温的变化。低场强的作用就可以引起非热效应。长期暴露于低场强电磁环境中可以引起中枢神经系统症状，心跳不稳及某些激素含量变化症状。

电磁辐射对人体产生负面影响的程度与电磁辐射强度、接触时间、设备防护措施等因素有关。电磁辐射的危害主要表现在：①使癌症发病率升高。生物体接受电磁辐射后会产生电场和磁场，变成热能后，导致生物体深层组织温度升高，利于癌细胞的生长。典型事件发生于 1976 年，前苏联为监听英驻苏使馆的通讯联络情况，向使馆发射微波，由于使馆工作人员长期处在较强的微波环境中，结果造成使馆内被检查的 313 人中，有 64 人淋巴细胞比平均数高 44%，有 15 人得腮腺癌。②损害中枢神经系统。人体长期受到较强的电磁辐射会引起中枢神经系统及植物神经系统机能障碍与失调。常见的有头晕、头痛、乏力等为主的神经衰弱症候群及食欲不振、脱发、多汗、心悸、女性月经紊乱等症状。③引起心血管系统失调。可见心律不齐、心动过缓等症状，使冠心病发病率增加。④损伤眼睛。可损害眼角膜，使晶体混浊，严重的可引起白内障和晶体老化，使视力完全消失。⑤影响男性睾丸功能和生殖能力。可造成不育或性别失调。⑥影响遗传。父母一方长期受到微波辐射，其子女中畸形儿童的发病率较高。孕妇的流产率也相应升高，并影响人的正常生长。

## 三、噪声污染

目前认为，凡是不需要的、使人厌烦的、起干扰作用的声音统称噪声。如汽车的喇叭声、机器的轰隆声、尖叫声、机械的撞击声、集市的喧闹声等。

1. 损伤听力　据测定，人耳可能接受的安全噪音为 60dB 以内。60dB 以上干扰人们的谈话，影响正常睡眠和休息。据临床医学统计，长时间生活在 80dB 以上噪声环境的人群，发生耳鸣、耳痛甚至耳聋的几率为 5%。

2. 损害视力　试验表明，当噪声强度达到 90dB 时，人的视觉细胞敏感性下降，识别弱光的反应时间延长；当噪声达到 95dB 时，有 40%的人瞳孔放大，视物模糊；而当噪声达到 115dB 时，多数人的眼球对光亮度的适应都有不同程度的减弱。所以，长时间处于噪声环境中的人，很容易出现眼疲劳、眼痛、眼花和视物流泪等眼损伤现象。同时，噪声还会使人的色觉、视野发生异常。调查发现，噪声可以使人红、蓝、白三色视野缩小 80%。

3. 损害心血管　噪音可使交感神经兴奋性增高，导致心率加快，心输出量显著增加，收缩压出现某种程度升高。随着接触噪声时间的延长，机体的这种应激反应逐渐减弱，继而出现抑制，心率减慢、心输出量减少、收缩压降低。实验证明，长期在 70dB 的噪声中生活的人，其心肌梗塞的发病率增加 30%左右，特别是夜间的发病率更高。

4. 损伤神经系统　噪声长期作用于中枢神经系统可使大脑皮层的兴奋与抑制过程平衡失调，引起神经系统功能紊乱、精神障碍、内分泌失调等。高噪声的环境，可使人出现头晕、头痛、失眠、多梦、全身乏力、记忆力减退以及恐惧、易怒、自卑甚至精神错乱。

5. 对消化系统的影响　长期接触高频强噪声的工作人员，会出现肠胃消化功能紊乱、胃酸减少、食欲不振、胃排空功能减慢、恶心、呕吐、消瘦、肌无力等。胃炎、胃溃疡、十二指肠溃疡的发病率比安静环境的高 5 倍之多。

6. 损害女性生理机能　女性长期受噪声的影响，会出现月经不调，孕妇还有可能发生流产及早产等。

7. 危害儿童身心健康　儿童因发育尚未成熟，各组织器官十分娇嫩和脆弱，极易受到噪声伤害。专家研究已经证明，家庭室内噪声是造成儿童聋哑的主要原因之一。据统计，当今世界上 7 000 多万失聪者中的相当一部分是由噪声所致。

# 第十三章　环境化学物的安全性和健康危险度评价

## 第一节　化学物的安全性评价

人们在生活和生产活动中接触和使用大量的化学物质。统计表明，美国化学文摘（CAS）收录的化学物数量已达 1 000 万种之多，其中约有 10 万种已投入市场。据估计，每年仍有千种以上新的化学物质相继投入生产和使用。这些化学物质在给人们的生活带来方便的同时，也对生态环境及人类健康构成了严重的威胁。环境中的化学物质可通过多种途径在环境中迁移、转化，人类长期直接或间接地接触这些化学物质，在一定条件下可对人体产生危害。如目前使用的一些化学物质被证实对人有致癌、致畸作用，还有一些对人和动物的内分泌系统有干扰作用等。化学物质的这些负面影响，越来越受到人们关注。因此，对各种投入或即将投入生产和使用的化学物质进行毒理学试验研究，并据此做出安全性评价是环境毒理学的重要任务之一。

### 一、基本概念

1. 安全　安全（safe）是指某种化学物在规定的使用方式和用量条件下，对机体不产生任何损害（包括急性毒性、慢性毒性以及致癌、致畸等远期或潜在危害）。

2. 安全性　安全性（safety）是一个相对概念，指化学物在一定的暴露下无危险或危险度很低，其危险度可被社会所接受。

3. 实际安全剂量　与可接受的危险度相对应的暴露剂量称为实际安全剂量（virtual safe dose，VSD）。例如，在终生致癌试验中，引起肿瘤发生率接近或相当于可接受的危险度的化学物剂量即可作为这种化学物致癌作用的实际安全剂量。

4. 安全性评价　安全性评价（safety evaluation）是指通过规定的毒理学试验程序和方法以及对人群效应的观察，评价某种化学物的毒性及其潜在危害，进而提出在通常的暴露条件下，该物质对人体健康是否安全以及其安全接触限量。安全性评价的目的是确保该化学物在生产和使用中产生最大效益。同时，使其对生态环境和人类健康的危害降至最低。

## 二、安全性评价的内容

化学物安全性评价，主要是在收集相关资料的基础上，对供试化学物的急性毒性、慢性毒性（包括蓄积毒性）、亚慢性毒性等进行评价。化学物安全性评价内容主要有：

1. 急性毒性试验　了解受试化学物的毒性强度和性质，评价化学物的急性毒性，并为以后几个阶段毒理学试验设计提供依据。包括经口染毒、经皮染毒、吸入染毒以及眼刺激试验、皮肤刺激试验、皮肤致敏试验等。

2. 蓄积毒性试验　了解受试化学物在体内蓄积情况。

3. 致突变试验　通过短期筛选试验以确定受试化学物有无致突变作用。致突变试验的阳性结果提示该化学物是一种潜在的致突变物，具有潜在的遗传危害和致癌性。

4. 亚慢性毒性试验　观察化学物以不同剂量水平较长期喂养对动物的毒作用性质和靶器官，并初步确定最大无作用剂量和最小有作用剂量，以及剂量—反应关系；了解化学物对动物繁殖和子代的影响（包括致畸作用等）；为慢性毒性和致癌试验的剂量选择、实验设计提供依据；为化学物安全使用和安全食用提供依据。

5. 代谢试验　了解化学物在体内的吸收、分布和排泄速度，有无蓄积性，并测定其在主要器官和组织中的分布，寻找可能的靶器官，为选择慢性毒性试验的合适动物种系提供依据，必要时可进一步进行代谢产物的分离鉴定和毒性评定。

6. 慢性毒性（包括致癌）试验　确定动物只有长期接触化学物后产生的毒性作用，尤其是进行性或不可逆的毒作用和致癌作用。确定最大无作用剂量，对最终评价受试物能否应用提供依据。

## 三、化学物安全性评价相关法规

20 世纪初以来，美国、法国、德国等一些国家开始了医疗卫生方面的专项立法工作，陆续制定和颁布了关于有毒化学品的管理法规。美国于 1906 年颁布了第一部管理化学品危害的联邦法律《食品和药品法》（Food and Drug Act）；在此基础上，于 1938 年又颁布了《食品、药品和化妆品法》（Federal Food，Drug and Cosmetic Act，FD&C Act），并在其后进行了多次修订。1972 年，美国颁布《杀虫剂、杀菌剂和杀鼠剂法》（Federal Insecticide，Fun-

gicide and Rodenticide Act，FIFRA）。经济与发展合作组织（Organization of Economic Cooperation and Development，OECD）于 1982 年颁布了《化学物品管理法》，提出了一整套毒理实验指南、良好实验室规范（Good laboratory practice，GLP）和化学物投放市场前安全性评价资料的最低要求，对新化学物实行统一的管理办法。

我国对化学物的毒性鉴定及毒理学实验研究开始于 20 世纪 50 年代。随着改革开放和国民经济与社会的发展，化学物质安全性评价体系的制定和立法管理取得了突破性进展。

1983 年，卫生部颁布《食品安全性毒理学评价程序（试行）》；1994 年，又颁布了国家标准《食品安全性毒理学评价程序》。

1987 年，卫生部颁布了国家标准《化妆品安全性评价程序和方法》。该标准适用于在我国生产和销售的一切化妆品原料和化妆品产品，具体规定了对化妆品原料和产品的安全性评价程序和有关的毒性实验方法。同年，国务院发布《化学危险品安全管理条例》，对各种易燃、易爆物质和有毒、有腐蚀性的化学品加强管理，其中规定化学危险物品生产企业应向审批部门提交包括化学物的毒性资料在内的一批文件。1988 年，卫生部颁布了《新药（西药）毒理学研究指导原则》，对毒理研究的技术提出了明确的要求。

1991 年，卫生部和农业部颁布了《农药安全性毒理学评价程序》。

1995 年，我国颁布了《中华人民共和国食品卫生法》，并配套颁布了国家标准《食品安全性毒理学评价程序》。国家技术监督局发布了中华人民共和国国家标准《农药登记毒理学试验方法》。

## 第二节　化学物的毒理学安全评价程序

在实际工作中，对一种外来化学物进行毒性试验时还须对前述各种毒性试验按一定程序进行安排，即将各种毒性试验按一定顺序先后进行，以期以最经济的方法，取得最可靠的结果。现在，世界上有许多国家和组织对外来化学物质毒性试验都有一定程序规定，即对必须进行何种毒性试验和按何种顺序进行都有统一规定，以保证毒性试验结果及其对机体毒性作用的评定较为可靠。

### 一、试验前的准备工作

#### （一）收集受试物有关的基本资料

1. 化学结构　各种化学物质的毒性与其结构有一定关系。同一类化合物，由于结构不同，其毒性也有很大差异。因此，往往可根据某化学物质的结构对其毒性做初步估计。

2. 理化性质和纯度 化学物质的物理化学性质与纯度，与其毒性也有一定关系。故对其外观、相对密度、沸点、熔点、水溶性或脂溶性、在常见溶剂中的溶解度、乳化性或混悬性储存稳定性等需进行了解。

3. 受试物的应用情况及其用量 了解该化学物可能的用途、使用范围和使用方式，人体暴露的途径以及可能的摄入量，其产生的社会效益、经济效益、人群健康效益等方面的资料，以便为进行毒性试验及经过毒性试验后，对受试物综合分析取舍及生产使用的安全措施提供参考。

例如，对环境污染物，应了解其在水体、空气或土壤中的含量；对工业毒物，则应考虑其在空气中的最大浓度。

**（二）受试物样品及试验动物**

进行毒性试验的样品，必须是生产过程（包括原料、配方）已经固定不变有代表性的样品，其成分规格必须稳定，应为实际生产使用和人类实际接触的产品，以反映人体实际接触的情况。在整个试验过程中，所使用的供试物必须是规格、纯度完全一致的产品。当需要确定该化学品的毒性来源于化学物质还是其所含杂质时，通常采用纯品和应用品分别试验，并将其结果进行比较。例如，我国农药登记条例规定，农药的急性毒性试验（包括经口、经皮和经呼吸道染毒）应包括农药原药和制剂的毒性试验。

毒物的毒性在不同动物种属间常有较大差异。为使动物实验结果更能反映人体情况，要求所选的动物种类对受试物的代谢方式尽可能与人类相似，以使在实验中所观察到的毒性反应与人接近，在毒理学评价中最先考虑的是哺乳类的杂食动物，一般试验多采用大鼠。这是因为大鼠不仅是一种杂食动物，而且食性和代谢过程与人类接近，对许多化学物质比较敏感、价格低廉，容易饲养。此外，小鼠、地鼠、豚鼠、家兔、狗或猴也可供使用。为减少同种动物不同品系造成的差异，试验中最好采用具有稳定的遗传性、动物的生理常数、营养需要和应激反应比较稳定的纯系动物或内部杂交动物和第一代杂种动物。

## 二、毒性试验程序

安全性评价首先是对化学物进行毒性鉴定，通过一系列的毒理学试验测试该化学物对实验动物的毒作用（包括特殊毒性作用），从而评价和预测该化学物对人体可能造成的危害。

### （一）一般程序

任何一个毒性试验程序，都是依据毒性评定的试验要求及当时的技术水平而制定的，故它只具有一定的相对的统一稳定性，随着情况的不断变化和毒理试验方法的研究进展，会得到逐步的修订、补充和完善。我国以及国外目前制订的毒性试验程序，一般都是按分阶段进行。它主要包括急性毒性试验、蓄积毒性和致突变试验、亚慢性毒性（包括繁殖、致畸）试验和代谢试验、慢性毒性（包括致癌）试验四个阶段。

1. 第一阶段（急性毒性试验） 主要根据人体可能的暴露途径，选择经口、经皮、经呼吸道的染毒方式进行急性毒性试验，确定 $LD_{50}$ 或 $LC_{50}$。农药等有可能与皮肤或眼睛接触的化学物质需进行皮肤刺激试验、眼刺激试验和皮肤变态反应试验。对呼吸道有刺激作用的化学物还应进行吸入刺激阈浓度试验。通过急性毒性试验，可对化学物的毒性进行初步的估计，并确定其急性毒作用特征，为急性毒性定级、进一步试验的剂量设计和毒性判定指标的选择提供依据。

2. 第二阶段（致突变试验） 一般包括：① 原核细胞基因突变试验，如 Ames 试验、大肠杆菌试验或枯草杆菌试验；②真核细胞染色体畸变试验（如微核试验或骨髓细胞染色体畸变分析），如试验结果为阳性，可在 DNA 修复合成试验、显性致死试验、果蝇伴性隐性致死试验和体外细胞转化等试验中再选两项进行最后的综合评价。通过致突变试验，可对受试物的潜在遗传危害性进行评价，并预测其致癌性。

3. 第三阶段（亚慢性毒性试验、致畸试验、生殖试验和代谢试验） 亚慢性毒性试验用于了解较长期反复染毒受试化学物后对动物的毒作用性质和靶器官，评估对人体健康可能引起的潜在危害，估计最大无作用剂量，并为慢性毒性试验和致癌性试验设计提供参考依据。一般要求进行 90d 亚慢性毒性试验。

致畸试验用于确定受试物的胚胎毒作用以及对胎仔的致畸作用。生殖试验一般要求进行两代，以判断受试物对生殖过程的影响。代谢试验用于了解化学物在体内的吸收、分布和排泄特点，有无蓄积性以及毒作用的可能靶器官和组织。

4. 第四阶段（慢性毒性试验和致癌试验） 这两项试验常结合进行。慢性毒性试验的目的在于确定化学物的最大无作用剂量，并综合上述试验的结果，对受试物的安全性做出评价，进而确定对人体安全的摄入量水平。致癌试验用于确定受试物对试验动物的致癌性。

### （二）安全性评价试验的选用原则

在进行毒理学安全性评价时，需根据受试物质的种类来选择进行相应的毒理学试验。对不同的化学物，选择的试验不同。我国对不同类型的化学物规定有相应的安全性评价程序，对需要进行的试验种类做出了规定。例如，我国的《工业化学品毒性鉴定规范》中规定：①新工业化学品一般应进行上述四个阶段的试验。②引进国外的生产技术，生产国外已登记生产和应用的工业化学品，国内的生产单位证明所生产的产品的理化性质、纯度、主要杂质成分及含量均与国外同类产品一致时，可先进行第一阶段和第二阶段的有关试验；如试验结果与国外同类产品一致时，可以不再继续进行第三、四阶段试验。③凡将两种以上已生产和使用的化学品混配成制剂申报时，一般应先进行急性联合毒性试验，如果有明显的协同作用，则根据具体情况再进行其他必要的毒性试验。④如动物急性经口染毒剂量达 5 000mg/kg（体重）而未出现死亡，就不要再进行更高剂量的试验。⑤如动物急性经皮肤涂敷剂量达 4 000mg/kg（体重）而未出现死亡，就不要再进行更高剂量的试验。⑥如果以 10mg/L 剂量染毒 2h，或由于被鉴定化学品的理化性质，不可能达到如此大的浓度急性吸入，可用能达到的最大浓度进行试验。在上述浓度，试验动物没有出现与受试物有关的死亡，就不再进行高浓度试验。⑦急性皮肤和眼黏膜刺激试验，如被鉴定的工业化学品为 $pH<2$ 的强酸或者 $pH>11$ 的强碱，均提示为强烈的腐蚀剂，则不应再进行皮肤和黏膜的刺激试验。⑧在致畸试验和繁殖毒性试验中，被鉴定工业化学品剂量达 1 000mg/kg（体重）而动物没有出现任何效应时，可免去进一步试验。

### （三）安全性评价结果评价时应注意的问题

由于种属以及实验设计等的差异，在对毒理学安全性评价的结果进行解释时，应尽可能考虑多方面的影响因素，以便做出客观的结论。

由于种属的差异，人和动物可能对化学物的一般毒性或特殊毒性存在易感性的差异。为安全起见，在无确切资料的情况下，一般常把人看作最敏感的种属。动物毒性试验一般采用高于人类实际暴露水平的剂量进行，因此，在安全性评价时往往需要将动物实验的结果由高剂量向低剂量外推。这种外推存在不确定性，如资料显示，采用不同数学模式推导出的同一化学物低剂量暴露下的预期肿瘤发生率竟相差 $7\times10^4$ 倍。

在进行安全性评价时，不仅要了解每项毒理试验所能说明的问题，还应该了解试验的局限性或难以说明的问题。为弥补动物实验的结果在预测化学物对人体健康的危害时存在的一些不确定性，在化学物的安全性评价过程中应尽可能地收集受试化学物对人体毒作用的资料，包括志愿者的试验结果、中毒事故的调查记录、职业暴露人群的健康体检记录以及人群流行病学的调查结果等。人体资料对评价化学物对人体的危害是最直接和可靠的依据。

### (四)食品安全性毒理学评价程序

根据我国具体情况，卫生部制订了《食品安全性毒理学评价程序(试行)》(program of food safety toxicology evaluation)，为我国食品安全性毒理学评价工作提供一个统一的评价程序和各项试验方法。

凡属我国创制的新化学物质，一般要求进行四个阶段的试验。特别是对其中化学结构提示有慢性毒性的(或)致癌作用可能者，或产量大、使用面广、摄入机会多者，必须进行全部四个阶段的试验。同时，在进行急性毒性、90d喂养试验和慢性毒性(包括致癌)试验时，要求用两种动物。

凡属与已知物质(指经过安全性评价并允许使用者)的化学结构基本相同的衍生物，则可根据第一、第二、第三阶段试验的结果，由有关专家进行评议，决定是否需要进行第四阶段试验。

凡属我国仿制的而又具有一定毒性的化学物质，如多数国家已允许使用于食品，并有安全性的证据，或世界卫生组织已公布每人每日允许摄入量(ADI)者，同时我国的生产单位又能证明我国产品的理化性质、纯度和杂质成分及含量均与国外产品一致，则可先进行第一、第二阶段试验。如试验结果与国外相同产品一致，一般不再继续进行试验，可进行评价。如评价结果允许用于食品，则制定日容许量。凡是产品质量或试验结果方面与国外资料或产品不一致，应进行第三阶段试验。食品安全性毒理学评价和程序：

1. 急性毒性试验

(1)目的　了解受试物的毒性强度和性质，为蓄积毒性和亚急性毒性试验的剂量选择提供依据。

(2)试验项目　用霍恩氏(Horn)法、几率单位法或寇氏法测定经口$LD_{50}$，如剂量达10g/kg体重，仍不引起动物死亡，则不必测定$LD_{50}$，7d喂养试验。这两个项目分别用两种性别的小鼠和(或)大鼠。

(3)结果判定　如$LD_{50}$或7d喂养试验的最小有作用剂量小于人的可能摄入量的10倍，则放弃不再继续试验。如大于10倍，可进入下一阶段试验。为慎重起见，凡$LD_{50}$在10倍左右时，应进行重复试验，或用另一种方法进行验证。

2. 蓄积毒性和致突变试验

(1)蓄积毒性试验(凡$LD_{50}$>10g/kg体重者，则可不进行蓄积毒性试验)

①目的。了解受试物在体内的蓄积情况。

②试验项目。蓄积系数法：用两种性别的大鼠，各20只。20d试验法：用两种性别的大鼠或小鼠，每个剂量组雌雄各10只。以上两种方法任选一种。

③结果判定。蓄积系数 K<3，为强蓄积性，则不再继续试验；K≥3，为弱蓄积性，可进入以下试验。

如 1/2 $LD_{50}$ 组有死亡，且有剂量—反应关系，则为强蓄积性；仅<1/2 $LD_{50}$ 组有死亡，则为弱蓄积性。

（2）致突变试验

①目的。对受试物是否具有致癌作用的可能性进行筛选。

②试验项目。细菌致突变试验、Ames 试验或大肠杆菌试验、微核试验和骨髓细胞染色体畸变分析试验中任选一项。显性致死试验、睾丸生殖细胞染色体畸变分析试验和精子畸形试验中任选一项。DNA 修复合成试验。根据受试物的化学结构、理化性质以及对遗传物质作用的终点不同，并兼顾体外和体内试验以及体细胞和生殖细胞的原则，在以上四类中选择三项试验。

③结果判定。如三项试验均为阳性，则无论蓄积毒性如何，均表示受试物很可能具有致癌作用，一般应予以放弃。

如其中两项试验为阳性，而又有强蓄积性，则一般应予以放弃；如为弱蓄积性，则由有关专家进行评议，根据受试物的重要性和可能摄入量等，综合权衡利弊再做决定。

如其中一项试验为阳性，则再选择二项其他致突变试验（包括枯草杆菌试验、体外培养淋巴细胞染色体畸变分析、果蝇隐性致死、DNA 合成抑制试验和姐妹染色单体互换试验等）。如此两项均为阳性，则无论蓄积毒性如何，均应予以放弃；如有一项为阳性，而又为弱蓄积性，则可进入第三阶段试验。

如三项试验均为阴性，则无论蓄积毒性如何，均可进入第三阶段试验。

3. 亚慢性毒性和代谢试验

（1）亚慢性毒性试验

①目的。观察受试物以不同剂量水平较长期喂养对动物的毒性作用性质和靶器官，并确定最大无毒作用剂量。了解受试物对动物繁殖及对子女的致畸作用。为慢性毒性和致癌试验的剂量选择提供依据。为评价受试物能否应用于食品提供依据。

②试验项目。90d 喂养试验、喂养繁殖试验、喂养致畸试验、传统致畸试验。前三项试验可用同一批动物（一般用两种大鼠）。传统致畸试验的选择，可根据受试物的性质而定。任何一种致畸试验的结果已能作出明确评价时，不要求做另一种致畸试验。但是，在结果不足以做出评价时，或有关专家共同评议后认为需要时，再进行另种致畸试验。

③结果判定。根据以上试验中任何一项的最敏感指标的最大无作用剂量（以 mg/kg 体重计）小于或等于人的可能摄入量的 100 倍，表示毒性较强，应

予以放弃；大于100倍而小于300倍，可进行慢性毒性试验；大于或等于300倍，则不必进行慢性试验，可进行评价。

（2）代谢试验

①目的。了解在体内的吸收、分布和排泄速度以及蓄积性。寻找可能的靶器官。为选择慢性毒性试验的合适动物种系提供依据。了解有无毒性代谢产物的形成。

②试验项目。对于我国创制的化学物质或是与已知物质化学结构基本相同的衍生物，至少应进行以下几项试验：胃肠道吸收，测定血液浓度、计算生物半减期和其他动力学指标；主要器官和组织中的分布；排泄（尿、粪、胆汁）。有条件时可进一步进行代谢产物的分离和鉴定。对于世界卫生组织等国际机构已认可或两个及两个以上经济发达国家已允许使用的以及代谢试验资料比较齐全的物质，暂不要求进行代谢试验。对属于人体正常成分的物质可不进行代谢试验。

（3）慢性毒性（包括致癌）试验

①目的。发现只有长期受试物后才能出现的毒性作用，尤其是进行性或不可逆的毒性作用以及致癌作用。确定最大无毒使用剂量，对最终评价受试物能否应用于食品提供依据。

②试验项目。将两年慢性毒性试验和致癌试验结合在一个动物中进行。用两种性别大鼠或小鼠。

③结果判定。根据慢性毒性试验所得的最大无毒作用剂量（以mg/kg体重计）：小于或等于人的可能摄入量50倍，表示毒性强，应予以放弃；大于50倍而小于100倍，需由有关专家共同评议；大于或等于100倍，则可考虑允许使用于食品，制订日许量。如在任何一个剂量发现有致癌作用，且有剂量—反应关系，则需由有关专家共同评议，以做出评价。

**（五）农药毒性的评价程序**

1. 评价程序　首先应考虑其基本毒性要求（急性毒性及致突变快速筛选试验），然后再考虑深入进行食品和环境中的毒性安全性评价。关于食品安全性毒理学评价程序前面已进行了叙述，现将农药安全性毒理学评价程序（program of pesticide toxicity evaluation）介绍如下。

（1）在评价农药的安全性时，毒理学方面应考虑的因素　化学名称，化学结构、产品组成（有效成分含量及其他成分含量）、理化性质如外观、比重、蒸气压、溶解度、乳化性、悬浮性、相混性、熔点、沸点等。

（2）每人每日允许摄入量的规定　根据动物试验中最大无作用剂量，按下列公式计算每人每日允许摄入量ADI（mg/kg体重）＝最大无作用剂量

(mg/kg) /安全系数，安全系数是根据农药的性质及其他因素确定，一般为100。每人每日允许从食品中摄入的农药量 ＝ADI（mg/kg）×60（人体标准体重，kg)。

最大残留限量（MRL）＝ADI×60/1.2（每人每日食品摄入总量）×某种食品所占比例。

（3）人群接触毒性和意外事故的毒性资料　开发新品种农药时，对在实验、试产和大田试验阶段的密切接触人员，必须保留完整的健康记录，并定期回访。申请登记时，递交上述资料。在新品种农药正式投产和使用的最初阶段(根据具体情况确定年限)，设置健康监测点，对包括最密切接触和高危人群在内的观察对象实施健康监测。对已使用的农药，如发现有可疑致癌、致畸及其他严重远期危害时，要有计划地进行流行病学调查和毒理学重新评价。在发生意外事故的情况时，应深入现场，做事故后调研、搜集有关资料。

（4）毒性　代谢产物和主要杂质的毒性。

（5）农药试验样品的选择　一般为原药，如系新品种农药，则应同时采用原药及制剂。

2. 毒理学评价项目（分四个阶段）

（1）第一阶段　动物急性毒理试验和皮肤及眼睛黏膜试验。

①急性毒性试验。急性经口毒性试验（$LD_{50}$)、急性经皮毒性试验（$LD_{50}$)，对挥发性液体和可升华的固体农药应进行急性吸入毒性试验（$LC_{50}$)。

②皮肤与眼黏膜试验。眼刺激试验、皮肤刺激试验、皮肤致敏试验。

以上各项中，急性经口和经皮毒性试验，眼刺激试验为必做项目，其他项目根据需要确定。

（2）第二阶段　蓄积毒性和致突变试验。

①蓄积毒性试验。当经口 $LD_{50}>5g/kg$，或有半衰期（$t_{1/2}$）数据的，可免去此项试验。

②致突变试验。原核细胞基因突变试验 Ames（鼠伤寒沙门氏菌/微粒体试验）及大肠杆菌回变试验。

哺乳动物细胞染色体畸变分析。体细胞的骨髓细胞微核试验或骨髓细胞染色体畸变分析中两项任选一项；生殖细胞的睾丸细胞染色体畸变分析（即 MI 期精母细胞的染色体畸变测试）或显性致死试验两项中任选一项。

其他根据需要确定。如精子畸形检测试验体外培养细胞染色体畸变试验，程序外 DNA 修复合成试验、果蝇隐性致死试验等。

（3）第三阶段　亚慢性毒性和代谢试验等。

亚慢性毒性试验：90 日经口试验、21 日经皮试验、根据需要确定 21 日或 28 日吸入试验、根据需要确定迟发性神经毒性试验、根据需要确定两代繁殖试验、致畸试验、代谢试验。

（4）第四阶段 慢性毒性（包括致癌）试验 大鼠两年喂养试验或小鼠一年半喂养试验。

3. 评价项目基本要求及结果评定

（1）急性毒性试验 结果评定见农药的急性毒性分级第五章表 5-4。

（2）眼刺激试验 结果评定见眼损伤的分级标准表 5-11 和眼刺激性评价标准表 5-12。

（3）皮肤刺激试验 结果评定见皮肤刺激反应评分（表 5-7）和皮肤刺激强度评价（表 5-8）。

（4）皮肤致敏试验 结果评定见致敏率强度分级（表 5-10）。

（5）蓄积毒性试验 结果评定如蓄积系数<1 为高度蓄积；1～3 明显蓄积；3～5 中等蓄积；>5 轻度蓄积。如 1/20 $LD_{50}$组动物有死亡，且有剂量—反应关系则为强蓄积性；仅 1/20 $LD_{50}$组动物有死亡则为弱蓄积性。

（6）致突变试验 结果评定如三项必做项目中一项试验结果出现阳性，则须再选择两项其他致突变试验，以观察是否有多项阳性效应。如必做项目中试验结果出现两项或两项以上的阳性结果，而又有强蓄积性，则一般应予放弃。但如该品种在目前生产和使用中为不可缺少的品种，则应进行第三、四阶段的动物试验，并根据该农药的残留量和可能摄入量等，综合衡量利弊，经评审后再做决定。

（7）亚慢性毒性试验 结果评定如果 90 日经口试验，无作用剂量小于或等于人可能摄入量的 100 倍，表示毒性较强，一般应予放弃，特殊情况须经专家评议。21 日吸入试验和 21 日经皮试验按工业毒物对人接触性危害进行评价。迟发性神经毒性试验根据其神经毒性反应和病毒学检查进行评定，提出迟发性神经毒性的无作用剂量水平。两代繁殖试验根据对动物接触农药后出现的异常现象、发生率及严重程度，评价农药对生殖过程产生的积累性影响。致畸试验鉴定农药是否有母体毒性，胚胎毒性及致畸性。如有致畸效应，可得出最小致畸量，以最小致畸剂量求得致畸指数，表示致畸强度。

致畸指数＝雌性动物 $LD_{50}$/最小致畸剂量，暂以致畸指数小于 10 为基本无致畸危害；致畸指数 10～100 有致畸危害；致畸指数大于 100 为强致畸危害。

致畸危害指数＝最大不致畸剂量/最大可能摄入量，暂以致畸危害指数>3 000为危害性小；致畸危害性指数 100～300 有中等危害性；致畸危害指数<100 为严重危害性。

（8）代谢试验 慢性毒性（包括致癌）试验。

致癌试验结果的评定，采取联合国世界卫生组织提出的四条判断致癌试验阳性结果的标准。①肿瘤只发生在试验组中，对照组无肿瘤。②试验组与对照组动物均发生肿瘤，但试验组发生率高。③试验组动物中多发性肿瘤明显，对照组中无多发性肿瘤或只是少数有多发性肿瘤。④试验组与对照组肿瘤发生率虽无明显差异，但试验组中发生时间较早。凡符合上述 4 条中任何 1 条标准，并在试验组与对照组之间的数据经统计学处理有显著性差异时，即可认为致癌试验为阳性结果。

慢性经口毒性试验的结果评定，以求得的最大无作用剂量（mg/kg 体重）与人的可能摄入量进行比较后评定。①小于或等于人的可能摄入量的 50 倍，表示毒性较强，一般应予放弃；②大于 50 倍而小于 100 倍，由专家共同评议；③大于 100 倍者则可考虑允许使用。凡试验结果由于给药途径（经口、经皮、经呼吸道）和动物种系的差异产生不同的结果时，应根据农药的产量、使用量、使用面积、估测对人和环境可能造成的危害，进行综合评价。

## 第三节　环境健康危险度评价

### 一、概　　述

1940—1982 年，人工合成化学品的生产增加了 350 倍。目前全球流通的合成化学品有 10 万多种，每年有 1 000 种左右的新化学品投入市场，其中部分是未经过严格的安全性检测（全世界的最大检测能力大约是每年 500 种）。20 世纪 70 年代发达国家禁用的 15 000 种含氯化学品，至今仍在发展中国家大量使用。由于这些化学品的大量生产和使用，从而对人类、野生生物及生态系统造成了严重的污染，人们通过呼吸、饮食等多种途径接触各种环境污染因子的可能性也越来越大。因此，这些环境污染因子对人类健康是否有危害，如果有危害，其发生的概率和严重程度有多大？这些问题日益引起人们的关注。环境健康危险度评价就是为了满足人们的这些需求而产生的。危险度是指某化学物质在一定暴露条件下所产生不良效应的概率。健康危险度评价（health risk assessment，HRA）又称健康风险评价，是利用毒理学、流行病学及实验研究的最新成果，按一定准则，对特定环境中有害物质作用的不良健康效应进行综合的定性及定量评价，从而提出减少环境危险的决策，以加强环境危险管理的过程。健康危险度评价已成为许多国家环保及卫生部门的管理决策组成部分，在保护环境及人群健康，研制卫生学标准及进行卫生监督，制定防治对策等方面都起了十分重要的作用，是科学研究和政府决策之间的桥梁。美国国家科学委员会在 20 世纪 80 年代提出了科学研究—危险度评价—危险度管理之间的相互关系，并在 1994 年做了补充修改和肯定。这一框架已为国际学者和国际研究机构广泛接受。

20 世纪 30 年代，人们认识到污染物的毒性和暴露程度与人群的健康效应有密切的关系，并据此提出了可接受浓度的概念，开始制定作业环境的容许浓度。第二次世界大战后，由于石油、化工工业的迅猛发展，导致环境化学物质的污染及其健康危害问题日益突出。20 世纪 50 年代，健康危险度评价的安全系数法首次提出，即用动物实验求得未观察到效应的剂量水平（no - observed effect level，NOEL）或未观察到有害效应的剂量水平（no - observed adverse effect level，NOAEL），将这些值除以安全系数（safety factor），估计人的可接受摄入量。20 世纪 60 年代以后，关于致癌物有无阈值以及致癌物的危险度评价方法成为研究热点。20 世纪 80 年代后，随着毒理学及相关学科研究的深入，对化学物质危害性的评价逐渐由定性向定量发展，环境健康危险度评价作为联系环境毒理学、环境流行病学与卫生政策以及科学家与卫生管理者之间的纽带，其作用日益受到重视。1992 年，在巴西里约热内卢召开的联合国环境与发展大会的政府首脑会议后提出的 21 世纪行动日程中，特别指出环境健康危险度评价方法的国际标准化是实施化学物质有效安全管理的必要措施。之后，一些国家和国际组织纷纷对已有的方法进行了比较研究和评价，加速开发研制一些新的方法。国际化学品安全机构从 1993 年起已召开了多次专门会议，探讨致癌物健康危险度评价方法的国际标准化。

我国的环境健康危险度评价工作新中国成立后才起步，当时主要是借鉴前苏联的经验，制定了一系列的环境卫生标准，为后来的环境健康危险度评价工作打下了良好的基础。改革开放后，我国的环境健康危险度评价工作也逐渐朝着与国际接轨的方向发展。20 世纪 80 年代末之后，一些大学和科研院所陆续组织翻译和编写了一些介绍健康危险度评价的书籍，为我国健康危险度评价工作的发展起了重要的推动作用。近年来，一些学者采用健康危险度评价的方法，对严重危害人民健康的环境化学物质的危害性进行了定量评估，取得了良好的成果。我国的现代环境健康危险度评价工作还有待进一步发展，需要有各类专业人员和管理人员的参与。随着我国环境危险管理制度规范化进程的加快，环境健康危险度评价将会在国民经济建设中发挥更大的作用。

## 二、环境健康危险度评价的基本步骤

环境健康危险度评价包括危害鉴定、剂量—反应关系评定、暴露评价和危险度特征描述四个基本步骤。

**（一）危害鉴定**

危害是由于化学物的内在属性在暴露条件下对人和环境产生的不良效应。危害鉴定（hazard identification）是确定某不良效应是否由化学物的固有特性所造成的，是定性的危险度评价。根据已有的资料和数据确定评价有毒化学品对人体潜在危害性及待评价物的各项有关的理化特征参数，以确定人接触某种化学品时能否引起有害健康（如癌、新生儿缺陷）的作用，测定疾病发病率的增加等有害影响，确定某种化学物质对人体危害的等级和需要采取的评价方式。由于目前对大部分化学物质是否能引起人体健康危害尚不清楚，所以，常通过流行病学研究、病例报告、临床研究及动物实验等获得这方面的信息。

流行病学研究的资料可以直接反映人群暴露后所产生的有害影响的特征，不需进行种属的外推，是危害鉴定中最有说服力的证据。但是，由于流行病学研究 本身的一些局限性，使其资料在健康危险度评价中的实际应用受到了一定的限制。判断流行病学研究资料是否适用于危险度评价的依据是对暴露组和对照组适当的选择；有暴露浓度（剂量）；适当的观察期和随访的质量；对混杂因素和偏倚的考虑；对患病和死亡原因的有效确认及测定特异反应（效应）的能力。

与流行病学研究相比，动物实验研究可在较好的控制条件下进行暴露和健康效应的测定。对一些缺乏流行病学研究资料的化学物或尚未投入市场的新型化学物，动物实验研究的资料就成了唯一的选择。尤其在很难获得较理想的流行病学资料的情况下，大部分健康危险度评价是依据动物实验研究的资料来进行的。在选择动物实验资料时，应注意其暴露途径要尽可能地与人群实际的暴露方式一致。判断动物资料是否适用于危险度评价的依据：各组所用动物是否足够；是否用两种性别的动物；组距选择是否适于确定剂量—反应关系；可靠的观察和分析方法；病理变化的性质和范围；药（毒）代谢动力学的考虑；暴露途径和期限与人类暴露的相关性。

**（二）剂量—反应关系评定**

一般来说，一个受评化学物在定性分析中被认为是或可能是人类致癌物后，应接着对其进行剂量—反应关系评定。剂量—反应关系评定是对化学品暴露和健康相关终点关系的分析，也是对危害认定中确定的健康效应终点在人群中发生的定量评定。它主要通过人群研究或动物实验的资料，确定适合于人的剂量—反应曲线，并由此计算出评估危险人群在某种暴露剂量下的危险度的基准值。

1. 非致癌物的剂量反应评定　非致癌物又称为躯体毒物质。这类物质能引起除癌症和基因突变以外的效应，其毒性终点表现为对人体各器官系统的反应，如皮肤刺激、组织损伤、先天缺陷等。非致癌物的剂量—反应评定，许多组织机构一般采用不确定系数法推导出可接受的安全水平（acceptable safety level，ASL）。世界上不同机构对 ASL 赋予了许多不同的名称。例如，加拿大卫生部采用的是每日容许摄入量/浓度（tolerable daily intake or concentration，TDI/TDC）；国际化学品安全司（IPCS/WHO）采用的是容许摄入量（tolerable intake，TI）；美国毒物与疾病登记署（ATSDR）采用的是最小危险水平（minimum risk level，MRL）；美国环境保护署采用的是参考剂量（reference dose，RfD）或参考浓度（reference concentration，RfC）；世界卫生组织采用的每日可接受摄入量（acceptable daily intake，ADI）等。这些安全剂量的估计基于相似的假设，关键健康效应的判断及不确定系数（或安全系数）的选择。采用的基本方法是根据危害认定过程中确定的关键健康效应的"无可见有害作用水平（no - observed adverse effect level，NOAEL）"或"最低可见有害作用水平（the lowest observed adverse effect level，LOAEL）"，再除以相应的不确定系数（uncertainty factor，UF）。RfD 的计算公式如下：

$$RfD = NOAEL\ (LOAEL)\ /UF$$

EPA 制定了确立不确定因子（UF）的准则，将不确定因子分为三个级别。在只考虑人群内部（种内）敏感性之间的差别情况下，作为第一级（UF 取值为 10）；在既要考虑种内差异，更要考虑种间（人与其他试验动物之间）差异时为第二级（UF 取值为 100）；第三级为在无任何的人类资料，且推导不出 LOAEL 时，除种间差异、种内差异之外，还存在 LOAEL 同理论阈剂量之间的差异，此时 UF 取值为 $10\times10\times10=1\ 000$。

在过去的 10 年里，人们发展了许多新的方法来改进危险度评价领域中的剂量—反应关系的评定。如采用定义较为完善的 NOAEL 替代指标，以及改进的不确定/安全系数。这些新的方法学大多侧重于如何较好的定义危险度评价出发点值以替代 NOAEL。例如，越来越多的机构最近在他们的危险度评价中采用剂量—反应关系数学模拟的方法来估计有效剂量以取代 NOAEL 作为非肿瘤安全剂量的出发起点值。目前使用最广泛的数学模型模拟方法是基准剂量（benchmark dose，BMD）法。此外，分类回归的方法也可用于计算 NOAEL 的相应替代值。

我们可以 RfD 作为一个参考点来估计化学物在其他剂量时可能产生的效应。通常，低于 RfD 的暴露剂量产生有害效应的可能性很小；超过 RfD 的暴露剂量在人群中产生有害效应的概率就会增加。但是，不应绝对地认为低于 RfD 的剂量是可接受的或无危险的；相反，高于 RfD 的剂量也不是不可接受的或一定会产生有害效应。

2. 致癌物的剂量反应评定　化学致癌物又称基因毒物，它们引起的危害表现为癌症与遗传疾病。由于对化学致癌物健康危险评价一般是根据动物实验的数据，而动物实验时所用的暴露水平通常大大高于人群的预期暴露水平。因而，可以用画出剂量反应曲线的方法，利用高剂量时的资料，从较高的实验剂量水平外推到低剂量而求得。致癌物的剂量—反应评定通常包括：①选取合适的资料；②利用高剂量向低剂量的外推模型推导低剂量暴露下可能的危险度评价值；③将由动物实验资料得出的危险度估计值转换为对人的相应值。

一般认为，致癌物在低剂量范围内的剂量—反应曲线有三种类型，即线形、超线形和次线形。由高剂量向低剂量外推的模型很多，但这些模型大多对同一实验所得的数据组的拟合度很好，而在外推低剂量时所得到的值有时差别很大，甚至可达几个数量级。因此，在选择外推模型时，应根据致癌机理等生物学证据和统计学方面的证据，而不是根据模型对实验剂量—反应数据的拟合程度。

美国 EPA 的致癌物剂量—反应关系评定过程中的一个重要参数是斜率系数（slope factor，SF）。它是指一个个体终生（通常 70 年）暴露于某一致癌物后发生癌症的概率的 95%上限估计值，其单位为 mg/（kg・d）。该值越大，则单位剂量致癌物的致癌概率越高，所以又称为致癌强度系数（carcinogenic potency index）。美国 EPA 已对数百种致癌物进行了评估，将它们的致癌强度系数储存在综合危险信息系统（integrated risk information system，IRIS）数据库中，并根据新资料不断将其更新，可以在 EPA 的有关出版物中查到。致癌强度系数除与化学致癌物的种类和形态有关外，还与暴露的途径有关。因此，选用或参考时应注意。

如果以动物实验资料为基础进行外推，那么还需要计算在相应剂量时人的危险度估计值。美国 EPA 采用的原则：如果单位体表面积吸收同样剂量的话，那么不同种属对化学物质毒效应的敏感程度是一样的。由于体表面积不易测量，而它与体重的 2/3 次方呈正比，因此，实际上通过体表面积与体重的换算。

**（三）暴露评价**

如果没有暴露的话，化学物质即使有毒也不会对人产生危害。因此，人群的暴露评价（exposure assessment）是健康危险度评价中的关键步骤，也是整个危险评价工作中不确定因素较集中的环节。暴露评价的目的是确定暴露的来源、类型、程度和持续时间等。暴露评价涉及到评价人群暴露于化学品的时间、频率及暴露量的大小。它包括确定环境中（空气、水、土等）有害物的浓度、暴露途径、有害物在环境中的转变及确定受影响的人群；危险度特性描述综合从危害认定、剂量—反应关系评定和暴露评价所获得的信息来确定人群暴露的危险度。

暴露评价的关键是要首先确定与危害性有关的接触途径，然后把每一途径的接触（暴露）定量化，最后把各个途径的接触相加，计算出总接触量，即总的暴露水平。通过暴露评价，我们可以估计每种暴露途径在总暴露中所占的比例。在暴露评价中，常使用一些参考数据估算人体对各种环境介质的摄入量，表 13 - 1 为 EPA 推荐的一些用于人体暴露评价的标准参考值。

**表 13 - 1　EPA 推荐的健康危险评定用人体暴露参考值**

| 项目 | 参考值 | 项目 | 参考值 |
|---|---|---|---|
| 体重 | | 饮水量 | |
| 2～5 岁儿童 | 13.2kg | 成人平均 | 1.4L/d |
| 6 岁儿童 | 20.8kg | 特殊情况 | 2.0L/d |
| 成人 | 70kg | 婴儿 | 1.0L/d |
| 寿命 | 75 年 | 食物摄入量（成人） | |
| 外露的体表面积（成人） | | 总摄入量 | 2 000g/d |
| 一般情况下 | $0.20m^2$ | 牛肉 | 100g/d |
| 外露较多时 | $0.53\ m^2$ | 牛奶、奶制品 | 400g/d |
| 游泳时（中位数） | 男：$1.94\ m^2$；女：$1.69\ m^2$ | 鱼类（中位数） | 30g/d |
| 呼吸量 | | 水果 | 140g/d |
| 8h 工作 | $10m^3/d$ | 蔬菜 | 200g/d |
| 成人平均 | $20m^3/d$ | 土壤摄入量 | |
| 特殊情况 | $30m^3/d$ | 7 岁以下儿童平均 | 0.2g/d |
| | | 淋浴（每 5min 约使用 150L 水） | 7min |

为了估计污染物经皮肤的吸收量，需要了解污染物在土壤或灰尘中的浓度、暴露皮肤的面积、皮肤的吸收系数以及暴露的时间等。挥发性的溶剂可以经皮肤吸收，但吸收量很小，一般小于经呼吸道吸入的 1%。对吸附于土壤颗粒的污染物，影响其吸收的重要参数是生物利用度。污染物及土壤的理化特性、污染物与土壤接触的时间长短、被污染的土壤与皮肤的接触时间等都会影响污染物的生物利用度。

近年来，随着生物监测方法和分子生物学技术的迅速发展及应用，生物标志物（bio - marker）在人群流行病学研究中的应用越来越广泛，推动了流行病学研究方法的重大进展。生物标志物的研究和应用为疾病的早期发现和早期阻断提供了一个有效的途径。由于生物标志物的应用，可明显提高环境暴露测定的精确性和剂量—反应关系推断的合理性，在健康危险度评价中也正在得到越来越广泛的应用。

**(四) 危险特征分析**

危险特征分析是定量危险度评价的最后一步。它是联系危险度评价及其在危险度管理中应用的重要纽带。目的是把上述定性、定量的评价综合起来，通过暴露评价和剂量—反应关系评价的结果，分析判断人群发生有害效应的可能性，并对其可信程度和不确定性加以阐述，以简单易懂的方式表达待评化学物质的危险特征。最终形成危险度管理人员可以利用的文件，为管理机构的决策提供科学依据。其内容涉及危险度估计的不确定性，关键的假设对危险度估计的影响，进行危险度的描述，例如可能的暴露范围、个体高暴露的定义、特殊的危险人群组，指出重要的敏感亚群。此外，报告中还应讨论危险特征的性质，简单描述可能对危险度评价有支配作用的研究。危险度管理者据此形成全面看法，并作出决策。同时，能有效地使公众理解危险度管理的决策。危险特征分析可包括对前三个阶段的结果进行综合分析、危险度分析及评定结果的书面总结。

1. 对前三阶段的结果进行综合分析　危险度评价者对前三阶段的结果进行综合分析，判断各阶段的实验动物资料与人有无关联，各阶段之间是否协调一致，有无矛盾之处。同时，还应对暴露评价和剂量—反应关系评定阶段得出的许多估计值的假设进行总结和讨论。在分析过程中，应注意一些重要资料或数据是否充足，依据是否可靠，如观察到的效应的性质以及发生这些效应的条件、化学物的剂量—反应关系曲线的形状和斜率，确定 RfD 的依据，人暴露的途径、持续时间和类型，有关的毒代谢动力学资料以及暴露人群的数量和特点等。

2. 危险度分析　危险度分析可以针对一种或多种化学物质进行，有时还需要对暴露人群总的危险作出评估。对致癌物的危险度进行评价时，通常是将不同长短的暴露期间转换为终生暴露时间后再进行评估。致癌危险度一般表示人的一生中得癌的超额危险度。EPA 采用的多阶模型中假定斜率系数在低剂量段呈线形，这样致癌危险度直接与受评化学物质的摄入量有关。一个人一生中得癌的概率是通过斜率系数（slope factor，SF）和长期日摄入量（chronic daily intakes，CDI）来估计的。当计算的致癌危险度超过 $10^{-2}$ 时，可采用下面的公式估计致癌危险度：

$$\text{致癌危险度}=1-e^{(-CDI\times SF)}$$

对非致癌物，可采用将短期暴露量与 RfD 进行比较的方法。即将暴露量除以相应的 RfD，得出的值称为非致癌危险商值（non - cancer hazard quotient，NCHQ），用它来估计危险度。

人在生活或工作中可能同时暴露于多种化学物质。目前，对多种化学物质的综合危险度评估多采用将每种化学物质的危险度相加的方法，但致癌物与非致癌物有所区别。致癌物的作用被认为是相互独立的，其综合危险度就是将每个致癌物的危险度简单相加，不用考虑种属差异、癌症的类型以及致癌的机理等。非致癌物的评估一般采用危害指数法（hazard index，HI）。该法假定同时暴露于阈下浓度的几种化学物质可产生一种有害效应，其大小和各物质的暴露量（$E$）与 RfD 之比的和成正比，即：

$$HI = E_1/RfD_1 + E_2/RfD_2 + \cdots\cdots$$

当 HI 大于 1 时，可以认为有一定的危险度存在。

3. 评定结果的书面总结　一旦完成危险度特征分析，即应将结果以书面报告的形式报告给危险度管理者，危险度管理者将应用此结果，并考虑社会、经济以及重要的技术因素，做出决策。在书面报告中，要对做出危险估计的依据和有关材料进行详细的分析，并指出评估中的不足之处。在报告中还可采用一些危险度的表示方法，以便危险管理者做出判断。例如：可以将通过实测或计算得到的估计暴露量（estimated exposure dose，EED）与 RfD 进行比较，当 EED 小于 RfD 时，说明危险人群发生某种特定有害效应的可能性很小，因此，危险管理的必要性也就很小。有大量文献为依据且经过周密分析的总结报告会有助于危险管理者做出更加正确的决策，不仅使最终的管理措施可行有效，而且公众接受性也较强。

# 实　　验

## 实验一　经皮急性毒性试验

### 一、目的和要求

（1）学习皮肤染毒技术，了解受试物引起局部皮肤损伤、全身中毒等毒性效应，求出经皮半数致死量 $LD_{50}$。

（2）了解受试物对皮肤是否有刺激或腐蚀作用，估计人体接触后可能出现的类似危害。

### 二、原理

受试物穿透皮肤角质层达到真皮可被血液吸收。虽然皮肤上有毛囊、汗腺、皮脂腺开口，但吸收的量很少，透皮吸收基本可略去不计。一般来说，研究外源化学物经皮肤吸收是指角质层完整的皮肤而言。如果表皮层破损，则化合物可经真皮直接吸收，吸收量和毒性反应将明显增加。在进行急性经皮毒性试验时，先在实验动物染毒的部位脱去被毛，但不损伤皮肤，定量涂敷受试物，观察经皮吸收后的毒性效应，求该受试物的 $LD_{50}$。

实验多选用家兔和豚鼠，也可用大鼠代替。试验前应先进行脱毛处理。

染毒部位一般选择在背部中线的两侧。脱毛区为动物体表面积的10%左右。家兔约 150cm$^2$，豚鼠、大鼠约 40 cm$^2$。体表面积（S）与体重（W）有关。可依下式求动物体表面积：

$$S=10.4W^{0.667}$$

经皮吸收试验的剂量单位，以每千克体重接触受试物毫克数表示（mg/kg），也可使用每平方厘米表面积接触受试物毫克数表示（mg/cm$^2$）。

脱毛的方法一般有化学法（用硫化钡）或机械法（用剪刀或剃毛刀仔细剪去被毛）。脱毛后应观察 24h，确认表皮无损伤或微小损伤已愈合，方可开始染毒。

### 三、内容

（1）实验动物的脱毛。

（2）经皮染毒操作。

（3）中毒体征的观察、$LD_{50}$计算和毒性分级。

### 四、试剂和材料

1. 实验动物

成年、健康的豚鼠或家兔，大鼠也可，雌雄各半。一般家兔 2kg，豚鼠 300g，大鼠 200g 左右。

2. 器材

解剖剪刀、试管架、小鼠浸尾装置、棉球、医用纱布、塑料薄膜、无刺激性胶布或网孔尼龙绷带等。

3. 试剂

（1）受试物（具体由指导教师决定）。

（2）脱毛剂。临用前将硫化钡和滑石粉按质量比 1∶4 用温水调成糊状或用 1 份硫化钡和 4 份淀粉同法调配。

**五、操作步骤**

（1）将大鼠局部被毛用剪刀剪去，在剪毛区（4cm×5cm）均匀地涂一薄层脱毛剂，3～5min 后用细玻璃棒轻轻刮动去毛，并用棉球蘸清水轻轻擦洗，洗净脱毛剂。脱毛剂有刺激性，必须用温水彻底洗净。

（2）实验动物脱毛观察 24h 后，将动物固定，定量涂布 1mL 受试化合物（不同剂量组需配不同浓度的受试物），再盖上医用纱布、胶布加以固定，开始计时。受试物与皮肤接触 4h 后取下包扎，用温水洗净皮肤上的残存受试物，观察动物中毒症状和两周内死亡情况，用改进寇氏法或其他方法求其经皮吸收的 $LD_{50}$ 及其 95%可信限。

**六、结果评价**

依据实验动物中毒症状、死亡时间、$LD_{50}$，初步判断该受试化合物的毒性大小及其毒性特征。

**七、注意事项**

注意防止受试物污染操作者皮肤和溅入眼内。

## 实验二　Ames 试验（鼠伤寒沙门氏菌恢复突变试验）

**一、目的与要求**

了解常用的致突变试验，掌握 Ames 试验的原理和操作步骤，学习利用细菌检测环境化学物的致突变作用。

**二、原理**

鼠伤寒沙门氏菌（*Salmonella typhimurium*）恢复突变试验是应用最广泛的一种检测基因突变的方法。它是由 Ames B. N. 于 20 世纪 70 年代建立的，又称 Ames 试验。其基本原理是利用组氨酸缺陷型的鼠伤寒沙门氏菌突变菌株为指示菌，观察其在受试物作用下恢复突变为野生型的一种测试方法。组氨酸营养缺陷型的鼠伤寒沙门氏菌在缺乏组氨酸的培养基上不能生长，但在加有致突变原的培养基上培养，则可使突变型产生恢复突变为野生型，即恢复合成组氨酸的能力，于是就能在缺乏组氨酸的培养基上生长为菌落。通过计菌落数目就可以估算出受试物诱变能力的强弱。

**三、试剂与材料**

**1. 器材**

冷冻离心机、超净工作台、恒温培养箱、干燥箱、－80℃低温冰箱、高压消毒锅、水浴锅、紫外灯、分析天平、酒精灯、滤纸片、玻璃器材（匀浆器、平皿、试管、烧杯、刻度吸管等）。

**2. 菌株**

一般诱变试验选用 $TA_{97}$、$TA_{98}$、$TA_{100}$、$TA_{102}$ 四个菌株。其中 $TA_{97}$、$TA_{98}$ 用于检测可引起移码突变的致突变物，$TA_{100}$、$TA_{102}$ 用于检测可引起碱基对置换的致突变物。

**3. 试剂**

（1）营养肉汤培养基。将牛肉膏 2.5g、胰胨（或混合蛋白胨）5.0g、NaCl 2.5g、$K_2HPO_4 \cdot 3H_2O$ 1.3g 用蒸馏水溶解（需加热）并定容至 500mL（定容前调 pH 至 7.4），分装后于 121℃灭菌 20min，4℃下密封保存备用。

（2）营养肉汤琼脂培养基。将琼脂粉 1.5g、营养肉汤培养基 100mL 加热融化后调 pH 至 7.4，于 121℃灭菌 20min，4℃密封保存备用。

（3）底层培养基（基本培养基）：

①Vogel-Bonner 培养基 E：将柠檬酸（$C_6H_8O_7 \cdot H_2O$）2g、磷酸氢二钾（$K_2HPO_4$）10g、磷酸氢铵钠（$NaNH_4HPO_4 \cdot 4H_2O$）3.5g、硫酸镁（$MgSO_4 \cdot 7H_2O$）0.2g、蒸馏水 200mL，混匀后高压灭菌。

②葡萄糖溶液：将葡萄糖 20g 用蒸馏水溶解，并定容到 100mL。高压灭菌。

③琼脂（优质）15g 用蒸馏水溶解，并定容到 100mL。高压灭菌。

将（1）、（2）、（3）趁热混匀，待凉至 80℃左右时倒入无菌平皿（内径 90mm），每皿 20～25mL，37℃培养过夜以除去水分及检查有无污染。

（4）组氨酸—生物素混合液。称取 D-生物素（分子量 244）49mg、L-组氨酸（分子量 155.16）31mg 或 L-盐酸组氨酸（分子量 191.17）39mg 溶于 40mL 蒸馏水中，备用。

（5）顶层培养基——素琼脂＋组氨酸—生物素混合液。取 NaCl 0.5g、优质琼脂 0.6g、蒸馏水 80mL，加热融化，然后加入 10mL 组氨酸—生物素混合液，混匀后用水定容到100mL（组氨酸和生物素终浓度为0.5mmol/L）。分装小试管中，于0.103MPa灭菌20min。

（6）受试化合物：

①亚硝基胍（NTG）：用甲酰胺0.05mL助溶后以pH6.0的磷酸盐缓冲液（0.1mol/L）配制。

②黄曲霉毒素 $B_1$（AF $B_1$）。

③各试验室也可根据各自情况选用其他受试化合物。

待测物配成每0.1mL中含0.05、0.5、5、50、500μg溶液，如为水溶性，可用灭菌蒸馏水作为溶剂；如为脂溶性，可用二甲基亚砜（DMSO）、丙酮、95%乙醇、乙二醇等作溶剂。DMSO每次用量以不超过0.5mL为宜。

（7）活化系统的制备：

①大鼠肝S9的诱导和制备：选健康雄性成年SD或Wistar大白鼠，体重150g左右，周龄5～6周。将多氯联苯（Aroclor1254）或国产PCB-五氯溶于玉米油中，浓度为200mg/kg，一次腹腔注射，5d后断头处死动物，取出肝脏称重后，用预冷的0.15mol/LKCl溶液冲洗肝脏数次。每克肝（湿重）加预冷的0.15mol/LKCl溶液3mL，连同烧杯移入冰浴中，用消毒剪刀剪醉肝脏，用匀浆器（低于4 000r/min，1～2min）制成肝匀浆。以上操作需注意无菌和局部冷环境。

将制成的肝匀浆在低温（0～4℃）高速离心机下，以9 000r/min离心10min。吸出上清液为S9组分，分装。最好用液氮或－80℃低温保存。S9应经无菌检查，蛋白含量测定（Lowryi法），及间接致突变物鉴定其生物活性合格。

②S9混合液的配制：

1）0.4mol/L $MgCl_2$—1.65mol/L KCl：称取 $MgCl_2 \cdot 6H_2O$ 8.1g，KCl 12.3g加蒸馏水稀释至100mL，0.103MPa 20min灭菌或滤菌。

2）0.2mol/L磷酸盐缓冲液（pH7.4），每500mL由以下成分组成：磷酸氢二钠（$Na_2HPO_4$ 14.2g/500mL）440mL，磷酸二氢钠（$NaH_2PO_4 \cdot H_2O$ 13.8g/500mL）60mL，调pH至7.4，0.103MPa20min灭菌或滤菌。

3）10%S9混合液的配制：每10mL由以下成分组成，临用时配制。

| | |
|---|---|
| 灭菌蒸馏水 | 3.8mL |
| 磷酸盐缓冲液（0.2mol/L，pH7.4） | 5.0mL |
| 1.65mol/L氯化钾—0.4mol/L氯化镁溶液 | 0.2mL |
| 葡萄糖-6-磷酸溶液（0.05mol/L） | 40μmol |
| 辅酶Ⅱ液（0.05mol/L） | 50μmol |

肝 S9 液　　　　　　　　　　　　　　　　1.0mL

混匀，置冰浴待用。

## 四、操作步骤

### 1. 试验用菌液的准备

用无菌小勺刮取测试菌株少许，分别接入 5mL 营养肉汤试管内。37℃培养 12～16h，活菌数 $1\sim3\times10^9$/mL，供诱变试验用。此菌液可在冰箱保存，供用一周，但不宜转管接种。

### 2. 皿盖上做好标记

取融化了保温在 45℃的表层培养基一管（2mL）。依次加入菌液 0.1mL，待测液 0.1mL，S9 混合液 0.5mL，充分混合后迅速倒入底层培养基上，平铺待凝，注意避光。37℃培养 48h，观察结果。

### 3. 对照

每次试验均应设阴性对照和阳性对照和 S9 对照。阴性对照包括空白对照和溶剂对照，阳性对照则用每一测试菌株特定的标准论断性诱变剂，如用叠氮化钠（1.5 μg/皿）来鉴别 $TA_{100}$、用 ICR-191（1.0 μg/皿）鉴别 $TA_{97}$、用丝裂霉素 C（0.5μg/皿）鉴定 $TA_{102}$。

## 五、结果与评价

（1）试验应在不同的时间内用不同的新鲜菌液至少重复两次，每次试验时每一剂量和阴性对照对不同的菌株均应设 3 个平行皿。

（2）观察结果时，首先应观察各实验组和阴性对照的背景菌苔的生长情况。在肯定背景菌苔与阴性对照相差不多后，再比较各剂量组的回变菌落数。若回变菌落数的出现有剂量反应关系，最高的回变菌落数大于自发的 2 倍或 3 倍，且结果具有重现性，可判断为阳性结果。

（3）用点试法时凡在点样纸片周围长出一圈密集的 $his^+$ 菌落者，该受试物即为致突变物质。如只在平板上出现少数散在的自发回变菌落，则为阴性。如在滤纸片周围见到抑菌圈，说明受试物具有细菌毒性。

（4）用掺入法计数培养基上的回变菌落数时，如在背景生长良好条件下，受试物每皿回变菌落数增加 1 倍以上，并有剂量—反应关系即可认为该受试物为诱变阳性。当受试物浓度达到 5μg /皿仍为阴性者，可认为是阴性。

## 六、注意事项

（1）所有操作均应在无菌条件下进行。

（2）应建立专门的实验室，并配备良好的通风设施，在操作中必须注意个人防护，尽量减少接触污染的机会，尤其是对试验中的阳性物质。如 NTG 和黄曲霉毒素都是强烈致癌物，操作时要小心谨慎，用过的器皿放入 0.5mol/L

硫代硫酸钠溶液中解毒后再进行清洗。

(3) 加 S9 时,上层培养基不应超过 45℃,且加入 S9 后 20s 内应立即摇匀,并迅速倒在底层培养基上,以免 S9 的活性降低。

(4) 鼠伤寒沙门氏菌是条件致病菌,所以与之接触的器皿应进行煮沸灭菌,用过的培养基应煮沸后倒弃。

## 实验三　鱼类急性毒性试验

### 一、目的与要求

鱼类对水环境的变化反应十分灵敏。运用毒理实验方法,观察鱼类在含有化学污染物的水环境中的反应,可以比较不同化学物质的毒性高低。利用鱼类毒性试验所得的 $LC_{50}$ 值可计算出安全浓度,为制定渔业和水质卫生标准提供科学依据。

试验准备工作要细致认真,学生可根据实际情况自行进行试验设计,并确定试验方案,在教师的指导下独立完成实验。

### 二、原理

鱼类毒性试验方法可分为静态方法和动态方法两大类。本实验属静态试验方法,在规定条件下,使鱼接触含不同浓度受试物的水溶液。以 96h 为一试验周期,在 24、48、72 和 96h 时记录试验鱼的死亡率,确定鱼类死亡 50%时的受试物浓度。半数致死浓度用 24h $LC_{50}$、48h $LC_{50}$、72 h $LC_{50}$ 和 96 h $LC_{50}$ 表示,并记录无死亡的最大浓度和导致鱼类全部死亡的最小试验浓度。该法操作简便,不需要特殊的设备,适宜受试化学物在水中相对稳定,在实验过程中耗氧量相对较低的短期试验。对在水中不稳定、耗氧量较高的化学物或需要进行较长时间的试验观察时,可采用动态试验方法。

### 三、试剂和材料

**1. 实验器材**

镊子、玻璃缸或搪瓷桶(高 35 cm、直径 30 cm)、溶解氧测定仪、pH 计、温度计等。

**2. 试验用鱼**

根据需要选择敏感的鱼类进行试验。我国常用的实验鱼类有鲢(*Hypophthalmichthys molitrix*)、斑马鱼(*Brachydanio rerio*)、草鱼(*Ctenopharygodon idellus*)、鲤(*Cyprinus carpio*)、金鱼(*Carassius auratus*)、青鳉(*Oryzias latipes*)等。

**3. 受试化学物**

可选用对鱼有毒性作用的化学物质。

## 四、内容和操作步骤

### 1. 预备试验

设置 3～4 个浓度，每个浓度用 3～4 尾鱼，观察 24～48 h。进行预备试验的目的是确定试验浓度的范围（找出引起试验鱼全部死亡和不引起试验鱼死亡的浓度）；观察鱼中毒的表现和出现中毒的时间，为正式试验选择观察指标提供依据。同时，还要做一些化学测定，以了解试验液的稳定性、pH、溶解氧的变化情况，以便在正式试验时采取措施（表实-1）。

**表实-1　实验设计**（根据 0.1 对数间距）

| 浓度系列 | | 浓度对数 |
|---|---|---|
| 10.0 | — | 1.00 |
| — | 7.94 | 0.90 |
| 6.31 | — | 0.80 |
| — | 5.01 | 0.70 |
| 3.98 | — | 0.60 |
| — | 3.16 | 0.50 |
| 2.51 | — | 0.40 |
| — | 1.99 | 0.30 |
| 1.58 | — | 0.20 |
| — | 1.26 | 0.10 |
| 1.00 | — | 0.00 |

### 2. 正式试验

（1）根据在预备试验中得到的浓度范围，其间距按等比级数插入 3～5 个中间浓度。

（2）选用表 1 中浓度值的对数系列，表中的数值可用百分体积或 mg/L 表示，必要时也可用 10 的指数来乘或除。

实验中至少选择 5 个不同的浓度，一般以 7 个浓度较常用，但所选择的浓度应包括有使试验鱼在 24 h 内死亡的浓度，以及 96 h 内不发生中毒的浓度。上表中第 1 纵行包括的浓度最常用。同时设对照组。

## 五、结果评价

试验开始后 8h 内进行连续观察，并做好记录。8h 以后可做 24h、48h 和 96h 的详细观察记录。实验过程中发现有特殊变化应随时记录。

观察指标包括理化指标和生物指标。理化指标有水的溶解氧、pH、水温、硬度等，用以检查实验条件的稳定性，排除由于实验条件的变化带来的影响。生物指标包括鱼的死亡率和由于中毒而引起的鱼的生化、生理以及形态学、组织学的变化。

鱼死亡的判断：鱼的死亡是取得 $LC_{50}$ 值的依据。判断鱼死亡的方法是当鱼中毒停止呼吸以后，用小镊子夹鱼尾柄部，5min 内不出现反应可判定为死亡。死亡鱼必须移出试验缸，以免影响水质。实验过程应记录 24、48 和 96h 各组鱼的死亡数。

试验时间与毒性判定：正式试验至少进行 48h，一般是 96h。如果受试化学物的饱和溶液在 96h 内不引起试验鱼死亡，可认为毒性不显著，但不能据此作出无毒的结论。因为是否无毒，还应根据鱼的生化、生理等指标的检查才能最后确定。

$LC_{50}$用以表示化学物对鱼类生存的影响，是鱼类中毒实验的重要指标。

**六、注意事项**

（1）试验水的温度、pH、溶解氧、硬度和水量的合理与否，对实验结果影响较大，必须严格控制，一般淡水鱼的水质要求如下：①水温。实验中应保持鱼类原来适应的环境，温水鱼 20～28℃，冷水鱼 12～18℃；在同一实验中，温度的波动范围不要超过±2℃；②pH。6.7～ 8.5；③溶解氧＞4.0 mg/L；④水量。每克鱼体重供水 0.5L 以上；⑤水的硬度：通常在软水中进行。可采用自然界的江、河、湖水，如果用自来水，则必须进行人工曝气或放置 3d 以上脱氯。

（2）鱼类毒性试验材料在我国常用四大养殖淡水鱼（青鱼、草鱼、鲢鱼、鳙鱼）以及金鱼、鲫鱼等，其中以鲢鱼、草鱼应用较多。建议能够选择国际标准试验种类，使实验结果的适应面更广。

（3）鱼的大小不同，对毒物的敏感度有所不同。一般说来鱼苗比成鱼敏感。在同一实验中选择的鱼要同属、同种、同龄。鱼的平均体长以 7cm 以下合适（鱼体长指自上颌至尾柄和尾鳍交界处的水平距离）；金鱼的身宽一般以 3cm 以下较为合适。每个试验浓度可用鱼 10～20 尾。

（4）试验鱼必须健康，试验前在类似实验条件下驯养一周以上，驯养期间每天投饵 1 次。为保证水中有足够的溶解氧，根据驯养缸中鱼的密度和对鱼的观察，每天换水 1～2 次。试验前 1d 停止投饵，但 96h 以上的试验每天应投予少量不影响水质的饵料，实验前 4d 要求驯养缸中的鱼最好不出现死亡，即使有死亡，也不得超过 10%，否则不能用于正式试验。

（5）试验器皿上应配有塑料窗纱制的网盖，以防中毒鱼蹦跃跌伤。

## 实验四　藻类生长抑制试验

**一、目的与要求**

藻类生长抑制试验是将藻类置于实验条件下，人为改变水质条件，测定某种污染物对藻类的生理活动、生长繁殖和种群变化的影响程度。要求学生了解藻类的生长规律，掌握藻类的培养方法，学会分析藻类生长受抑制的原因。

**二、原理**

单细胞藻类个体小，世代时间短，可在短期内获得化学物质对其许多世代及种群水平上的影响，因而利用该试验能反映污染物对水体初级生产者的作用情况。

通过将不同浓度的受试物加到处于对数生长期的藻类中，在规定的试验条件下继续培养，每隔 24h 测定藻类种群的浓度或生物量（重量）。试验时间不少于 96h，以观察受试物对藻类生长的抑制作用。经方差分析或 $t$ 检验，显著低于对照（$P<0.05$）的生长率表明藻类生长受到抑制。

**三、试剂与材料**

（1）研究藻类生长抑制试验的受试物应当是挥发性低、环境稳定性好，且可溶于水的物质。如果需要使用助溶剂，它在水中的浓度不能超过 0.1mL/L。低水溶性（在水中溶解度低于 1 000mg/L）的化学物质不适于进行该项试验。

（2）最好使用推荐的藻种进行试验，以便提高试验结果的可比性和重复性。一般用斜生栅藻（*Scenedesmus obliquus*）和蛋白核小球藻（*Chlorella pyrenoidosa*）进行，也可用羊角月芽藻（*S. capricornutum*）、四尾栅藻（*S. quadricauda*）和普通小球藻（*C. vulgaris*）等。

（3）培养基。藻类的培养基很多，其成分和浓度各不相同。淡水藻类可用美国环保局推荐的培养基（表实-2）、小球藻和栅藻可用水生 4 号培养基（表实-3）培养。

**表实-2　淡水藻类培养基**

| 营养盐名称 | 含量（mg/L） | 营养盐名称 | 含量（mg/L） |
|---|---|---|---|
| $NaNO_3$ | 25.5 | $H_3BO_4$ | 0.185 |
| $NaHCO_3$ | 15.0 | $MnCl_2$ | 0.264 |
| $K_2HPO_4$ | 1.04 | $ZnCl_2$ | $3.27\times10^{-3}$ |
| $MgSO_4\cdot7H_2O$ | 14.7 | $CoCl_2\cdot2H_2O$ | $0.78\times10^{-3}$ |
| $MgCl_2$ | 5.70 | $CuCl_2\cdot2H_2O$ | $0.009\times10^{-3}$ |
| $CaCl_2\cdot2H_2O$ | 4.41 | $Na_2MoO_4\cdot2H_2O$ | $7.26\times10^{-3}$ |
| $Na_2EDTA\cdot2H_2O$ | 0.300 | $FeCl_3$ | $96.0\times10^{-3}$ |

**表实-3　水生 4 号小球藻和栅藻培养基**

| 营养盐 | 含量（mg/L） | 营养盐 | 含量（mg/L） |
|---|---|---|---|
| $(NH_4)_2SO_4$ | 0.200 | | |
| $Ca(H_2PO_4)_2\cdot H_2O$ | 0.030 | $FeCl_3$ | 0.015 mL/L |
| $MgSO_4\cdot7H_2O$ | 0.080 | 土壤浸出液* | 0.500 mL/L |
| $NaHCO_3$ | 0.100 | 蒸馏水 | 1 000mL |
| KCl | 0.025 | | |

*注：取少量菜园土，加 2～3 倍自来水，煮沸 10min 以上，冷却后用滤纸过滤即可使用。

配制培养基时，可将营养盐类按所需浓度直接加入无菌蒸馏水或去离子水中。应按顺序逐个加入，待一种盐类完全溶解后再加另一种。亦可先配制各种营养盐类的浓储备液，经 0.2μm 滤膜过滤或高压灭菌后 4℃避光冷藏保存。当需要配制培养基时，将一定量的浓储备液摇匀，依次加入到蒸馏水或去离子水中即可。

**四、内容与操作步骤**

**1. 藻类培养**

培养温度为 24±2 ℃；白色荧光灯均匀光照（连续光照或以 12 ： 12 或 14 ： 10 光暗比光照），强度为 4 000±400lx；机械振荡或定时每天人工摇动若干次；培养容器应用棉塞、海绵塞、滤纸、纱布（2～3 层）、锡箔纸封闭，挥发性化学品试验时应用磨口玻璃塞完全密闭。

根据需要选择容量不同的试验容器，但同一批试验的容器应规格一致。为保证 $CO_2$ 的交换，要有一定的表面积，要求体积比：125mL 三角瓶中测试液体积为 40～60mL；250mL 三角瓶为 70～100mL；500mL 三角瓶为100～150mL。

从储备培养藻液中取出一定量的藻液，接种到新鲜的无菌培养基中，接种浓度大约为 $10^4$ 个/mL。在试验要求的相同条件下进行预培养。要求在 2～3d 内藻类能达到对数生长，然后再转接到新鲜培养基中。如此反复转接培养 2～3 次，藻类生长健壮，并正处于对数生长期时，即可用来制备试验中需要的藻类试验液。

**2. 受试物试验液的配制**

根据初步试验确定能产生效应的浓度范围，至少设置 5 个浓度，最高浓度应完全抑制生长（或至少达到 50%以上抑制率），而最低浓度应与对照无区别。至少设置 3 个平行样，每系列设 1 个对照。试验前应测定受试液的pH，必要时用盐酸或 NaOH 溶液将 pH 调整为 7.5±0.2。试验结束时，应测定被测物质的实际浓度。

**3. 藻试液的配制**

用显微镜检验预培养藻液的生长情况，并计数细胞密度，然后用培养基稀释至藻细胞浓度为 $2\times10^4$ 个/mL。

**4. 测试液的配制**

先在每个三角瓶中各加入 50mL 藻试液，然后再添加 50mL 受试物试验液。对照组不加受试物试验液，而只添加 50mL 培养基。

将各瓶摇动均匀后，放入光照培养箱中培养。试验开始后，每隔 24h，即在 24h、48h、72h 和 96h 时，测定各组藻类细胞密度、光密度或叶绿素含量。

**5. 预试验**

预试验的浓度可按对数间距排列，最低浓度应为受试物的检测下限，最高浓度应为饱和浓度。无需设平行样。测定项目和方法可简化，试验时间有时也可缩短。在预试验中，如果最高浓度组藻类的生长抑制低于50%，则可不必再进行正式试验。如果需要进行正式试验，则可根据预试验的结果确定正式试验时受试物的浓度范围和间距。

**五、结果与评价**

**1. 藻类生长的测定**

藻类生长指在试验期间每毫升溶液中藻类细胞数目的增加量。一般用以下三种方法测定藻类的生长：①细胞计数；②测光密度；③测叶绿素含量。

**2. 数据处理**

将不同浓度试验培养液和对照培养液的藻细胞浓度与测试时间绘制成曲线图，再用下面方法确定浓度效应关系。

生长率是单位时间内（$t_n-t_1$）藻细胞增长的量（$N_n-N_1$）。对数生长期的藻类平均特定生长率可用下式计算：

$$\mu=\frac{\ln N_n-\ln N_1}{t_n-t_1}$$

式中：$\mu$—— 藻类平均生长率；

$t$ ——培养时间；

$N$——藻类细胞生长量。

以不同浓度组中藻类的生长率下降百分数与对数浓度作图，可直接从图上读出半数有效浓度（$EC_{50}$值），再标明测定时间，如24或48h$EC_{50}$值。也可求出回归关系式，再算出$EC_{50}$值。

**六、注意事项**

（1）在正式实验前必须进行必要的预试验。

（2）实验藻种的选择和预培养应注意藻胞大小均匀，颜色鲜绿，处于对数生长期。试验开始的3d内，对照组藻细胞浓度至少应增加16倍。

（3）受试化合物需要明确它的物理和化学特性，有针对性地设计试验。

（4）对细胞壁有黏性的藻类，应注意加强振荡，避免细胞计数产生误差。同时，也可以根据具体情况选择其他指标来衡量藻类的生长抑制状况。

（5）挥发性物质应在密闭瓶内进行试验，损失量控制在20%以下；试验浓度的安排应适当，使96h的生长抑制率在50%上下均有分布。

## 实验五 蚕豆根尖微核测试技术

**一、目的与要求**

目前蚕豆根尖细胞微核监测技术已成为国内外较为普遍用于研究和监测环境致突变物（致癌物）的高等植物间期体细胞遗传检测系统。1986 年国家环保局已将蚕豆根尖细胞微核监测技术列为《环境监测技术规范》，用于水环境监测。通过实验要求掌握蚕豆根尖细胞微核实验方法，并借此对受试物的诱变性进行评定。

**二、原理**

蚕豆根尖细胞在分裂时，染色体要进行复制。在复制的过程中常发生断裂。断裂下来的断片在正常的情况下能自行愈合，这样细胞可以正常生活。如果在细胞分裂时受到外界诱变因子的作用，不仅会阻碍染色体片段的愈合，而且有随因子作用使断裂程度加重的趋势，于是在细胞分裂中会出现一些染色体片断，这些片断由于不具着丝点而不受纺锤丝牵动，游离在细胞质中。当新的细胞核形成时，这些片断就独自形成大小不等的小核，这种小核就是微核。由于产生的微核数量与外界诱变因子的强弱成正比，所以，可用微核出现的百分率来评价环境诱变因子对生物遗传物质影响的程度。

**三、实验条件**

**1. 实验材料**

松滋青皮豆。松滋青皮豆是从蚕豆不同品种中筛选出来的较为敏感的品种。本品种引入后栽培繁殖时要注意不和其他蚕豆品种种在一起，不喷农药，以保持该品种较低微核率。如果只需对水环境监测起警报系统作用，也可用其他当地蚕豆品种，但注意设好对照组。种子成熟晒干后，为保证其发芽率，要储于干燥器内，或用牛皮纸袋装好放入 4℃冰箱内保存备用。

**2. 设备与器材**

显微镜、温箱、恒温水浴锅、冰箱、手揿计数器、解剖盘、镊子、解剖针、载玻片、盖玻片、试剂瓶、烧杯、三角烧瓶、培养皿等。

**3. 实验试剂**

（1）5mol/L HCl。

（2）卡诺氏液：无水乙醇（或 95％乙醇）3 份加冰醋酸 1 份配成。固定根尖时随用随配。

（3）席夫氏（Schiff）试剂：称 0.5g 碱性品红（Fuchsin Basic）加蒸馏水 100mL 置三角烧瓶中煮沸 5min，并不断搅拌使之溶解。冷却到 58℃时，过滤于深棕色试剂瓶中，待滤液冷至 25℃时再加入 10mL 1mol/L HCl 和 1g 偏重亚硫酸钠或偏重亚硫酸钾（$NaS_2O_5$ 或 $K_2S_2O_5$）充分振荡使其溶解。塞紧瓶口，用黑纸包好，置暗处至少 24h，检查染色液，如透明无色即可使用。此染色液在 4℃度的冰箱中可储藏 6 个月左右，如出现沉淀就不能再用。

(4) $SO_2$ 洗涤液

贮存液：①10% $Na_2S_2O_5$（或 10%$K_2S_2O_5$）溶液；②1mol/L HCl 。

使用液：现用现配。取①和②溶液各 5mL，再加蒸馏水 100mL 配成。

**四、实验步骤**

**1. 蚕豆浸种催芽**

(1) 浸种。将当年或前一年的松滋青皮种子按需要量放入盛有自来水（或蒸馏水）的烧瓶中，置 25℃的温箱中，浸泡 26～30h，此期间至少换水 2 次，换用的水最好事先置 25℃温箱中预温（如室温超过 25℃，即可在室温下进行浸种催芽）。

(2) 催芽。待种子吸胀后，用纱布松松包裹置解剖盘内，保持湿度，在 25℃的温箱中催芽 12～24h。待种子初生根露出 2～3mm，再选取发芽良好的种子，放入带框的尼龙纱网中，并将其放入盛有自来水的解剖盘中，使根尖与水接触，仍置 25℃的温箱中继续催芽，每天更换解剖盘中的自来水，经 36～48h 种子大部分初生根长至 2～3cm，这时就可选择粗细、长短一致，且根尖发育良好的种子。用来作为监测水源样品或药物溶液诱发效应之用。

**2. 蚕豆根尖染毒**

每处理选取上述种子 6～8 粒，放入盛有被测液的培养皿中，使被测液浸泡住根尖即可，一般染毒 4～6h（此间亦可视实验要求和被测液的浓度等情况而定）。另设自来水（或蒸馏水）对照组。

**3. 根尖细胞恢复培养**

将处理后的种子用自来水（或蒸馏水）浸洗 3 次，每次 2～3min。洗净后的种子在放入新铺好湿脱脂棉的培养皿中，放入 25℃温箱中，使根尖细胞恢复 22～24h。

**4. 固定根尖细胞**

将恢复后的种子，从根尖顶端切下 1cm 的幼根放入青霉素空瓶中，加卡诺氏固定液，固定 24h（固定后的幼根如不及时制片，可换入 70%的乙醇中，置 4℃的冰箱内保存备用）。

**5. 孚尔根（Feulgen）染色**

(1) 固定好的幼根，在青霉素瓶中用蒸馏水浸洗 2 次，每次 5min。吸净蒸馏水后，再加入 5mol/L HCl 将幼根浸泡住，连瓶放入 28℃水浴锅中水解幼根 25min 左右（视根软化的程度可适当增减时间），至幼根被软化即可。

(2) 用蒸馏水浸洗幼根 2 次，每次 5min。吸净蒸馏水后，在暗室或遮光条件下加席夫氏（Schiff）试剂，用量以淹住幼根液面高出 2mm 为宜。

(3) 除去染液，并用 $SO_2$ 洗涤液浸洗幼根 2 次，每次 5min，然后再用蒸馏水浸洗 5min。

（4）将幼根放入新换的蒸馏水中，置 4℃ 的冰箱内保存，可供随时制片之用。

**6. 制片**

将幼根放在擦净的载玻片上，用解剖针截下 1mm 左右的根尖，滴上少许 45％的醋酸溶液，用解剖针将根尖捣碎，然后加一清洁的盖玻片，并在盖玻片上加一小块滤纸，轻轻敲打压片。

**7. 镜检及微核识别标准**

将制片先置于显微镜低倍镜下，找到分生组织区细胞分散均匀、膨大、分裂相对较多的部位，再转到高倍镜（物镜 40×）下进行观察。

微核识别标准：

（1）凡是主核大小的 1/3 以下，并与主核分离的小核。

（2）小核着色与主核相当或稍浅。

（3）小核形态可以是圆形、椭圆形、不规则形。

每处理观察 5 个根尖，每个根尖观察 1 000 个细胞，并计数其中有微核的细胞数（微核千分率）。

**五、实验结果与报告**

将微核观察记载表上所得数据，按如下步骤进行统计学处理。

（1）各测试样品（包括对照组）微核千分率（MCN,‰）的计算：

$$\text{MCN（‰）}=\frac{\text{某测试样品（包括对照组）观察到的 MCN 数}}{\text{某测试样品（或对照）观察的细胞数}}\times 1\,000‰$$

（2）如果被监测样品不多，可直接用各样品 MCN 平均值与对照组比较（$t$ 检验），从差异的显著性判断水质污染与否。

（3）如被检测的样品较多，可先用方差分析（$F$ 检验）看各采样点（或各样品）所测的 MCN 平均值与对照的差异显著性。如差异显著，还可进行各采样点微核差异显著性的多重比较，看被检样品 MCN 平均值的差异显著性的分组情况，以归纳划分这些不同采样点不同级别的污染程度。

（4）污染指数判别：此方法可避免因实验条件等因素带来 MCN 本底的波动，故较宜适用。

$$\text{污染指数（PI）}=\frac{\text{样品实测 MCN 平均值}}{\text{标准水（对照组）MCN 平均值}}$$

污染指数在0～1.5 区间为基本没有污染；

1.5～2 区间为轻度污染；

2～3.5 区间为中污染；

3.5 以上为重污染。

凡数值在上、下限值时，定为上一级污染。

**蚕豆根尖微核监测记录表**

样品编号__________ 浓　度__________

观察日期__________ 观察者__________

<table>
<tr><th>片 号</th><th>观察细胞数</th><th>微核数</th><th>（微核数）/细胞数</th><td rowspan="6">平均微核千分率<br>（MCN‰）</td></tr>
<tr><td>1</td><td></td><td></td><td></td></tr>
<tr><td>2</td><td></td><td></td><td></td></tr>
<tr><td>3</td><td></td><td></td><td></td></tr>
<tr><td>4</td><td></td><td></td><td></td></tr>
<tr><td>5</td><td></td><td></td><td></td></tr>
</table>

**六、注意事项**

（1）对严重污染的水环境，监测处理时造成根尖死亡，应稀释后再作测试。

（2）在没有空调恒温设备的条件下，如室温超过 35℃，MCN 本底可能有升高现象，但可经污染指数法数据处理，不会影响监测结果。

# 实验六　有机磷杀虫剂对乙酰胆碱酯酶抑制作用的测定

**一、目的要求**

通过本实验了解有机磷杀虫剂对昆虫神经系统乙酰胆碱酯酶活性的抑制作用。由于乙酰胆碱累积，神经受过度刺激，胆碱能系统破坏（或受阻），而引致昆虫中毒以至死亡。本实验采用酶化学比色法测定受药剂处理后中毒昆虫酶被抑制程度。此原理也可应用于对农产品中有机磷杀虫剂残留量分析和有机磷中毒病人血液中的胆碱酯酶活性的测定。

**二、原理**

正常状态昆虫在受到外来化学物质的刺激下，产生神经冲动。该冲动沿神经细胞的轴突迅速传递至突触前膜时，冲动即消失。但它却刺激突触前膜释放出乙酰胆碱，与突触后膜的乙酰胆碱受体结合，使冲动传递继续进行，随后，乙酰胆碱立刻被乙酰胆碱酯酶所分解。当有机磷杀虫剂与乙酰胆碱酯酶相互作用时，乙酰胆碱酯酶被抑制。由于酶被抑制，不能水解乙酰胆碱，昆虫体内乙酰胆碱累积，从而致使中毒。

本法以有机磷处理昆虫后，取昆虫头部研磨成匀浆液作酶源，与定量的乙酰胆碱在一定条件下，经该酶水解后剩余的乙酰胆碱与碱性羟胺作用生成异羟肟酸，再与三氯化铁作用生成羟肟酸铁络化合物（红棕色）。用分光光度计测定其光密度值。如酶被抑制高时，剩余的乙酰胆碱，光密度值大，反之，则光密度小。

**三、实验材料**

**1. 试剂**

（1）磷酸盐缓冲液。称取纯结晶磷酸氢二钠（$Na_2HPO_4 \cdot 12H_2O$）16.72g及磷酸二氢钾（$KH_2PO_4$）2.72g，以重蒸馏水溶解，并注入 1 000ml 容量瓶中，pH7.2。

（2）0.004mol/L 溴化乙酰胆碱溶液。准确称取溴化乙酰胆碱 $[CH_3COO \cdot CHCH_2N(CH_3)_3]Br$ 0.180 9g，以磷酸盐缓冲液溶解并注入到 200mL 容量瓶中，加磷酸盐缓冲液至刻度。

（3）2mol/L 盐酸羟胺溶液。称取盐酸羟胺（$NH_2OH \cdot HCl$）13.9g 溶于 100mL 重蒸馏水中。

上述三种试剂配制后均存入冰箱中备用。

（4）3.5mol/L 氢氧化钠（NaOH）溶液。称取氢氧化钠（NaOH）14g 溶于 100mL 蒸馏水中。

（5）1∶2 盐酸溶液。用化学纯盐酸（HCl）1 份加蒸馏水 2 份。

（6）0.1mol/L HCl 溶液配制。吸取 3.09mL 化学纯 HCl 于 1 000mL 容量瓶中，后加蒸馏水到刻度。

（7）0.37mol/L 三氯化铁溶液。称化学纯 $FeCl_3 \cdot 6H_2O$ 100g 溶于 0.1mol/L HCl 溶液中，最后定容至 1 000mL。

**2. 实验用具**

玻璃匀浆器、搅拌机、小剪刀、水浴控温摇床（或恒温水浴箱）、玻璃丝、10mL 试管、721 分光光度计、0.5、1.0、2.0mL 吸液管等。

**四、操作步骤**

**1. 酶的制备**

以 5%敌敌畏丙酮液在每头昆虫的胸背板处点滴 2μL（供试昆虫可用黏虫、棉铃虫、玉米螟等高龄幼虫或荔枝椿象），处理后 30～60min，当昆虫中毒并接近死亡时，立即用小剪刀剪下 20 头昆虫头部盛于玻璃匀浆器内（预先吸入约 3mL 冰冷的磷酸盐缓冲液），在低温条件下进行匀浆，以少量玻璃丝置小型漏斗上，把虫浆过滤。滤液用磷酸盐缓冲液定容至 5mL，暂贮于冷冻室内备用。另取 20 头正常（无药处理）昆虫头部，匀浆处理与上述药剂处理组相同。

**2. 标准曲线的制作**

取试管12支,分为6组(每组2支),用吸管分别注入0.2、0.4、0.6、0.8、1.0、1.0mL的试剂2于各组已作标记试管中,并分别加入试剂1至试管中,使各管的溶液总量为1.5mL。然后将1～5组试管分别加入2mL试剂3和试剂4的混合液(按1∶1比例临时混合),用力摇动1min,加入1mL试剂5摇匀,加入1mL试剂6,摇匀后呈现深浅不同颜色。第6组试管在加入试剂1至总量达1.5mL后,先加入1mL试剂5,摇匀后加入2mL试剂3和试剂4的混合液(按1∶1比例临时混合),摇匀后加1mL试剂6,摇匀即成空白管。其操作步骤见表实-4。

**表实-4　标准曲线操作步骤**（单位：mL）

| 步骤＼管号 | 1 | 2 | 3 | 4 | 5 | 6 |
|---|---|---|---|---|---|---|
| 加试剂2 | 0.2 | 0.4 | 0.6 | 0.8 | 1.0 | 1.0 |
| 加试剂1 | 1.3 | 1.1 | 0.9 | 0.7 | 0.5 | 0.5 |
| 加试剂3+4混合液 | 2.0 | 2.0 | 2.0 | 2.0 | 2.0 | 加试剂5 1.0mL后，再加3＋4混合液2.0mL |
| 加试剂5 | 1.0 | 1.0 | 1.0 | 1.0 | 1.0 | |
| 加试剂6 | 1.0 | 1.0 | 1.0 | 1.0 | 1.0 | 1.0 |

**3. 样本分析**

取洁净干燥的试管9支，编号为1（1），1（2），（指正常虫管）；2（1），2（2）（指正常虫对照管）；3（1），3（2）（药剂处理管）；4（1），4（2）（药剂处理对照管）；5（空白管）。于各试管中加入1mL试剂2，1与3管各加0.5mL正常虫和药剂处理后的虫浆，5号管则加入0.5mL磷酸盐缓冲液，摇匀后置于预先调好为37℃的恒温水浴摇床里40min。除空白管外，其他各管应立即加入2mL试剂3+4混合液（按1∶1比例临时混合），用力摇动1min以上，2和4对照管分别加入正常虫和药剂处理虫的虫浆液各0.5mL。摇匀后加试剂5 1mL，摇匀后再加试剂6 1mL，摇匀后用滤纸过滤，空白管的制作同标准曲线中的空白管的制作相同。其操作步骤见表实-5。

**表实-5　样本制作步骤**（单位：mL）

| 步骤＼管号 | 1（正常虫） | 2（对照） | 3（药剂处理） | 4（对照） | 5（空白） |
|---|---|---|---|---|---|
| 加试剂2 | 1.0 | 1.0 | 1.0 | 1.0 | 1.0 |
| 加虫浆液 | 0.5 | — | 0.5 | — | — |
| 加试剂1 | — | — | — | — | 0.5 |
| 恒温水浴摇床<br>温度（℃）<br>时间（min） | <br>37<br>40 | <br>37<br>40 | <br>37<br>40 | <br>37<br>40 | <br>37<br>40 |
| 加试剂3和4混合液 | 2.0 | 2.0 | 2.0 | 2.0 | 加试剂5 1.0mL |

（续）

| 步骤 \ 管号 | 1（正常虫） | 2（对照） | 3（药剂处理） | 4（对照） | 5（空白） |
|---|---|---|---|---|---|
| 加虫浆 6 | — | 0.5（正常虫） | — | 0.5（处理虫） | — |
| 加试剂 5 | 1.0 | 1.0 | 1.0 | 1.0 | 加试剂 3+4 混合液 2.0mL |
| 加试剂 6 | 1.0 | 1.0 | 1.0 | 1.0 | 1.0 |

**4. 测定**

把标准或样本按制作步骤完成后，将滤液分别移至各比色杯中，用分光光度计在波长 540nm 下进行测定。以空白管调节光密度为 0，分别测定标准或样本管，并读出它们光密度数值。

**五、结果计算**

以不同浓度的乙酰胆碱量（$\mu$mol/L）数值做横坐标，各管测得的光密度数值做纵坐标即可绘制成一标准曲线。把测定样本的光密度值可从标准曲线坐标上求出样本的乙酰胆碱量。从而代入公式，求乙酰胆碱酯酶被抑制的百分率（%）。

$$\text{酶被抑制率}=\frac{\begin{matrix}\text{正常虫酶活性}\\ \text{（水解 Ach 量）}\end{matrix}-\begin{matrix}\text{受药虫酶活性}\\ \text{（水解 Ach 量）}\end{matrix}}{\text{正常虫酶活性（水解 Ach 量）}}\times 100\%$$

# 附　　表

## 附表一　每组 4 只动物、组距 2.15 倍 $LD_{50}$ 计算表

| 各剂量组动物死亡数（只） | | | | 剂量$_1$=0.464×$10^t$<br>剂量$_2$=1.00×$10^t$<br>剂量$_3$=2.15×$10^t$<br>剂量$_4$=4.64×$10^t$ | | 剂量$_1$=1.00×$10^t$<br>剂量$_2$=2.15×$10^t$<br>剂量$_3$=4.64×$10^t$<br>剂量$_4$=10.0×$10^t$ | | 剂量$_1$=2.15×$10^t$<br>剂量$_2$=4.64×$10^t$<br>剂量$_3$=10.0×$10^t$<br>剂量$_4$=21.5×$10^t$ | |
|---|---|---|---|---|---|---|---|---|---|
| 1 | 2 | 3 | 4 | $LD_{50}$ | 可信限 | $LD_{50}$ | 可信限 | $LD_{50}$ | 可信限 |
| 0 | 0 | 2 | 4 | 2.15 | 1.38～3.36 | 4.64 | 2.98～7.23 | 10.0 | 6.24～15.6 |
| 0 | 0 | 3 | 4 | 1.78 | 1.21～2.61 | 3.83 | 2.61～5.62 | 8.25 | 5.62～12.1 |
| 0 | 0 | 4 | 4 | 1.47 | — | 3.16 | — | 6.81 | — |
| 0 | 1 | 1 | 4 | 2.15 | 1.25～3.71 | 4.64 | 2.70～7.99 | 10.0 | 5.81～17.2 |
| 0 | 1 | 2 | 4 | 1.78 | 0.989～3.20 | 3.83 | 2.13～6.89 | 8.25 | 4.95～14.8 |
| 0 | 1 | 3 | 4 | 1.47 | 0.853～2.53 | 3.16 | 1.84～5.44 | 6.81 | 3.96～11.7 |
| 0 | 1 | 4 | 4 | 1.21 | 0.825～1.78 | 2.61 | 1.78～3.83 | 5.62 | 3.83～8.25 |
| 0 | 2 | 2 | 4 | 1.47 | 0.784～2.75 | 3.16 | 1.69～5.92 | 6.81 | 3.64～12.7 |
| 0 | 2 | 3 | 4 | 1.21 | 0.674～2.18 | 2.61 | 1.45～4.69 | 5.62 | 3.13～10.1 |
| 0 | 2 | 4 | 4 | 1.00 | 0.642～1.56 | 2.15 | 1.38～3.36 | 4.64 | 2.98～7.23 |
| 0 | 3 | 3 | 4 | 1.00 | 0.581～1.72 | 2.15 | 1.25～3.71 | 4.64 | 2.70～7.99 |
| 1 | 0 | 2 | 4 | 2.15 | 1.19～3.89 | 4.64 | 2.57～8.38 | 10.0 | 5.54～18.1 |
| 1 | 0 | 3 | 4 | 1.67 | 0.973～2.86 | 3.59 | 2.10～6.16 | 7.74 | 4.51～13.3 |
| 1 | 0 | 4 | 4 | 1.29 | 0.918～1.82 | 2.78 | 1.98～3.91 | 5.99 | 4.26～8.43 |
| 1 | 1 | 1 | 4 | 2.15 | 1.04～4.44 | 4.64 | 2.25～9.57 | 10.0 | 4.85～20.6 |
| 1 | 1 | 2 | 4 | 1.67 | 0.750～3.71 | 3.59 | 1.61～8.00 | 7.74 | 3.48～17.2 |
| 1 | 1 | 3 | 4 | 1.29 | 0.580～2.87 | 2.78 | 1.25～6.19 | 5.99 | 2.69～13.3 |
| 1 | 1 | 4 | 4 | 1.00 | 0.485～2.06 | 2.15 | 1.04～4.44 | 4.64 | 2.25～9.57 |
| 1 | 2 | 2 | 4 | 1.29 | 0.524～3.18 | 2.78 | 1.13～6.86 | 5.99 | 2.43～14.8 |
| 1 | 2 | 3 | 4 | 1.00 | 0.393～2.55 | 2.15 | 0.846～5.48 | 4.64 | 1.82～11.8 |
| 2 | 0 | 2 | 4 | 2.15 | 0.888～5.23 | 4.64 | 1.91～11.3 | 10.0 | 4.12～24.3 |
| 2 | 0 | 3 | 4 | 1.47 | 0.605～3.56 | 3.16 | 1.30～7.67 | 6.81 | 2.81～16.5 |
| 2 | 0 | 4 | 4 | 1.00 | 0.412～2.43 | 2.15 | 0.888～5.23 | 4.64 | 1.91～11.3 |
| 2 | 1 | 1 | 4 | 2.15 | 0.728～6.38 | 4.64 | 1.57～13.7 | 10.0 | 3.38～29.6 |
| 2 | 1 | 2 | 4 | 1.47 | 0.419～5.14 | 3.16 | 0.903～11.1 | 6.81 | 1.95～23.9 |
| 2 | 1 | 3 | 4 | 1.00 | 0.246～4.06 | 2.15 | 0.531～8.75 | 4.64 | 1.14～18.8 |
| 2 | 2 | 2 | 4 | 1.00 | 0.215～4.64 | 2.15 | 0.464～10.0 | 4.64 | 1.00～21.5 |
| 3 | 0 | 2 | 4 | 2.15 | 0.366～12.7 | 4.64 | 0.789～27.3 | 10.0 | 1.70～58.9 |
| 3 | 0 | 3 | 4 | 1.00 | 0.114～8.77 | 2.15 | 0.246～18.9 | 4.64 | 0.529～40.7 |
| 3 | 1 | 1 | 4 | 2.15 | 0.246～18.9 | 4.04 | 0.529～40.7 | 10.0 | 1.14～87.7 |
| 3 | 1 | 2 | 4 | 1.00 | 0.0607～16.5 | 2.15 | 0.131～35.5 | 4.64 | 0.282～76.5 |

（续）

| 各剂量组动物死亡数（只） | | | | 剂量$_1$＝0.464×10$^t$<br>剂量$_2$＝1.00×10$^t$<br>剂量$_3$＝2.15×10$^t$<br>剂量$_4$＝4.64×10$^t$ | | 剂量$_1$＝1.00×10$^t$<br>剂量$_2$＝2.15×10$^t$<br>剂量$_3$＝4.64×10$^t$<br>剂量$_4$＝10.0×10$^t$ | | 剂量$_1$＝2.15×10$^t$<br>剂量$_2$＝4.64×10$^t$<br>剂量$_3$＝10.0×10$^t$<br>剂量$_4$＝21.5×10$^t$ | |
|---|---|---|---|---|---|---|---|---|---|
| 1 | 2 | 3 | 4 | $LD_{50}$ | 可信限 | $LD_{50}$ | 可信限 | $LD_{50}$ | 可信限 |
| 0 | 0 | 3 | 3 | 2.15 | 1.04～4.44 | 4.64 | 2.25～9.57 | 10.0 | 4.85～20.6 |
| 0 | 0 | 4 | 3 | 1.67 | 1.19～2.35 | 3.59 | 2.56～5.05 | 7.74 | 5.50～10.9 |
| 0 | 1 | 2 | 3 | 2.15 | 0.846～5.48 | 4.64 | 1.82～11.8 | 10.0 | 3.93～25.5 |
| 0 | 1 | 3 | 3 | 1.67 | 0.750～3.71 | 3.59 | 1.61～8.00 | 7.74 | 3.48～17.2 |
| 0 | 1 | 4 | 3 | 1.29 | 0.753～2.21 | 2.78 | 1.62～4.77 | 5.99 | 3.50～10.3 |
| 0 | 2 | 2 | 3 | 1.67 | 0.676～4.11 | 3.59 | 1.46～8.86 | 7.74 | 3.14～19.1 |
| 0 | 2 | 3 | 3 | 1.29 | 0.580～2.87 | 2.78 | 1.25～6.19 | 5.99 | 2.69～13.3 |
| 0 | 2 | 4 | 3 | 1.00 | 0.554～1.81 | 2.15 | 1.19～3.89 | 4.64 | 2.57～8.38 |
| 0 | 3 | 3 | 3 | 1.00 | 0.485～2.06 | 2.15 | 1.04～4.44 | 4.64 | 2.25～9.57 |
| 1 | 0 | 3 | 3 | 2.15 | 0.728～6.38 | 4.64 | 1.57～13.7 | 10.00 | 3.38～29.6 |
| 1 | 0 | 4 | 3 | 1.47 | 0.853～2.53 | 3.16 | 1.84～5.44 | 6.81 | 3.96～11.7 |
| 1 | 1 | 2 | 3 | 2.15 | 0.531～8.75 | 4.64 | 1.14～18.8 | 10.00 | 2.46～40.6 |
| 1 | 1 | 3 | 3 | 1.47 | 0.436～4.94 | 3.16 | 0.94～10.6 | 6.81 | 2.02～22.9 |
| 1 | 1 | 4 | 3 | 1.00 | 0.338～2.96 | 2.15 | 0.728～6.38 | 4.64 | 1.57～13.7 |
| 1 | 2 | 2 | 3 | 1.47 | 0.375～5.75 | 3.16 | 0.807～12.4 | 6.81 | 1.74～26.7 |
| 1 | 2 | 3 | 3 | 1.00 | 0.246～4.06 | 2.15 | 0.531～8.75 | 4.64 | 1.14～18.8 |
| 2 | 0 | 3 | 3 | 2.15 | 0.246～18.9 | 4.64 | 0.529～40.7 | 10.00 | 1.14～87.7 |
| 2 | 0 | 4 | 3 | 1.00 | 0.170～5.89 | 2.15 | 0.366～12.7 | 4.64 | 0.789～27.3 |
| 2 | 1 | 2 | 3 | 2.15 | 0.131～35.5 | 4.64 | 0282～76.5 | 10.00 | 0.607～165 |
| 2 | 1 | 3 | 3 | 1.00 | 0.060 7～16.5 | 2.15 | 0.131～35.5 | 4.64 | 0.282～76.5 |
| 2 | 2 | 2 | 3 | 1.00 | 0.046 4～21.5 | 2.15 | 0.100～46.4 | 4.64 | 0.215～100 |
| 0 | 0 | 4 | 2 | 2.15 | 0.888～5.23 | 4.64 | 1.19～11.3 | 10.00 | 4.12～24.3 |
| 0 | 1 | 3 | 2 | 2.15 | 0.531～8.75 | 4.64 | 1.14～18.8 | 10.00 | 2.46～40.6 |
| 0 | 1 | 4 | 2 | 1.47 | 0.605～3.56 | 3.16 | 1.30～7.67 | 6.81 | 2.81～16.5 |
| 0 | 2 | 2 | 2 | 2.15 | 0.464～10.0 | 4.64 | 1.00～21.5 | 10.00 | 2.15～46.4 |
| 0 | 2 | 3 | 2 | 1.47 | 0.419～5.14 | 3.16 | 0.903～11.1 | 6.81 | 1.95～23.9 |
| 0 | 2 | 4 | 2 | 1.00 | 0.412～2.43 | 2.15 | 0.888～5.23 | 4.64 | 1.91～11.3 |
| 0 | 3 | 3 | 2 | 1.00 | 0.338～2.96 | 2.15 | 0.728～6.38 | 4.64 | 1.57～13.7 |
| 1 | 0 | 4 | 2 | 2.15 | 0.366～12.7 | 4.64 | 0.789～27.3 | 10.00 | 1.70～58.9 |
| 1 | 1 | 3 | 2 | 2.15 | 0.131～35.5 | 4.64 | 0.282～76.5 | 10.00 | 0.607～165 |
| 1 | 1 | 4 | 2 | 1.00 | 0.114～8.77 | 2.15 | 0.246～18.9 | 4.64 | 0.529～40.7 |
| 1 | 2 | 2 | 2 | 2.15 | 0.100～46.4 | 4.64 | 0.215～100 | 10.00 | 0.464～215 |
| 1 | 2 | 3 | 2 | 1.00 | 0.0607～16.5 | 2.15 | 0.131～35.5 | 4.64 | 0.282～76.5 |
| 0 | 2 | 3 | 1 | 2.15 | 0.131～35.5 | 4.64 | 0.282～76.5 | 10.00 | 0.607～165 |
| 0 | 2 | 4 | 1 | 1.00 | 0.170～5.89 | 2.15 | 0.366～12.7 | 4.64 | 0.789～27.3 |
| 0 | 3 | 3 | 1 | 1.00 | 0.114～8.77 | 2.15 | 0.246～18.9 | 4.64 | 0.529～40.7 |
| 0 | 1 | 4 | 1 | 2.15 | 0.246～18.9 | 4.64 | 0.529～40.7 | 10.00 | 1.14～87.7 |

**附表二　每组 5 只动物、组距 2.15 倍 $LD_{50}$ 计算表**

| 各剂量组动物死亡数（只） | | | | 剂量$_1$＝0.464×$10^t$ 剂量$_2$＝1.00×$10^t$ 剂量$_3$＝2.15×$10^t$ 剂量$_4$＝4.64×$10^t$ | | 剂量$_1$＝1.00×$10^t$ 剂量$_2$＝2.15×$10^t$ 剂量$_3$＝4.64×$10^t$ 剂量$_4$＝10.0×$10^t$ | | 剂量$_1$＝2.15×$10^t$ 剂量$_2$＝4.64×$10^t$ 剂量$_3$＝10.0×$10^t$ 剂量$_4$＝21.5×$10^t$ | |
|---|---|---|---|---|---|---|---|---|---|
| 1 | 2 | 3 | 4 | $LD_{50}$ | 可信限 | $LD_{50}$ | 可信限 | $LD_{50}$ | 可信限 |
| 0 | 0 | 3 | 5 | 2.00 | 1.37～2.91 | 4.30 | 2.95～6.26 | 9.26 | 6.36～13.5 |
| 0 | 0 | 4 | 5 | 1.71 | 1.26～2.33 | 3.69 | 2.71～5.01 | 7.94 | 5.84～10.8 |
| 0 | 0 | 5 | 5 | 1.47 | — | 3.16 | — | 6.81 | — |
| 0 | 1 | 2 | 5 | 2.00 | 1.23～3.24 | 4.30 | 2.65～6.98 | 9.26 | 5.70～15.0 |
| 0 | 1 | 3 | 5 | 1.71 | 1.05～2.78 | 3.69 | 2.27～5.99 | 7.94 | 4.89～12.9 |
| 0 | 1 | 4 | 5 | 1.47 | 0.951～2.27 | 3.16 | 2.05～4.88 | 6.81 | 4.41～10.5 |
| 0 | 1 | 5 | 5 | 1.26 | 0.926～1.71 | 2.71 | 2.00～3.69 | 5.84 | 4.30～7.94 |
| 0 | 2 | 2 | 5 | 1.71 | 1.01～2.91 | 3.69 | 2.17～6.28 | 7.94 | 4.67～13.5 |
| 0 | 2 | 3 | 5 | 1.47 | 0.862～2.50 | 3.16 | 1.86～5.38 | 6.81 | 4.00～11.6 |
| 0 | 2 | 4 | 5 | 1.26 | 0.775～2.05 | 2.71 | 1.67～4.41 | 5.84 | 3.60～9.50 |
| 0 | 2 | 5 | 5 | 1.08 | 0.741～1.57 | 2.33 | 1.60～3.39 | 5.01 | 3.44～7.30 |
| 0 | 3 | 3 | 5 | 1.26 | 0.740～2.14 | 2.71 | 1.59～4.62 | 5.84 | 3.43～9.95 |
| 0 | 3 | 4 | 5 | 1.08 | 0.665～1.75 | 2.33 | 1.43～3.78 | 5.01 | 3.08～8.14 |
| 1 | 0 | 3 | 5 | 1.96 | 1.22～3.14 | 4.22 | 2.63～6.76 | 9.09 | 5.66～14.6 |
| 1 | 0 | 4 | 5 | 1.62 | 1.07～2.43 | 3.48 | 2.31～5.24 | 7.50 | 4.98～11.3 |
| 1 | 0 | 5 | 5 | 1.33 | 1.05～1.70 | 2.87 | 2.26～3.65 | 6.19 | 4.87～7.87 |
| 1 | 1 | 2 | 5 | 1.96 | 1.06～3.60 | 4.22 | 2.29～7.75 | 9.09 | 4.94～16.7 |
| 1 | 1 | 3 | 5 | 1.62 | 0.866～3.01 | 3.48 | 1.87～6.49 | 7.50 | 4.02～14.0 |
| 1 | 1 | 4 | 5 | 1.33 | 0.737～2.41 | 2.87 | 1.59～5.20 | 6.19 | 3.42～11.2 |
| 1 | 1 | 5 | 5 | 1.10 | 0.661～1.83 | 2.37 | 1.42～3.95 | 5.11 | 3.07～8.51 |
| 1 | 2 | 2 | 5 | 1.62 | 0.818～3.19 | 3.48 | 1.76～6.87 | 7.50 | 3.80～14.8 |
| 1 | 2 | 3 | 5 | 1.33 | 0.658～2.70 | 2.87 | 1.42～5.82 | 6.19 | 3.05～12.5 |
| 1 | 2 | 4 | 5 | 1.10 | 0.550～2.20 | 2.37 | 1.19～4.74 | 5.11 | 2.55～10.2 |
| 1 | 3 | 3 | 5 | 1.10 | 0.523～2.32 | 2.37 | 1.13～4.99 | 5.11 | 2.43～10.8 |
| 2 | 0 | 3 | 5 | 1.90 | 1.00～3.58 | 4.08 | 2.16～7.71 | 8.80 | 4.66～16.6 |
| 2 | 0 | 4 | 5 | 1.47 | 0.806～2.67 | 3.16 | 1.74～5.76 | 6.81 | 3.74～12.4 |
| 2 | 0 | 5 | 5 | 1.14 | 0.674～1.92 | 2.45 | 1.45～4.13 | 5.28 | 3.13～8.89 |
| 2 | 1 | 2 | 5 | 1.90 | 0.839～4.29 | 4.08 | 1.81～9.23 | 8.80 | 3.89～19.9 |
| 2 | 1 | 3 | 5 | 1.47 | 0.616～3.50 | 3.16 | 1.33～7.53 | 6.81 | 2.86～16.2 |
| 2 | 1 | 4 | 5 | 1.14 | 0.466～2.77 | 2.45 | 1.00～5.98 | 5.28 | 2.16～12.9 |
| 2 | 2 | 2 | 5 | 1.47 | 0.573～3.76 | 3.16 | 1.24～8.10 | 6.81 | 2.66～17.4 |
| 2 | 2 | 3 | 5 | 1.14 | 0.406～3.18 | 2.45 | 0.875～6.85 | 5.28 | 1.89～14.8 |
| 0 | 0 | 4 | 4 | 1.96 | 1.18～3.26 | 4.22 | 2.53～7.02 | 9.09 | 5.46～15.1 |
| 0 | 0 | 5 | 4 | 1.62 | 1.27～2.05 | 3.48 | 2.74～4.42 | 7.50 | 5.90～9.53 |
| 0 | 1 | 3 | 4 | 1.96 | 0.978～3.92 | 4.22 | 2.11～8.44 | 9.09 | 4.54～18.2 |
| 0 | 1 | 4 | 4 | 1.62 | 0.893～2.92 | 3.48 | 1.92～6.30 | 7.50 | 4.14～13.6 |
| 0 | 1 | 5 | 4 | 1.33 | 0.885～2.01 | 2.87 | 1.91～4.33 | 6.19 | 4.11～9.33 |

（续）

| 各剂量组动物死亡数（只） | | | | 剂量$_1$＝0.464×10$^t$<br>剂量$_2$＝1.00×10$^t$<br>剂量$_3$＝2.15×10$^t$<br>剂量$_4$＝4.64×10$^t$ | | 剂量$_1$＝1.00×10$^t$<br>剂量$_2$＝2.15×10$^t$<br>剂量$_3$＝4.64×10$^t$<br>剂量$_4$＝10.0×10$^t$ | | 剂量$_1$＝2.15×10$^t$<br>剂量$_2$＝4.64×10$^t$<br>剂量$_3$＝10.0×10$^t$<br>剂量$_4$＝21.5×10$^t$ | |
|---|---|---|---|---|---|---|---|---|---|
| 1 | 2 | 3 | 4 | $LD_{50}$ | 可信限 | $LD_{50}$ | 可信限 | $LD_{50}$ | 可信限 |
| 0 | 2 | 2 | 4 | 1.96 | 0.930～4.12 | 4.22 | 2.00～8.88 | 9.09 | 4.31～19.1 |
| 0 | 2 | 3 | 4 | 1.62 | 0.797～3.28 | 3.48 | 1.72～7.06 | 7.50 | 3.70～15.2 |
| 0 | 2 | 4 | 4 | 1.33 | 0.715～2.49 | 2.87 | 1.54～5.36 | 6.19 | 3.32～11.5 |
| 0 | 2 | 5 | 4 | 1.10 | 0.686～1.77 | 2.37 | 1.48～3.80 | 5.11 | 3.19～8.19 |
| 0 | 3 | 3 | 4 | 1.33 | 0.676～2.63 | 2.87 | 1.46～5.67 | 6.19 | 3.14～12.2 |
| 0 | 3 | 4 | 4 | 1.10 | 0.599～2.02 | 2.37 | 1.29～4.36 | 5.11 | 2.78～9.39 |
| 1 | 0 | 4 | 4 | 1.90 | 0.969～3.71 | 4.08 | 2.09～7.99 | 8.80 | 4.50～17.2 |
| 1 | 0 | 5 | 4 | 1.47 | 1.02～2.11 | 3.16 | 2.20～4.54 | 6.81 | 4.74～9.78 |
| 1 | 1 | 3 | 4 | 1.90 | 0.757～4.75 | 4.08 | 1.63～10.2 | 8.80 | 3.51～22.0 |
| 1 | 1 | 4 | 4 | 1.47 | 0.654～3.30 | 3.16 | 1.41～7.10 | 6.81 | 3.03～15.3 |
| 1 | 1 | 5 | 4 | 1.14 | 0.581～2.22 | 2.45 | 1.25～4.79 | 5.28 | 2.70～10.3 |
| 1 | 2 | 2 | 4 | 1.90 | 0.706～5.09 | 4.08 | 1.52～11.0 | 8.80 | 3.28～23.6 |
| 1 | 2 | 3 | 4 | 1.47 | 0.564～3.82 | 3.16 | 1.21～8.24 | 6.81 | 2.62～17.7 |
| 1 | 2 | 4 | 4 | 1.14 | 0.454～2.85 | 2.45 | 0.977～6.13 | 5.28 | 2.11～13.2 |
| 1 | 3 | 3 | 4 | 1.14 | 0.423～3.05 | 2.45 | 0.912～6.57 | 5.28 | 1.97～14.2 |
| 2 | 0 | 4 | 4 | 1.78 | 0.662～4.78 | 3.83 | 1.43～10.3 | 8.25 | 3.07～22.2 |
| 2 | 0 | 5 | 4 | 1.21 | 0.583～2.52 | 2.61 | 1.26～5.42 | 5.62 | 2.71～11.7 |
| 2 | 1 | 3 | 4 | 1.78 | 0.455～6.95 | 3.83 | 0.980～15.0 | 8.25 | 2.11～32.3 |
| 2 | 1 | 4 | 4 | 1.21 | 0.327～4.48 | 2.61 | 0.705～9.66 | 5.62 | 1.52～20.8 |
| 2 | 2 | 2 | 4 | 1.78 | 0.410～7.72 | 3.83 | 0.883～16.6 | 8.25 | 1.90～35.8 |
| 2 | 2 | 3 | 4 | 1.21 | 0.266～5.52 | 2.61 | 0.573～11.9 | 5.62 | 1.23～25.6 |
| 0 | 0 | 5 | 3 | 1.90 | 1.12～3.20 | 4.08 | 2.42～6.89 | 8.80 | 5.22～14.8 |
| 0 | 1 | 4 | 3 | 1.90 | 0.777～4.63 | 4.08 | 1.67～9.97 | 8.80 | 3.60～21.5 |
| 0 | 1 | 5 | 3 | 1.47 | 0.806～2.67 | 3.16 | 1.74～5.76 | 6.81 | 3.74～12.4 |
| 0 | 2 | 3 | 3 | 1.90 | 0.678～5.30 | 4.08 | 1.46～11.4 | 8.80 | 3.15～24.6 |
| 0 | 2 | 4 | 3 | 1.47 | 0.616～3.50 | 3.16 | 1.33～7.53 | 6.81 | 2.86～16.2 |
| 0 | 2 | 5 | 3 | 1.14 | 0.602～2.15 | 2.45 | 1.30～4.62 | 5.28 | 2.79～9.96 |
| 0 | 3 | 3 | 3 | 1.47 | 0.573～3.76 | 3.16 | 1.24～8.10 | 6.81 | 2.66～17.4 |
| 0 | 3 | 4 | 3 | 1.14 | 0.503～2.57 | 2.45 | 1.08～5.54 | 5.28 | 2.33～11.9 |
| 1 | 0 | 5 | 3 | 1.78 | 0.856～3.69 | 3.83 | 1.85～7.96 | 8.25 | 3.98～17.1 |
| 1 | 1 | 4 | 3 | 1.78 | 0.481～6.58 | 3.83 | 1.04～14.2 | 8.25 | 2.23～30.5 |
| 1 | 1 | 5 | 3 | 1.21 | 0.451～3.25 | 2.61 | 0.972～7.01 | 5.62 | 2.09～15.1 |
| 1 | 2 | 3 | 3 | 1.78 | 0.390～8.11 | 3.83 | 0.840～17.5 | 8.25 | 1.81～37.6 |
| 1 | 2 | 4 | 3 | 1.21 | 0.310～4.74 | 2.61 | 0.668～10.2 | 5.62 | 1.44～22.0 |
| 1 | 3 | 3 | 3 | 1.21 | 0.279～5.26 | 2.61 | 0.602～11.3 | 5.62 | 1.30～24.4 |

## 附表三　每组 4 只动物、组距 3.16 倍 $LD_{50}$ 计算表

| 各剂量组动物死亡数（只） | | | | 剂量$_1$＝0.316×$10^t$<br>剂量$_2$＝1.00×$10^t$<br>剂量$_3$＝3.16×$10^t$<br>剂量$_4$＝10.0×$10^t$ | | 剂量$_1$＝1.00×$10^t$<br>剂量$_2$＝3.16×$10^t$<br>剂量$_3$＝10.0×$10^t$<br>剂量$_4$＝31.6×$10^t$ | |
|---|---|---|---|---|---|---|---|
| 1 | 2 | 3 | 4 | $LD_{50}$ | 可信限 | $LD_{50}$ | 可信限 |
| 0 | 0 | 2 | 4 | 3.16 | 1.63～6.15 | 10.0 | 5.14～19.4 |
| 0 | 0 | 3 | 4 | 2.37 | 1.33～4.22 | 7.50 | 4.22～13.3 |
| 0 | 0 | 4 | 4 | 1.78 | — | 5.62 | — |
| 0 | 1 | 1 | 4 | 3.16 | 1.40～7.14 | 10.0 | 4.43～22.6 |
| 0 | 1 | 2 | 4 | 2.37 | 0.984～5.71 | 7.50 | 3.11～18.1 |
| 0 | 1 | 3 | 4 | 1.78 | 0.788～4.01 | 5.62 | 2.49～12.7 |
| 0 | 1 | 4 | 4 | 1.33 | 0.750～2.37 | 4.22 | 2.37～7.50 |
| 0 | 2 | 2 | 4 | 1.78 | 0.695～4.55 | 5.62 | 2.20～14.4 |
| 0 | 2 | 3 | 4 | 1.33 | 0.554～3.21 | 4.22 | 1.75～10.2 |
| 0 | 2 | 4 | 4 | 1.00 | 0.514～1.94 | 3.16 | 1.63～6.15 |
| 0 | 3 | 3 | 4 | 1.00 | 0.443～2.26 | 3.16 | 1.40～7.14 |
| 1 | 0 | 2 | 4 | 3.16 | 1.30～7.67 | 10.0 | 4.12～24.3 |
| 1 | 0 | 3 | 4 | 2.15 | 0.959～4.84 | 6.81 | 3.03～15.3 |
| 1 | 0 | 4 | 4 | 1.47 | 0.880～2.45 | 4.64 | 2.78～7.74 |
| 1 | 1 | 1 | 4 | 3.16 | 1.07～9.36 | 10.0 | 3.38～29.6 |
| 1 | 1 | 2 | 4 | 2.15 | 0.649～7.15 | 6.81 | 2.05～22.6 |
| 1 | 1 | 3 | 4 | 1.47 | 0.442～4.87 | 4.64 | 1.40～15.4 |
| 1 | 1 | 4 | 4 | 1.00 | 0.338～2.96 | 3.16 | 1.07～9.36 |
| 1 | 2 | 2 | 4 | 1.47 | 0.379～5.68 | 4.64 | 1.20～18.0 |
| 1 | 2 | 3 | 4 | 1.00 | 0.246～4.06 | 3.16 | 0.779～12.8 |
| 2 | 0 | 2 | 4 | 3.16 | 0.837～11.9 | 10.0 | 2.65～37.8 |
| 2 | 0 | 3 | 4 | 1.78 | 0.471～6.72 | 5.62 | 1.49～21.2 |
| 2 | 0 | 4 | 4 | 1.00 | 0.265～3.78 | 3.16 | 0.837～11.9 |
| 2 | 1 | 1 | 4 | 3.16 | 0.621～16.1 | 10.0 | 1.96～50.9 |
| 2 | 1 | 2 | 4 | 1.78 | 0.271～11.7 | 5.62 | 0.858～36.9 |
| 2 | 1 | 3 | 4 | 1.00 | 0.122～8.18 | 3.16 | 0.386～25.9 |
| 2 | 2 | 2 | 4 | 1.00 | 0.100～10.0 | 3.16 | 0.316～31.6 |
| 3 | 0 | 2 | 4 | 3.16 | 0.221～45.2 | 10.0 | 0.700～143 |
| 3 | 0 | 3 | 4 | 1.00 | 0.038 5～26.0 | 3.16 | 0.122～82.1 |
| 3 | 1 | 1 | 4 | 3.16 | 0.122～82.1 | 10.0 | 0.385～260.0 |
| 3 | 1 | 2 | 4 | 1.00 | 0.014 9～66.9 | 3.16 | 0.047 2～212.0 |
| 0 | 0 | 3 | 3 | 3.16 | 1.07～9.36 | 10.0 | 3.38～29.6 |
| 0 | 0 | 4 | 3 | 2.15 | 1.29～3.59 | 6.81 | 4.08～11.4 |

（续）

| 各剂量组动物死亡数（只） | | | | 剂量$_1$＝0.316×$10^t$<br>剂量$_2$＝1.00×$10^t$<br>剂量$_3$＝3.16×$10^t$<br>剂量$_4$＝10.0×$10^t$ | | 剂量$_1$＝1.00×$10^t$<br>剂量$_2$＝6.16×$10^t$<br>剂量$_3$＝10.0×$10^t$<br>剂量$_4$＝31.6×$10^t$ | |
|---|---|---|---|---|---|---|---|
| 1 | 2 | 3 | 4 | $LD_{50}$ | 可信限 | $LD_{50}$ | 可信限 |
| 0 | 1 | 2 | 3 | 3.16 | 0.779～12.8 | 10.0 | 2.46～40.6 |
| 0 | 1 | 3 | 3 | 2.15 | 0.649～7.15 | 6.81 | 2.05～22.6 |
| 0 | 1 | 4 | 3 | 1.47 | 0.654～3.30 | 4.64 | 2.07～10.4 |
| 0 | 2 | 2 | 3 | 2.15 | 0.556～8.34 | 6.81 | 1.76～26.4 |
| 0 | 2 | 3 | 3 | 1.47 | 0.442～4.87 | 4.64 | 1.40～15.4 |
| 0 | 2 | 4 | 3 | 1.00 | 0.412～2.43 | 3.16 | 1.30～7.67 |
| 0 | 3 | 3 | 3 | 1.00 | 0.338～2.96 | 3.16 | 1.07～9.36 |
| 1 | 0 | 3 | 3 | 3.16 | 0.621～16.1 | 10.0 | 1.96～50.9 |
| 1 | 0 | 4 | 3 | 1.78 | 0.788～4.01 | 5.62 | 2.49～12.7 |
| 1 | 1 | 2 | 3 | 3.16 | 0.386～25.9 | 10.0 | 1.22～81.8 |
| 1 | 1 | 3 | 3 | 1.78 | 0.288～11.0 | 5.62 | 0.911～34.7 |
| 1 | 1 | 4 | 3 | 1.00 | 0.196～5.09 | 3.16 | 0.621～16.1 |
| 1 | 2 | 2 | 3 | 1.78 | 0.229～13.8 | 5.62 | 0.725～43.6 |
| 1 | 2 | 3 | 3 | 1.00 | 0.122～8.18 | 3.16 | 0.386～25.9 |
| 2 | 0 | 3 | 3 | 3.16 | 0.122～82.1 | 10.0 | 0.385～260 |
| 2 | 0 | 4 | 3 | 1.00 | 0.070 0～14.3 | 3.16 | 0.221～45.2 |
| 2 | 1 | 2 | 3 | 3.16 | 0.047 2～212 | 10.0 | 0.149～669 |
| 2 | 1 | 3 | 3 | 1.00 | 0.014 9～66.9 | 3.16 | 0.047 2～212 |
| 2 | 2 | 2 | 3 | 1.00 | 0.010 0～100 | 3.16 | 0.031 6～316 |
| 0 | 0 | 4 | 2 | 3.16 | 0.837～11.9 | 10.0 | 2.65～37.8 |
| 0 | 1 | 3 | 2 | 3.16 | 0.386～25.9 | 10.0 | 1.22～81.8 |
| 0 | 1 | 4 | 2 | 1.78 | 0.471～6.72 | 5.62 | 1.49～21.2 |
| 0 | 2 | 2 | 2 | 3.16 | 0.316～31.6 | 10.0 | 1.00～100 |
| 0 | 2 | 3 | 2 | 1.78 | 0.271～11.7 | 5.62 | 0.858～36.9 |
| 0 | 2 | 4 | 2 | 1.00 | 0.265～3.78 | 3.16 | 0.837～11.9 |
| 0 | 3 | 3 | 2 | 1.00 | 0.196～5.09 | 3.16 | 0.621～16.1 |
| 1 | 0 | 4 | 2 | 3.16 | 0.221～45.2 | 10.0 | 0.700～143 |
| 1 | 1 | 3 | 2 | 3.16 | 0.047 2～212 | 10.0 | 0.149～669 |
| 1 | 1 | 4 | 2 | 1.00 | 0.038 5～26.0 | 3.16 | 0.122～82.1 |
| 1 | 2 | 2 | 2 | 3.16 | 0.031 6～316 | 10.0 | 0.100～1 000 |
| 1 | 2 | 3 | 2 | 1.00 | 0.014 9～66.9 | 3.16 | 0.047 2～212 |
| 0 | 2 | 3 | 1 | 3.16 | 0.047 2～212 | 10.0 | 0.149～669 |
| 0 | 2 | 4 | 1 | 1.00 | 0.070 0～14.3 | 3.16 | 0.221～45.2 |
| 0 | 3 | 3 | 1 | 1.00 | 0.038 5～26.0 | 3.16 | 0.122～82.1 |
| 0 | 1 | 4 | 1 | 3.16 | 0.122～82.1 | 10.0 | 0.385～260 |

## 附表四　每组 5 只动物、组距 3.16 倍 $LD_{50}$ 计算表

| 各剂量组动物死亡数（只） | | | | 剂量$_1$＝0.316×$10^t$<br>剂量$_2$＝1.00×$10^t$<br>剂量$_3$＝3.16×$10^t$<br>剂量$_4$＝10×$10^t$ | | 剂量$_1$＝1.00×$10^t$<br>剂量$_2$＝3.16×$10^t$<br>剂量$_3$＝10.0×$10^t$<br>剂量$_4$＝31.6×$10^t$ | |
|---|---|---|---|---|---|---|---|
| 1 | 2 | 3 | 4 | $LD_{50}$ | 可信限 | $LD_{50}$ | 可信限 |
| 0 | 0 | 3 | 5 | 2.82 | 1.60～4.95 | 8.91 | 5.07～15.7 |
| 0 | 0 | 4 | 5 | 2.24 | 1.41～3.55 | 7.08 | 4.47～11.2 |
| 0 | 0 | 5 | 5 | 1.78 | — | 5.62 | — |
| 0 | 1 | 2 | 5 | 2.82 | 1.36～5.84 | 8.91 | 4.30～18.5 |
| 0 | 1 | 3 | 5 | 2.24 | 1.08～4.64 | 7.08 | 3.42～1.7 |
| 0 | 1 | 4 | 5 | 1.78 | 0.927～3.41 | 5.62 | 2.93～10.8 |
| 0 | 1 | 5 | 5 | 1.41 | 0.891～2.29 | 4.47 | 2.82～7.08 |
| 0 | 2 | 2 | 5 | 2.24 | 1.01～4.97 | 7.08 | 3.19～15.7 |
| 0 | 2 | 3 | 5 | 1.78 | 0.801～3.95 | 5.62 | 2.53～12.5 |
| 0 | 2 | 4 | 5 | 1.41 | 0.682～2.93 | 4.47 | 2.16～9.25 |
| 0 | 2 | 5 | 5 | 1.12 | 0.638～1.97 | 3.55 | 2.02～6.24 |
| 0 | 3 | 3 | 5 | 1.41 | 0.636～3.14 | 4.47 | 2.01～9.92 |
| 0 | 3 | 4 | 5 | 1.12 | 0.542～2.32 | 3.55 | 1.71～7.53 |
| 1 | 0 | 3 | 5 | 2.74 | 1.35～5.56 | 8.66 | 4.26～17.6 |
| 1 | 0 | 4 | 5 | 2.05 | 1.11～3.80 | 6.49 | 3.51～12.0 |
| 1 | 0 | 5 | 5 | 1.54 | 1.07～2.21 | 4.87 | 3.40～6.98 |
| 1 | 1 | 2 | 5 | 2.74 | 1.10～6.82 | 8.66 | 3.48～21.6 |
| 1 | 1 | 3 | 5 | 2.05 | 0.806～5.23 | 6.49 | 2.55～16.5 |
| 1 | 1 | 4 | 5 | 1.54 | 0.623～3.75 | 4.87 | 2.00～11.9 |
| 1 | 1 | 5 | 5 | 1.15 | 0.537～2.48 | 3.65 | 1.70～7.85 |
| 1 | 2 | 2 | 5 | 2.05 | 0.740～5.70 | 6.49 | 2.34～18.0 |
| 1 | 2 | 3 | 5 | 1.54 | 0.534～4.44 | 4.87 | 1.69～14.1 |
| 1 | 2 | 4 | 5 | 1.55 | 0.408～3.27 | 3.65 | 1.29～10.3 |
| 1 | 3 | 3 | 5 | 1.55 | 0.378～3.53 | 3.65 | 1.20～11.2 |
| 2 | 0 | 3 | 5 | 2.61 | 1.01～6.77 | 8.25 | 3.18～21.4 |
| 2 | 0 | 4 | 5 | 1.78 | 0.723～4.37 | 5.62 | 2.29～13.8 |
| 2 | 0 | 5 | 5 | 1.21 | 0.554～2.65 | 3.83 | 1.75～8.39 |
| 2 | 1 | 2 | 5 | 2.61 | 0.768～8.87 | 8.25 | 2.43～28.1 |
| 2 | 1 | 3 | 5 | 1.78 | 0.484～6.53 | 5.62 | 1.53～20.7 |
| 2 | 1 | 4 | 5 | 1.21 | 0.318～4.62 | 3.83 | 1.00～14.6 |
| 2 | 2 | 2 | 5 | 1.78 | 0.434～7.28 | 5.62 | 1.37～23.0 |
| 2 | 2 | 3 | 5 | 1.21 | 0.259～5.67 | 3.83 | 0.819～17.9 |
| 0 | 0 | 4 | 4 | 2.74 | 1.27～5.88 | 8.66 | 4.03～18.6 |
| 0 | 0 | 5 | 4 | 2.05 | 1.43～2.94 | 6.49 | 4.53～9.31 |
| 0 | 1 | 3 | 4 | 2.74 | 0.968～7.75 | 8.66 | 3.06～24.5 |
| 0 | 1 | 4 | 4 | 2.05 | 0.843～5.00 | 6.49 | 2.67～15.8 |
| 0 | 1 | 5 | 4 | 1.54 | 0.833～2.85 | 4.87 | 2.63～9.01 |

（续）

| 各剂量组动物死亡数（只） | | | | 剂量$_1$＝0.316×$10^t$<br>剂量$_2$＝1.00×$10^t$<br>剂量$_3$＝3.16×$10^t$<br>剂量$_4$＝10.0×$10^t$ | | 剂量$_1$＝1.00×$10^t$<br>剂量$_2$＝6.16×$10^t$<br>剂量$_3$＝10.0×$10^t$<br>剂量$_4$＝31.6×$10^t$ | |
|---|---|---|---|---|---|---|---|
| 1 | 2 | 3 | 4 | $LD_{50}$ | 可信限 | $LD_{50}$ | 可信限 |
| 0 | 2 | 2 | 4 | 2.74 | 0.896～8.37 | 8.66 | 2.83～26.5 |
| 0 | 2 | 3 | 4 | 2.05 | 0.711～5.93 | 6.49 | 2.25～18.7 |
| 0 | 2 | 4 | 4 | 1.54 | 0.604～3.92 | 4.87 | 1.91～12.4 |
| 0 | 2 | 5 | 4 | 1.15 | 0.568～2.35 | 3.65 | 1.80～7.42 |
| 0 | 3 | 3 | 4 | 1.54 | 0.555～4.27 | 4.87 | 1.76～13.5 |
| 0 | 3 | 4 | 4 | 1.15 | 0.463～2.88 | 3.65 | 1.47～9.10 |
| 1 | 0 | 4 | 4 | 2.61 | 0.953～7.15 | 8.25 | 3.01～22.6 |
| 1 | 0 | 5 | 4 | 1.78 | 1.03～3.06 | 5.62 | 3.27～9.68 |
| 1 | 1 | 3 | 4 | 2.61 | 0.658～10.4 | 8.25 | 2.08～32.7 |
| 1 | 1 | 4 | 4 | 1.78 | 0.528～5.98 | 5.62 | 1.67～18.9 |
| 1 | 1 | 5 | 4 | 1.21 | 0.442～3.32 | 3.83 | 1.40～10.5 |
| 1 | 2 | 2 | 4 | 2.61 | 0.594～11.5 | 8.25 | 1.88～36.3 |
| 1 | 2 | 3 | 4 | 1.78 | 0.423～7.48 | 5.62 | 1.34～23.6 |
| 1 | 2 | 4 | 4 | 1.21 | 0.305～4.80 | 3.83 | 0.966～15.2 |
| 1 | 3 | 3 | 4 | 1.21 | 0.276～5.33 | 3.83 | 0.871～16.8 |
| 2 | 0 | 4 | 4 | 2.37 | 0.539～10.4 | 7.50 | 1.70～33.0 |
| 2 | 0 | 5 | 4 | 1.33 | 0.446～3.99 | 4.22 | 1.41～12.6 |
| 2 | 1 | 3 | 4 | 0.37 | 0.307～18.3 | 7.50 | 0.970～58.0 |
| 2 | 1 | 4 | 4 | 1.33 | 0.187～9.49 | 4.22 | 0.592～30.0 |
| 2 | 2 | 2 | 4 | 2.37 | 0.262～21.4 | 7.50 | 0.830～67.8 |
| 2 | 2 | 3 | 4 | 1.33 | 0.137～13.0 | 4.22 | 0.433～41.0 |
| 0 | 0 | 5 | 3 | 2.61 | 1.19～5.71 | 8.25 | 3.77～18.1 |
| 0 | 1 | 4 | 3 | 2.61 | 0.684～9.95 | 8.25 | 2.16～31.5 |
| 0 | 1 | 5 | 3 | 1.78 | 0.723～4.37 | 5.62 | 2.29～13.8 |
| 0 | 2 | 3 | 3 | 2.61 | 0.558～12.2 | 8.25 | 1.76～38.6 |
| 0 | 2 | 4 | 3 | 1.78 | 0.484～6.53 | 5.62 | 1.53～20.7 |
| 0 | 2 | 5 | 3 | 1.21 | 0.467～3.14 | 3.83 | 1.48～9.94 |
| 0 | 3 | 3 | 3 | 1.78 | 0.434～7.28 | 5.62 | 1.37～23.0 |
| 0 | 3 | 4 | 3 | 1.21 | 0.356～4.12 | 3.83 | 1.13～13.0 |
| 1 | 0 | 5 | 3 | 2.37 | 0.793～7.10 | 7.50 | 2.51～22.4 |
| 1 | 1 | 4 | 3 | 2.37 | 0.333～16.9 | 7.50 | 1.05～53.4 |
| 1 | 1 | 5 | 3 | 1.33 | 0.303～5.87 | 4.22 | 0.958～18.6 |
| 1 | 2 | 3 | 3 | 2.37 | 0.244～23.1 | 7.50 | 0.771～73.0 |
| 1 | 2 | 4 | 3 | 1.33 | 0.172～10.3 | 4.22 | 0.545～32.6 |
| 1 | 3 | 3 | 3 | 1.33 | 0.148～12.1 | 4.22 | 0.467～38.1 |

# 主要参考文献

[1] 孟紫强．环境毒理学基础．北京：高等教育出版社，2003
[2] 孔志明．环境毒理学．南京：南京大学出版社，2004
[3] 张宗炳，樊德方，钱传范，施国涵．杀虫药剂的环境毒理学．北京：农业出版社，1989
[4] 惠秀娟．环境毒理学．北京：化学工业出版社，2003
[5] 周启星，孔繁翔，朱琳．生态毒理学．北京：科学出版社，2004
[6] 顾学箕．中国医学百科全书毒理学．上海：上海科学技术出版社，1982
[7] 蔡宏道．现代环境卫生学．北京：人民卫生出版社，1995
[8] 赵善欢．植物化学保护．北京：中国农业出版社，2000
[9] 张大弟，张晓红．农药污染防治．北京：化学工业出版社，2001
[10] Matsumura F，Boush G. M，Misato T. Environmental Toxicology of pesticides，Academic Press New York and London，1972
[11] 陈怀满．土壤中化学物质的行为与环境质量．北京：科学技术出版社，2002
[12] 陈维新．农业环境保护．北京：农业出版社，1990
[13] 毛跟年，许牡丹，黄建文．环境中有毒有害物质与分析检测．北京：化学工业出版社，2004
[14] 吴永宁．现代食品安全．北京：化学工业出版社，2003
[15] 王连生．有机污染物化学．北京：科学出版社，1991
[16] 何燧源．环境化学．北京：化学工业出版社，2003
[17] 夏世均，吴中亮．分子毒理学基础．武汉：湖北科学技术出版社，2001
[18] 孙胜龙．环境污染与生物变异．北京：化学工业出版社，2003
[19] 周启星．复合污染的生态效应．北京：环境科学出版社，1995
[20] 张毓琪，陈叙龙．环境毒理学．天津：天津大学出版社，1993
[21] 江泉观．基础毒理学．北京：化学工业出版社，1991
[22] 戴树桂．环境化学．北京：高等教育出版社，2004
[23] 龚平，李培军，孙铁珩．Cd、Zn、菲和多效唑复合污染土壤的微生物生态毒理效应．中国环境科学．1997，17（1）：58～62
[24] 陈继生．大同市空气中 $NO_x$ 的污染分析及治理，科技情报开发与经济．2004，14（7）
[25] 姜勇，梁文举，张玉革，许宇飞．污灌对土壤重金属环境容量及水稻生长的影响研究．中国生态农业学报．2004，12（3）：124～127
[26] 胡荣桂，李玉林，彭佩钦，廖先苓．重金属铅镉对土壤生化活性影响的初步研究．农业环境保护．1990，9（4）：6～9

[27] 宋玉芳，周启星，许华夏，任丽平．土壤重金属污染对蚯蚓的急性毒性效应研究．应用生态学报．2002，13（2）：187～190

[28] 王振中，张友梅，李忠武，邢协加．有机磷农药对土壤动物毒性影响的研究．应用生态学报．2002，13（12）：1663～1666

[29] Virk S，Kaur K. Impact of mixture of nickel and chromium on the protein content of flesh and liver of *Cgprinus carpio* during spawning and post spawning phases. Bull Environ Contam Toxicol. 1999，63（5）：499～502

[30] Sharma SS，Schat H，Voous R. Combination toxicology of copper，zinc，and cadmium in binary mixtures：concentration dependent antagonistic，nonadditive，and synergistic effects on root growth in Silene vulgaris. Envion. Toxical Chem. 1999，18（2）：348～355

[31] Moreau CJ，K lerks PL，Hass CN. Interaction between phenanthrene and zinc in their toxicity to the sheepshead minnow（*Cyprinodon variegaus*）. Environ Contam Toxicol. 1999，37（2）：251～257

[32] Teisseire H，Couderduet M，Vernet G. Phytotoxicity of diuron alone and in combination with copper or flopet on duckweed（lemna minor）. Environ Pollut. 1999，106（1）：39～45

[33] Maqueda C，Morillo E，Undabeytia T. Sorption of glyphosate and Cu（Ⅱ）on a natural fulvic acid complex：mutual influence. Chemosphere，1998，37（6）：1063～1072

[34] Fargasova VA，Beinrohr E. Metar metal interactions in accumulation of $V^{5+}$，$Ni^{2+}$，$Mo^{6+}$，$Mn^{2+}$ and $Cu^{2+}$ in under and above ground parts of Sinapis alba. Chemosphere. 1998，36（6）：1305～1317

[35] Stewart AR，Malley DF. Effect of metal mixture（Cu，Zn，Pb and Ni）on cadmium partitioning in littoral sediments and its accumulation by the freshwater macrophyte Eriocaulon septangulare. Environ Toxicol Chem. 1999，18（3）：436～447

[36] 王秀丽，徐建民，姚槐应，谢正苗．重金属铜、锌、镉、铅复合污染对土壤环境微生物群落的影响．环境科学学报．2003，23（1）：22～27

[37] 徐冬梅，刘广深，李克斌，刘维屏．酸雨胁迫下有机＋无机复合污染对土壤过氧化氢酶活性的影响．农业环境科学学报．2003，22（1）：31～33

[38] 陈素华，孙铁珩，周启星．重金属复合污染对小麦种子根活力的影响．应用生态学报．2003，14（4）：577～580

[39] 董艺婷，崔岩山，王庆仁．单一与复合污染条件下两种敏感性植物对 Cd、Zn、Pb 的吸收效应．生态学报．2003，23（5）：1018～1024

[40] 杨智宽，袁扬．有毒化学品健康危险评价方法．环境与健康．1999，16（2）：123～124

[41] 陈秉衡，宋伟民，毛惠琴．环境化学品的危险度评价、危险度管理和可持续发展．环境与健康．2000，17（1）：3～5

[42] 赵启宇，阚海东，Lynne HABER. 危险度评价最新进展．中国药理学与毒理学．2004，18（2）：152～160

**图书在版编目（CIP）数据**

环境毒理学/花日茂主编．—北京：中国农业出版社，2006.2（2020.8 重印）
全国高等农业院校教材
ISBN 978-7-109-10602-4

Ⅰ．环…　Ⅱ．花…　Ⅲ．环境毒理学-高等学校-教材　Ⅳ．R994.6

中国版本图书馆 CIP 数据核字（2006）第 007473 号

中国农业出版社出版
（北京市朝阳区麦子店街 18 号楼）
（邮政编码 100125）
责任编辑　毛志强　杨国栋

---

中农印务有限公司印刷　　新华书店北京发行所发行
2006 年 3 月第 1 版　　2020 年 8 月北京第 3 次印刷

---

开本：787mm×960mm 1/16　　印张：19.75
字数：350 千字
定价：45.50 元